肝胆胰外科围手术期管理

主编 刘荣

科学出版社

北京

内 容 简 介

本书由多名长期在肝胆胰外科围手术期管理和危重症治疗领域工作的专科医师结合临床实践经验并参阅大量文献完成。全书共 11 章,第 1 章介绍了加速康复外科的历史、现状、优势和内涵、面临的关键问题及挑战,以及腹腔镜和机器人系统在肝胆胰外科的应用。第 2~4 章从肝胆胰外科手术的手术前、手术中和手术后 3 个阶段阐述围手术期管理要点。术前期宣传教育、营养和重要脏器功能评估、术前准备,为手术成功创造最优条件。术中期除外科医师精准手术操作、应用微创技术等以减少手术创伤外,着重探讨术中循环、气道、体温及抗生素管理。术后期围绕监测、镇静、镇痛、液体治疗、营养管理和感染防治探讨术后管理要点,重点探讨专科特殊并发症的发现及处理。第 5~9 章从肝胆胰病理生理出发,分别探讨肝脏外科、胆道外科、胰腺外科的围手术期管理及加速康复外科的应用。第 10 章阐述了超声在围手术期管理中的应用。第 11 章介绍了肝胆胰外科围手术期护理要点。本书聚焦肝胆胰外科围手术期,贯穿住院前、手术前、手术中、手术后、出院后的整个诊疗过程,力求围绕以患者为中心的诊疗理念进行临床路径及流程的全面优化。

本书适合肝胆胰外科临床医护人员参考阅读。

图书在版编目(CIP)数据

肝胆胰外科围手术期管理 / 刘荣主编 . -- 北京:科学出版社 , 2025.3
ISBN 978-7-03-078216-8

Ⅰ . ①肝… Ⅱ . ①刘… Ⅲ . ①肝疾病—外科手术—围手术期—管理 ②胆道疾病—外科手术—围手术期—管理 ③胰腺疾病—外科手术—围手术期—管理 Ⅳ . ① R656

中国国家版本馆 CIP 数据核字 (2024) 第 057048 号

责任编辑:王海燕 / 责任校对:张 娟
责任印制:师艳茹 / 封面设计:吴朝洪

科 学 出 版 社 出版
北京东黄城根北街 16 号
邮政编码:100717
http://www.sciencep.com

北京天宇星印刷厂印刷
科学出版社发行 各地新华书店经销

*

2025 年 3 月第 一 版 开本:787×1092 1/16
2025 年 3 月第一次印刷 印张:14
字数:312 000
定价:98.00 元
(如有印装质量问题,我社负责调换)

《肝胆胰外科围手术期管理》编写人员

主　编　刘　荣

编　者　（按姓氏笔画排序）

王　刚　王　彬　王雪飞　尹注增

任为正　刘　荣　何　蕾　宋栋达

张　宁　赵永生　赵庆华　郭凯凯

唐文博　童俊祥

前言

　　临床医学是经验科学，临床医学的精髓是对经验进行总结、提炼和升华，重新审视经验并形成规律性的认识，以及与诸如人文等相关学科相结合，从而使临床医学成为集人体自身认识和人文诸学问相交汇的科学。当今时代，医学科学的发展日新月异，外科也不例外。外科是以手术作为治疗疾病主要手段的一门学科。手术是外科疾病获得最好疗效的治疗方法，但作为一种有创治疗，手术在治疗疾病的同时也会引起机体新的创伤，诱发各种并发症，甚至危及患者生命。一次完整的外科治疗不仅仅只是手术，也包括围绕手术前后这一时期的相关处理，因此，产生了"围手术期"这一医学术语。外科学的发展主要集中于两个方面：一是外科器械和手术技术的进步，另一个是对于整个围手术期管理的改进。外科学的诊治水平提升有赖于按解剖系统进行深入的分科研究，包括诊断、手术适应证、术前准备、手术径路、手术方法、术后处理及危重病程的处理等。

　　肝胆胰外科是伴随着外科学及相关学科的发展从普通外科学中分离出来的一个独立学科，之所以独立，是因为其具有整体性、复杂性、危重情况多的特点。另外，近年来肝移植技术的发展、高龄患者手术增多、针对复杂肝胆胰外科疾病攻坚手术增多、微创外科和加速康复外科理念的迅速发展，都对围手术期管理提出了更高的要求。近年来，越来越多的新理念、新技术被应用到肝胆胰外科临床实践中，取得了显著的成果。其中在外科器械及手术技术方面最为重要的进展就是肝胆胰微创外科技术，而在围手术期管理方面最为重要的研究成果即为加速康复外科（enhanced recovery after surgery，ERAS）理念。肝胆胰微创外科技术与加速康复外科均在体现了当今外科学在以患者为中心的基础上，对"精准、有效、微创"的追求，两者结合应用，可以起到"1＋1＞2"的效果。加速康复外科通过缓解手术应激反应，促进患者术后快速康复，提高康复质量，其重点就是减少对患者的损伤，使患者术后更快地恢复正常生理状态。这与微创外科技术不谋而合，两者的综合应用可以使患者最大程度受益。

　　本书基于肝胆胰外科围手术期管理经验及最新文献，系统、翔实地阐述了肝胆胰外科围手术期的管理要点、最新进展，以及微创外科、ERAS 理念的结合应用对围手术期管理的影响。期待在医师精准化微创手术方式下，精于术前宣传教育，严于术后落实，在医院博大精深的文化背景下，由护理技术保驾护航，将科室加速康复外科做实、做强，实现患者个体化的最佳快速康复。

刘　荣

解放军总医院第一医学中心肝胆胰外科医学部主任

国际微创胰腺手术四人指导委员会创始委员

国际临床机器人外科学会执行委员

中国研究型医院学会智能医学专业委员会主任委员

中国研究型医院学会微创外科学专业委员会常务副主任委员兼秘书长

目录

第1章　概述 ……………………………………………………………………… 1
    第一节　加速康复外科的历史与现状……………………………………… 1
    第二节　加速康复外科的优势和内涵……………………………………… 2
    第三节　加速康复外科的关键问题及挑战………………………………… 4
    第四节　腹腔镜和机器人系统在肝胆胰外科的应用……………………… 6

第2章　手术前和手术中患者的管理 ………………………………………… 9
    第一节　手术前宣传教育…………………………………………………… 9
    第二节　手术前营养评估…………………………………………………… 9
    第三节　手术前重要脏器功能评估………………………………………… 10
    第四节　手术前准备………………………………………………………… 15
    第五节　手术中患者的管理………………………………………………… 17

第3章　手术后患者的管理 …………………………………………………… 21
    第一节　术后监测…………………………………………………………… 21
    第二节　手术后镇静………………………………………………………… 23
    第三节　围手术期镇痛……………………………………………………… 25
    第四节　术后液体治疗……………………………………………………… 27
    第五节　术后营养管理……………………………………………………… 28
    第六节　术后感染防治……………………………………………………… 36
    第七节　其他 ERAS 相关策略 ……………………………………………… 40

第4章　术后并发症管理 ……………………………………………………… 42
    第一节　感染………………………………………………………………… 42
    第二节　吻合口瘘…………………………………………………………… 43
    第三节　围手术期器官功能不全…………………………………………… 44
    第四节　心血管系统并发症………………………………………………… 45
    第五节　呼吸系统并发症…………………………………………………… 46

第六节　急性肾损伤 ·· 48

第七节　胃肠功能障碍 ·· 51

第八节　腹腔出血 ··· 55

第九节　肝功能不全 ·· 56

第十节　神经系统并发症 ·· 58

第 5 章　肝胆胰病理生理 ··· 60

第一节　肝脏病理生理 ·· 60

第二节　胆道病理生理 ·· 62

第三节　胰腺病理生理 ·· 64

第 6 章　加速康复外科在肝脏外科的应用与探索 ································· 67

第一节　肝脏手术术前准备 ·· 68

第二节　肝脏手术术中管理 ·· 74

第三节　肝脏手术术后管理 ·· 77

第四节　肝脏手术术后常见并发症及处理 ·· 80

第五节　围手术期急性肝衰竭 ·· 84

第六节　肝细胞肝癌的围手术期辅助治疗 ·· 87

第七节　肝移植术围手术期管理 ·· 89

第八节　肝移植供体的选择和管理 ·· 94

第 7 章　胆道疾病围手术期管理 ·· 103

第一节　胆道手术术前准备 ··· 103

第二节　胆道手术术中、术后管理 ··· 109

第三节　胆道手术后并发症处理 ··· 111

第四节　急性梗阻性化脓性胆管炎 ··· 113

第五节　胆道肿瘤的辅助治疗 ··· 115

第 8 章　加速康复外科在胰腺外科的应用与探索 ································ 117

第一节　胰腺癌微创手术 ··· 117

第二节　胰腺癌手术后的加速康复 ··· 120

第三节　胰腺癌 ERAS 具体策略 ·· 122

第四节　胰腺手术术后并发症管理 ··· 134

第五节　胰腺癌围手术期辅助治疗 ··· 136

第六节　可切除胰腺癌的新辅助治疗 ··· 140

第 9 章　梗阻性黄疸的围手术期管理 ······················· 143

第一节　胆汁的生理作用及还纳的重要性······················· 143

第二节　胆汁引流对梗阻性黄疸肝再生的影响··················· 146

第三节　梗阻性黄疸与肝血流的关系··························· 147

第四节　经皮经肝胆管置管引流术的术后管理··················· 148

第五节　梗阻性黄疸的 ERCP 治疗··························· 149

第 10 章　肝胆胰外科围手术期的超声应用 ···················· 151

第一节　超声影像学的基本原理····························· 151

第二节　肝胆胰外科疾病的术前超声影像学诊断··················· 158

第三节　术中超声在肝胆胰外科的应用························· 168

第四节　超声在肝胆胰外科术后评估的应用····················· 178

第 11 章　肝胆胰外科围手术期护理 ························· 184

第一节　手术前护理管理······························· 184

第二节　手术后护理管理······························· 185

第三节　加速康复外科术后护理管理··························· 186

第四节　重症监护有创管路的管理··························· 187

第五节　肝胆外科患者各种有创治疗护理······················· 201

第六节　各种常见手术并发症的护理··························· 203

主要参考文献 ······························· 207

第 1 章

概　述

　　围手术期是指从决定手术治疗时起，到与本次手术有关的治疗基本结束为止的这段时间，包括手术前、手术中和手术后 3 个阶段。术前期主要是明确诊断，评估手术适应证、禁忌证，做好术前预处理，为手术成功创造最优条件。术中期除外科医师精准手术操作、应用微创技术等以减少手术创伤外，还包含麻醉优化等减少手术应激的措施。术后期主要是通过综合治疗，防治各种可能的并发症，恢复机体生理功能，促进患者早日康复。围手术期管理是为患者手术顺利恢复所做的一系列细致的工作，贯穿围手术期的整个过程，与加速康复外科（enhanced recovery after surgery，ERAS）的理念基本一致。

　　加速康复外科是外科领域的一个新理念和新治疗模式，它以循证医学证据为基础，在外科、麻醉、营养、护理、心理等多科室参与和协作下，通过一系列措施优化传统围手术期处理，减少患者围手术期的功能损伤，降低创伤的应激反应，减少手术并发症，缩短住院时间，促进患者术后加速康复。ERAS 理念贯穿于住院前、手术前、手术中、手术后、出院后的整个诊疗过程，围绕服务患者为中心的诊疗理念进行临床路径及流程的全面优化。

第一节　加速康复外科的历史与现状

　　1994 年心脏外科 Engelman 教授总结了冠状动脉旁路术后加速康复的一组治疗措施，最早出现了快速通道外科（fast track surgery，FTS）的理念。1997 年 Kehlet 教授报道了一组结肠癌切除术病例，多数患者在术后 2d 就能出院，而当时同类手术患者术后通常需要住院 10d 以上。Kehlet 的研究证实术后镇痛、早期活动、早期进食等多种措施能减少术后并发症，加速患者术后康复，因此，Kehlet 也被誉为加速康复外科之父。

　　2001 年在欧洲成立了加速康复外科研究小组，并将 FTS 更名为 ERAS，ERAS 的侧重点由康复速度转为康复质量，当时的策略主要包括：①多学科协作；②多模式减少术后并发症及其他影响快速康复的因素；③强调循证医学证据；④医疗护理的持续改进。此后，ERAS 在国际上被逐渐接受并推广应用，其应用范围也扩展到普通外科、妇科、泌尿外科、骨科、心胸外科等多个科室，并取得了较好效果。2005 年 ERAS 研究小组发布了第一个 ERAS 的临床共识，即《结肠切除手术应用加速康复外科专家共识》，推动了 ERAS 在全球的普及和规范化操作。

我国的 ERAS 开始于 2007 年，由南京军区总医院黎介寿院士首次将 ERAS 的概念引入国内，并率先在胃癌、结直肠癌患者中应用，为我国 ERAS 的发展奠定了基础。2015 年我国在南京召开了第一届 ERAS 全国大会，成立了加速康复外科协作组，发布了《结直肠手术应用加速康复外科中国专家共识（2015 版）》。2016 年，由普通外科、麻醉科、心胸外科、神经外科等多学科联合发表《中国加速康复外科围手术期管理专家共识（2016）》。2018 年 1 月中华医学会外科学分会和中华医学会麻醉学分会联合发布了《加速康复外科中国专家共识及路径管理指南（2018）》《加速康复外科中国专家共识暨路径管理指南（2018）：肝胆手术部分》《加速康复外科中国专家共识暨路径管理指南（2018）：胰十二指肠切除术部分》，首次提出了中国的 ERAS 实施指南，进一步促进了加速康复外科在我国临床实践中更为规范、健康地开展。

2010 年，欧洲成立了 ERAS 学会，召开了欧洲第一届 ERAS 学术大会。随后制定了结肠、直肠 / 盆腔、胰十二指肠切除等加速康复外科指南。美国加速康复外科学会于 2013 年成立，2015 年召开了美国第一届 ERAS 学术年会。2018 年 5 月在瑞典召开了欧洲第四届 ERAS 大会，目前欧洲 ERAS 已发布了有关胃肠外科、骨科、肝胆胰外科、心胸外科、神经外科、妇科、泌尿外科、麻醉科等 16 个专家共识及指南。加速康复外科各专业委员会的成立及相应 ERAS 指南的发布、更新，促进了加速康复外科在全球广泛、深入推广应用，并在外科多个领域取得了很大的成功，极大地推动了加速康复外科的持续改进和发展。

第二节　加速康复外科的优势和内涵

自 1997 年丹麦医生 Kehlet 首次提出 ERAS 理念以来，至今已 20 余年，随着麻醉技术、疼痛控制、微创手术及循证医学的不断发展，加速康复外科这一理念在外科和麻醉医师中被广泛接受。ERAS 现已广泛应用于普通外科、心胸外科、泌尿外科、骨科等众多科室的手术中，并取得了期望的临床效果和经济效益。ERAS 相较于传统模式，在减轻围手术期应激和炎性反应、减少免疫功能的损伤、促进器官功能恢复和经济效益等方面都具有巨大的优势。加速康复外科已具有非常广泛的效用，不仅可以减少手术患者术后并发症的发生率，减轻围手术期应激反应，而且可以促进器官和免疫功能的恢复，进而改善患者短期和长期的生存状态。

一、加速康复外科的优势

1. 减轻围手术期应激反应　患者在手术期间要经历如代谢改变、炎性反应等应激反应，这直接影响经历疑难手术后患者的生存状况。术后蛋白质流失、血糖升高、儿茶酚胺分泌、全身炎性应激及免疫抑制，这些反应严重影响患者的康复进程。应用糖皮质激素、镇痛药物，以及术前、术中、术后一些物理疗法等加速康复外科措施都可明显地减轻患者的手术应激反应。已有研究表明，术后硬膜外镇痛可避免应激引起的神经、内分泌、稳态改变或阻断交感神经相关的手术应激反应，减少术后恶心、呕吐、肠麻痹等并发症，早期下床活动，改善肠功能，缩短结直肠癌切除术后患者的住院时间。

2. 保护机体免疫功能　术后免疫功能下降并不少见，并与术后感染和肿瘤复发密切相关，这与上述手术应激、吸入麻醉药等有关。手术应激能抑制 T 细胞、B 细胞、中性粒细胞及 NK 细胞功能，吸入麻醉药及静脉应用镇痛药能直接抑制 NK 细胞及白细胞的细胞杀伤功能。加速康复外科措施能减轻应激反应，通过优化麻醉方式及用量，达到保护免疫功能的效果。免疫功能的保护在术后早期可以恢复机体对循环肿瘤细胞的识别、杀伤能力，可能对恶性肿瘤患者具有潜在的好处，利于患者获得长期生存。

3. 减少手术并发症及促进器官功能恢复　加速康复外科要求患者在围手术期做好充分的身体准备，并改善围手术期的处理措施。一项对接受结直肠手术的患者进行 ERAS 方案的荟萃分析表明，当使用 ERAS 方案时，并发症发生率最高可降低 50%。术后并发症与患者围手术期死亡率息息相关，并将影响患者长期生存状态。因此，减少术后并发症是影响术后患者预后的关键环节。已有研究结果显示，术后并发症的出现将很大程度减少患者的生存时间。加速康复外科中早期下床活动措施有利于肺功能恢复及减少下肢静脉血栓并发症。微创外科手术相较于开腹手术，可以有效减少切口相关并发症。加速康复外科措施中不同麻醉方式的选择则有助于患者心肺功能的恢复，减少并发症的发生，有助于肠道功能的早期恢复；有助于早期修复肠道屏障，调节肠道菌群；有助于早期恢复肠内营养。

4. 缩短住院时间　加速康复外科理念旨在加快术后康复，从而缩短患者住院时间，这十分符合医、院、患三方的利益，患者能够更快地恢复至正常生活状态。对医护人员及管理者而言，患者住院时间缩短，不仅可以减少床位需要量，提高床位轮转率，而且可以减少治疗费用。住院时间是评判康复效果的重要标准之一。已有研究表明，腔镜手术患者与开腹手术患者均能在 ERAS 的实施下受益，并缩短住院时间。因此，平均住院时间或中位住院时间广泛地应用于临床，作为评价加速康复外科临床疗效的关键指标。

5. 延长生存时间　加速康复外科可以加快患者康复出院速度，减少应激反应和术后并发症发生率，具有提高患者生存时间的长期优势。研究者可将加速康复外科更广泛地应用于延长患者生存时间及提高生命质量的后续研究中。在接受肝胆胰外科手术的患者中，个体化加速康复外科干预的实施结果显示，根据不同病情，施行加速康复外科后可缩短患者住院时间，延长生存时间。肿瘤或非肿瘤患者沿用加速康复外科处理策略后，患者生存时间延长和生活质量提高应视为加速康复外科重要的成果。

6. 经济效益　加速康复外科的广泛应用还带来了显著的经济效益。目前对临床新理念的经济学评价主要采用平均住院日、并发症发生率、二次入院率及死亡率等指标，而且在加速康复外科理念的广泛应用中，患者死亡数明显减少，并发症的发生率、二次入院率降低，患者住院时间缩短，这些都能直接产生经济效益，减少住院费用，节约医疗成本。因此加速康复外科理念既能节约医疗成本，又能使患者长期获益。然而，国内外对加速康复外科理念的长期效益研究较少，还有待更多的多中心大宗病例随访研究。

二、加速康复外科的内涵

加速康复外科是一种围手术期策略转变，是结合麻醉方法、手术方式和疼痛控制等的一种多模式、多学科联合的手术患者管理方法，是将外科、麻醉、护理等学科的研究证据有效整合的一种集成创新理念。加速康复外科通过优化术前、术中、术后的处理措施，减轻围手术期应激反应，促进器官功能恢复，降低术后并发症的发生率，缩短住院时间，加速患者康复，延长生存时间，以达到患者的最优化治疗。宏观上，加速康复外科整合多学科专业领域，以最优化的方式将它们糅合在一起，互相协调，扬长避短，发挥最大效益。微观层面，加速康复外科相关的病理生理学机制同样十分复杂，机体免疫功能的变化，细胞组织因子的释放及作用，炎症反应的发生，循环系统内肿瘤细胞的生存，甚至一些新辅助治疗方法如化学治疗、放射治疗、靶向治疗等与加速康复外科的病理生理的内在联系了解得还不够深入，后续还需要将临床与基础医学相结合进行深入研究。

第三节　加速康复外科的关键问题及挑战

近几年，在医务工作者和医院管理者的大力推动下，加速康复外科进入了蓬勃发展阶段，表现在理念的普及，患者获益逐渐得到认可，参与学科与单位逐步增多，相关领域高质量论文产出量增加，不断吸引高质量的临床研究。但是，加速康复外科作为一种新理念、新技术，在发展及推广过程中不可避免地会存在问题，遇到挑战。

一、加速康复外科的一些关键问题

1. 加速康复外科理念与集成创新　所谓加速康复外科的集成创新，是指以患者为中心，强调外科、麻醉、护理、康复等多学科的协作与集成，有效整合各个专业领域优势，以达到最有利于且最快帮助患者康复目的的一种创新理念。加速康复外科集成创新的目的是有效集成各种学科研究证据，最终产生"$1+1>2$"的作用和效果。同时，在实施加速康复外科集成创新中，医院的管理、协调和组织也发挥着重要作用，在医院管理部门的统筹领导下，各个专业整合为一个临床系统，共同协作，发挥最大效能。

2. 探索加速康复外科评价标准　目前部分医务人员仍将缩短患者住院时间视为加速康复外科的唯一目标，但加速康复外科的目的，不能简单地认为是缩短住院时间，它只是加速康复外科为患者带来众多益处的其中之一，住院时间的缩短，表明患者器官功能恢复好，在术后较短时间内便能达到出院标准，是衡量手术者和外科康复技术的指标之一。目前国际上认可的加速康复外科的临床意义是可以将医疗效率提高30%，即能缩短30%的住院时间。已有研究表明，加速康复外科不仅能缩短住院时间，还能减少术后并发症的发生率，降低二次手术率和再入院率。因此，加速康复外科的评价标准不能简单地局限于缩短住院时间，还应进一步探索更加适合的评价体系。

3. 加速康复外科关注度不够　加速康复外科的推广问题亟待解决，主要原因是其受到传统观念和习惯的束缚。目前，国内在黎介寿院士的带领下，加速康复外科正在不断向前发展，但影响其发展速度的主要阻碍便是传统观念和习惯。如术前肠道准备、麻醉方式、术中温度控制、术后进食及镇痛策略等。目前外科病房中大部分患者仍会采用"术后去枕平卧6h"这一传统方式，是为了防止脊椎麻醉（俗称腰麻，又称蛛网膜下腔阻滞）术后脑脊液外漏导致术后头痛而采取的预防措施，但随着麻醉方式的改变，这种措施应该被摒弃，因为它会增加患者术后排痰不佳、下肢静脉血栓形成的风险。已有研究表明，术后早期下床活动，很大程度上能减少患者发生下肢静脉血栓的发生率，从而降低致死性肺栓塞的风险。

4. 加速康复外科临床路径的规范化开展　　开展加速康复外科需要一个可行的规范化路径，循序渐进。首先应该学习加速康复外科的内涵与实质，这有助于领悟加速康复外科的本质；其次，到有经验、病例足的临床医学中心参观、学习、交流，了解其中一些实用的技巧和配合；最后，加速康复外科应逐层推进，由易到难，先从单一科室或术式开始应用，逐步推广。

二、加速康复外科开展过程中遇到的挑战

1. 传统观念及经验的束缚　　医学自产生发展至今，离不开经验的积累，这就使得医学成为一门"经验"科学，而经验最易束缚人的思想，让人难以接受新兴事物。加速康复外科理念是20世纪末外科领域的重要进展之一，它与传统的围手术期处理措施截然不同，颠覆了许多基于传统经验的策略，使得它在短时间内难以迅速地为更多人所接受。例如，过去传统术后策略为肠道通气甚至通便后再开始肠内营养，即经口进食、进水。加速康复外科理念认为，部分腹部外科手术后早期就可以进水、进流质饮食，无须等到肠道通气后，同时需要综合考虑不同术式和患者基本条件来决定进食、进水的量和成分。肠道营养的早期恢复，可以减少静脉输液量，加速肠道功能恢复，加快患者康复。

2. 医护工作者关注不足　　加速康复外科是外科领域内全新的理念，其提出距今仅有20余年。多数医务工作者对这一理念尚未完全认识和理解，认为加速康复外科的大多数优化措施是围绕肠道功能的保护与恢复展开的，与其他专科缺乏交叉或不同专业领域能采取的加速康复外科措施有限。实际上，加速康复外科发展至今，已经逐步运用于普通外科、骨科、妇产科、心胸外科等众多学科中，它正对外科临床工作起着革命性的作用。例如，采用加速康复外科理念，不论是微创手术患者，还是开腹手术患者，都能从中获益，缩短住院时间，这是传统策略所难以企及的。

3. 多学科间协作欠缺　　多学科诊疗体系是当代医学的重要发展趋势，而加速康复外科是一个多学科协作的过程，它需要管理、外科、麻醉、护理、康复等众多科室相关人员，甚至还包括患者家属共同参与，密切配合。例如，外科医师、麻醉医师和相关护理人员在患者术前准备措施上通常意见不一且缺乏沟通，既影响患者康复，也给医务人员带来不便。这反映了加速康复外科理念尚未得到医务人员广泛的认同，普及度不够，医务人员之间的相互沟通协作也仍有欠缺。

三、加速康复外科的推广策略

1. 加强学习,改变传统观念　一个新的理念要渗透到临床实际工作中,需要经历学习、理解,再到认识、接受的过程,对于医务工作者来说,需要时时刻刻保持对新理念、新技术的敏感性,时刻保持着学习的态度,加速康复外科理念也不例外,需要广大医务工作者逐渐学习和接受,只有对新理念不断地深入学习,才能打破传统观念的束缚,不断发展新理念。各级委员会要加强领导,适时举办加速康复外科学习班和学术会议,进行系统性学习和交流。自 2009 年起,东部战区总医院就开始举办加速康复外科学习班,在其带领下,国内已举办了多个继续教育学习班,为医务工作者提供学习的机会。

2. 建立先行试点病区　加速康复外科是一项系统工程,涉及诊疗活动的各个环节,且很多优化措施与传统观念相冲突。因此,加速康复外科的推行必须循序渐进,经历一个较长的过程。医院或科室可以先选择一个病区或从单一手术开始进行尝试,比如胆囊切除术、部分肝切除术等,逐渐积累经验,再向复杂、疑难手术推进。需要注意的是,不同类型的手术所运用的加速康复外科策略也应有所变化,不能简单地照搬、照抄过去,而是在深层次的研究后逐步应用。

3. 建立多学科协作体系　加速康复外科需要管理、外科、麻醉、护理、康复等众多科室相关人员相互协作,加强了多学科的协作,打破了各个学科单打独斗的局面,能够整合各专业领域特色,对不同领域的继承创新。现代医学的发展需要多学科协作来解决问题,以疾病和患者为中心,创新诊疗模式,加强开展多学科协作,提高综合诊疗能力,有效整合医疗资源。在医院管理部门带领下,外科、麻醉、护理等多学科建立加速康复外科多学科协作部门,制订优化流程,及时交流沟通,方便加速康复外科的顺利实施。

第四节　腹腔镜和机器人系统在肝胆胰外科的应用

1987 年 Philipe Mouret 成功完成世界上首例腹腔镜胆囊切除术,开启了现代微创外科的新时代。随着器械设备的发展和手术技术的进步,腹腔镜微创手术已广泛应用于肝胆外科、消化外科、妇产科、泌尿外科等领域,目前在肝胆胰外科,已能开展全腹腔镜肝叶切除术、半肝切除术、远端胰腺切除术、胰十二指肠切除术等复杂手术。多项研究显示腹腔镜手术不仅创伤小、恢复快,其安全性、远期疗效等也不劣于开腹手术。da Vinci 机器人系统逼真的 3D 视野、灵活的仿真手臂,较好地解决了肝胆胰手术要求的精细解剖操作和复杂的消化道重建的便利性,作为最先进的腔镜手术设备,必将会促进肝胆胰微创外科向更深层次发展。

加速康复外科理念在国内外肝胆胰外科领域中已被广泛应用。意大利 Nicolò Pecorelli 医师的研究表明,加速康复外科理念在胰十二指肠切除术和胰尾切除术中的应用是安全的,术后并发症发生率及再入院率没有增加,且减少了患者的住院时间,降低了患者的医疗成本,提高了医疗资源的利用率。来自荷兰和中国的临床研究共同证实,加速康复外科临床路径应用于腹腔镜辅助下肝切除手术围手术期，不仅可以减少患者的住院时间、降低患者的医疗成本，还能降低并发症的发生率。

加速康复外科理念自被提出以来，已经历了 20 余年的发展。早期加速康复外科临床路径组成较为简单，仅包括以下 3 项：①联合切口局部阻滞，减轻术后切口疼痛；②鼓励患者早期经口进食，促进胃肠道蠕动恢复；③鼓励患者早期下床活动，促进功能恢复。随着外科理念的进步和发展，加速康复外科临床路径的组成变得更为丰富，目前已经包含以下 6 项：①术前宣教；②术前规范用药；③缩短禁食时间，早期经口进食；④目标导向的液体管理；⑤多模式镇痛；⑥早期活动等。而微创手术在加速康复外科的多项临床路径中具有明显的优势。

在术前，微创手术能够使患者降低对手术的顾虑。手术属于一个重大的负性生活事件，不可避免地会给患者造成心理与生理的应激反应。相较于开腹手术，患者对微创手术的接受程度明显更高，也使医师和患者在治疗过程中更容易取得共识。

在术中，加速康复外科理念强调术中精准操作，微创外科技术可使手术野放大，做到精细解剖，减少组织损伤，特别是手术机器人（图 1-1）在这方面具有较大优势，灵活的机械臂及更好的 3D 手术视野可以适应更复杂的手术操作，机械臂消除了生理性手颤，避免损伤重要组织。

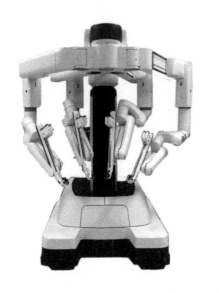
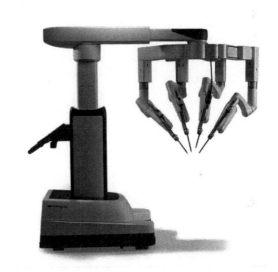

图 1-1　达芬奇（da Vinci）机器人

在一些肝手术中，机器人更容易进行肝后方入路的解剖，适合对肝静脉进行精细处理，从而将术中损伤降到最低。在胰尾切除手术中，有多项研究发现微创手术能显著降低围手术期出血性并发症及术后感染的发生率。在胰十二指肠切除术中，多项临床研究证实，微创手术相对于开腹手术，术中失血量和输血量显著减少，住院时间、ICU 住院时间及镇痛药的用量也显著减少。微创手术时腹腔处于封闭状态，相对于开腹手术，体液丢失较少，散热也较少，因此发生术中低体温的可能性降低，有利于术后康复。

　　在术后，微创手术在腹壁上的切口较开腹手术要小，减少了腹壁切口疝的发生率，也降低了术后镇痛的难度。更小的切口意味着更快的愈合，降低了术后护理的难度。由于微创手术创伤较小，患者疼痛更轻，能够早期下床活动，促进各项功能的恢复，降低了胃排空延迟等并发症的发生率。

第 2 章

手术前和手术中患者的管理

术前准备工作主要是对患者的身体状况进行充分的了解，对麻醉及手术耐受情况进行评估和提高手术耐受力，包括仔细评估患者心理、生理状态，特别是营养状况及心、肝、肺、肾等重要器官功能，及时发现影响围手术期康复的各种潜在因素，并在术前予以纠正，提高患者对手术的耐受力。

第一节　手术前宣传教育

大多数患者术前会有紧张、焦虑情绪，担心手术的安全性及疗效，害怕手术疼痛及其并发症影响手术的顺利进行及术后快速康复。医护人员应予以足够的关心与鼓励，以口头或书面形式和患者及其家属进行充分沟通，介绍病情、手术必要性及围手术期快速康复的相关知识，如术前适应性训练、术后早期活动、早期进食等，让患者消除顾虑，以积极心态配合手术及术后治疗。

术前通过口头、书面（展板、宣传册）或多媒体方式，告知患者围手术期各项相关事宜，包括：①告知患者麻醉和手术过程，减轻患者对麻醉和手术的恐惧和焦虑；②告知患者 ERAS 方案的目的和主要项目，鼓励患者术后早期进食、术后早期活动，宣传疼痛控制及呼吸理疗等相关知识，增加方案施行的依从性；③告知患者预设的出院标准；④告知患者随访时间安排和再入院途径。

建议患者应到常规的术前门诊就诊，由门诊麻醉医师做术前教育和咨询解答，且宣传教育应贯穿围手术期的整个过程直至患者出院。

第二节　手术前营养评估

应了解患者的发育、营养、体重等各个方面情况。肥胖对生理有明显的影响，麻醉后易并发肺部感染和肺不张等，还可加重心脏负担，需认真对待。营养不良者对麻醉手术的耐受力低。贫血、脱水者等术前均应适当纠正，维持血细胞比容在 30% ～ 35%。

术前营养不良是患者术后并发症发生的独立危险因素，与患者死亡率、住院时间、费用直接相关，术前营养评估及营养不良的纠正对促进快速康复具有重要的临床意义。肝胆胰疾病患者常有不同程度的营养不良，术前需常规进行营养筛查。目前常用的营养筛查工具是欧洲肠外肠内营养学会 2002 年提出的营养风险筛查评分量表（nutritional risk screening 2002，NRS 2002），该量表将营养风险分为轻、中、重三度，患者存在以下情况时，被视为存在重度营养风险：① 6 个月内体重下降＞ 10%；② BMI ＜ 18.5kg/m^2；③疼痛数字评定量表（numerical rating scale，NRS）评分＞ 5 分；④血清白蛋白＜ 30g/L（无肝、肾功能不全）。

重度营养风险患者术前应给予营养支持治疗，补充方式首选肠内营养，当合并胃肠道梗阻无法肠内营养或肠内营养无法满足营养需要时可加肠外营养支持。术前营养支持治疗时间一般为 1 ～ 2 周，对于肿瘤患者，入院后可考虑行肠内营养加补充性肠外营养，以缩短术前准备时间。营养支持期间，每周进行营养筛查，以调整营养支持策略及方案，待患者营养状况改善后及时安排手术。

第三节　手术前重要脏器功能评估

一、心功能评估

非心脏手术后心血管并发症多发生在有心脏病史的患者，特别是缺血性心脏病、心脏瓣膜疾病、心律失常等通常是围手术期死亡的重要病因，部分患者可能术前无任何症状或未经检查、诊断。常规术前心电图检查异常或有心血管疾病病史，需进一步检查动态心电图、超声心动图、冠状动脉CT血管成像（computed tomography angiography，CTA）、脑钠肽（brain natriuretic peptide，BNP）、血气分析等。必要时邀请心内科医师会诊，协助评估手术风险、指导相应治疗。

测定心功能的方法很多，有根据心脏对运动量的耐受程度而进行的心功能分级，也有根据心指数、左心室射血分数、左心室舒张末期压等客观指标进行的心功能分级。纽约心脏协会（New York Heart Association，NYHA）心功能分级是被认同的决定大手术预后的独立因素，NYHA 心功能分级 3、4 级患者的术后并发症发生率显著高于 NYHA 心功能分级 1、2 级患者，它可作为术前筛查评估。术前需行心电图、电解质检查，心功能测定，以及病史和体格检查所提示的其他检查。

高血压患者相对手术的耐受性较强，当血压稳定在 160/100mmHg 以下时，对手术影响不大，只要继续使用原抗高血压药物即可，无须其他特殊处理。若血压＞ 180/110mmHg，需调整、优化降压药物，使血压降低并稳定在 160/100mmHg 以下方可手术。对于病情较急者，可使用快速作用的静脉内药物，待血压控制后即可快速安排手术。

心律失常种类多，在临床上比较常见。对于无明确心脏疾病的单纯性房性或室性期前收缩，无须进行特殊处理；快速性心房颤动、室性或室上性心动过速，尤其是伴有血流动力学不稳定时，除需要纠正心律失常外，还要进一步诊治其可能存在的心脏基础疾病；对于缓慢性心律失常，阿托品、异丙肾上腺素刺激无效时，可考虑安装临时或永久起搏器。

缺血性心脏病可能伴有不同程度的心功能不全，对手术影响较大。急性心肌梗死发病6个月内不建议行择期手术；心绞痛应根据其分型及对心功能的影响，进行充分评估，并给予积极治疗。代谢当量（metabolic equivalent，MET）通过评估患者心脏功能来评估围手术期心血管事件风险率，是一种较好的方法，当代谢当量< 4 METs 时，提示心功能较差，围手术期心血管并发症发生率较高。心功能较好的患者，即使有其他危险因素，其预后也相对较好。

得益于技术的发展，肝胆胰手术对有各种高危因素患者的适用范围也越来越广，高龄患者行肝胆胰手术治疗成功率提高，但高龄患者容易合并心肺功能障碍，更应注意对重要器官功能进行评价，以评估对手术的耐受性。

对心脏病患者的术前评价，可以参考美国心脏病学会联合美国心脏协会指南。肝胆胰外科医师应根据检查病史、体格检查结果和心电图来判断患者是否有导致心功能不全的危险因素，考虑进行心脏超声或冠状动脉造影检查，判断手术是否可行，以及术式选择。无论是哪种情况，对于患有心脏病的肝胆胰患者，肝胆胰外科医师必须与心脏内科和麻醉科的医师紧密合作。

二、肺功能评估

腹部手术后易出现胸腔积液、肺不张、肺部感染、呼吸功能衰竭等并发症，特别是有吸烟史和慢性阻塞性肺疾病的患者术后肺部并发症的发生率显著增加。术前应常规行胸部X 线检查，对年龄大或有肺部基础疾病者，需加行胸部 CT、血气分析和肺功能检测。血气分析氧分压< 60mmHg 或二氧化碳分压> 45mmHg，肺功能检测第一秒用力呼气量（forced expiratory volume in first second，FEV_1）< 2L，围手术期急性呼吸功能衰竭的可能性增大。为减少术后并发症的发生，常用的术前准备有：①吸烟者立即戒烟，最好在戒烟 1～2 周后再安排手术；②慢性阻塞性肺疾病患者，鼓励其多做深呼吸练习，学习正确的咳嗽、排痰方法，必要时加用支气管扩张药及化痰药物；③有肺部急性感染者，术前选用敏感抗生素，待感染控制后方能实施手术。

肺功能评估是一项重要的内容，尤其是在患者原有呼吸系统疾病时，这种评估显得更为重要。对患者肺功能的评估可为术前准备及术中、术后的呼吸管理提供可靠的依据。一些简易的方法如屏气试验、吹气试验、吹火柴试验，观察患者呼吸困难程度等可用于床旁测试肺功能。急性呼吸系统感染患者应延迟择期手术，急症手术应加强抗感染措施，同时避免吸入麻醉。急性胰腺炎患者可伴有胸腔积液、肺不张和急性呼吸窘迫综合征（acute respiratory distress syndrome，ARDS），可进一步导致呼吸衰竭。这些患者术后可能需要机械通气支持呼吸功能。静态肺功能检查主要是通过肺量仪及血气检查来测定患者的通气功能及换气功能。国内多采用最大通气量占预计值的百分比、总比和第一秒时间肺活量这 3 个指标对呼吸功能进行分级评估。新的观点认为，以上检查仅考虑到肺的通气功能及换气功能对氧气供给的影响而忽略了心脏在氧气供给中的作用。为了能客观、准确地评估患者的心肺功能，从而提出了心肺联合运动试验（简称运动试验）。其参照指标重点在于峰值耗氧量、最大耗氧量及无氧阈的判定上，运动方式以蹬车为主。无氧阈对心肺功能的评估价值已得到公认，无氧阈的无创测定方法备受关注，通气无氧阈的测定已广泛应用于临床。新近发展起来的还有近红外线技术，为无创测定无氧阈又提供了一条新的途径。术前酌情行胸部 X 线检查、动脉血气分析、静态肺功能检查和心肺联合运动试验等。可根据 Hugh-Jones 分类对患者的呼吸储备能力进行判断，然后检查患者的肺功能和血气，对患者的呼吸功能情况进行客观的评价。一般认为 Hugh-Jones Ⅲ度以上的呼吸功能障碍患者，术后发生呼吸系统合并症的概率会增加，而对于肝切除术患者来说，发生呼吸系统合并症的概率更大。对于有呼吸系统疾病的患者，即使进行适当的术前管理，呼吸功能也很少能得到大幅度的改善，手术时要慎重。

三、肝功能评估

在肝胆胰外科手术前，对肝功能的评估至关重要，尤其对于欲行肝部分切除的患者，评价的结果直接决定手术的可行性和具体术式。

肝具有强大的储备功能，约 30% 的正常肝组织即可维持正常的肝生理功能，在非肝胆胰手术时，只要没有肝胆系统原发疾病，肝功能、凝血功能正常，常无须特殊的肝功能评估及预处理。然而，肝胆胰手术患者多伴有慢性病毒性肝炎、肝炎后肝硬化或梗阻性黄疸，肝功能不同程度受损，肝储备功能下降，肝切除术后易发生术后肝功能不全甚至肝衰竭，对这类患者术前应全面评估其肝功能及肝储备功能。影响肝功能、肝储备功能的因素很多，个体差异大，目前采用多种方法从不同角度对肝功能、肝储备功能进行综合评估，常用的方法包括以下几种。① Child-Pugh 分级：评分 A 级的患者对肝切除的耐受较好，C 级患者为肝切除禁忌，B 级患者只能行肝肿瘤局部切除，且术后肝衰竭风险较高。Child-Pugh 分级简便易行，是目前广泛应用的肝功能评估系统。由于肝功能代偿能力强，A 级患者中肝储备功能相差较大，缺乏对肝切除极限评估、指导。②吲哚菁绿（indocyanine green，ICG）排泄试验：是常用的肝储备功能评估方法，临床上常用吲哚菁绿 15 分钟滞留率（ICG-R15）指导肝切除范围。Makuuchi 等认为 ICG-R15 < 10% 的患者可耐受右半肝或肝左三叶切除，10%～19% 的患者则可耐受左半肝、后右前叶或右前叶切除，20%～29% 的患者仅耐受肝段切除，30%～39% 的患者仅能行小的局部切除，≥ 40% 的患者则不宜行肝切除术。ICG 经肝代谢后通过胆汁排出体外，对于梗阻性黄疸的患者，ICG 排泄试验并不能准确反映肝储备功能，患者需谨慎选择。③术后残余肝体积的计算：目前多采用 3D 可视化系统对肝、肿瘤、肝内管道进行 3D 可视化重建，直观显示肝、肿瘤的全方位立体信息，还可以准确计算肝、肿瘤及术后残余肝体积，甚至可通过术前虚拟手术指导精准肝切除。

血常规、血生化、凝血功能检查的指标作为常规检查对肝功能进行初筛，通过它们可以了解肝合成能力，如血清总蛋白、白蛋白、总胆固醇、凝血酶原时间、国际标准化比值（INR）；通过胆红素指标了解肝对胆红素的代谢，判断黄疸的性质；通过红细胞计数、白细胞计数、血小板计数结合影像学检查以判断是否存在肝硬化和脾功能亢进。

对于慢性代偿期肝病来说，评估肝储备功能可以判断术后肝功能不全的发生概率。当前用于评价肝储备功能的方法有口服葡萄糖耐量试验、氧化还原耐受指数、利多卡因试验等。临床应用较多的是ICG排泄试验：取吲哚菁绿0.5mg/kg，用注射用水稀释后静脉注射，分别于注射后5min、10min及15min从另一侧臂采血检查，进而计算血液中吲哚菁绿15分钟滞留率（ICG-R15）和最大廓清率（ICG R_{max}）。ICG-R15＜25%或ICG R_{max}＞0.8g/（kg·min）为肝切除安全界线；ICG-R15为30%～40%或ICG R_{max}在0.4～0.8g/（kg·min），可行肝段切除或肝动脉结扎；ICG R_{max}＜0.2g/（kg·min）时，不宜行任何手术。但当胆红素排泌异常、肝血流有变异时，不能真实反映肝储备功能。反映肝储备功能的实验室检查主要有血浆白蛋白和凝血酶原活动度（PTA）。它们通过检测肝合成功能来反映肝储备能力。血浆白蛋白下降提示肝合成蛋白的能力减弱；凝血酶原活动度延长提示各种凝血因子的合成能力降低。

MELD评分：将总胆红素、凝血指标国际标准化比值（INR）、血肌酐代入模型公式中，计算出MELD评分值，其可对终末期肝病短期、中期死亡率进行有效的预测，且其评价指标获得简单、客观，易于计算，用于年龄≥12岁的等待移植的患者，通常MELD评分越高，患者死亡风险越大，MELD分值＜9分的病死率是1.9%，MELD分值＞40分的病死率为71.3%。为了避免肝外因素造成的血清肌酐波动影响MELD分值的准确性，在利用MELD分值判断病情时，应在患者血流动力学稳定和充分补液的基础上使用。

大量实验验证，残余肝体积应当保留正常肝的25%～30%，肝硬化肝脏的40%～50%。但是，一些患者残余肝体积只有正常肝的20%也可以完全代偿，并未出现小肝综合征或肝功能失代偿的表现。但这必须综合判断全身情况和肝功能，尤其对于肝存在病变，如脂肪肝和肝硬化等情况，肝体积的较多丧失可能导致灾难性结果。现可运用螺旋CT测定肝1段、2段和3段等的体积，全肝标准体积用公式计算［肝体积（cm³）＝7%×体表面积（cm²）＋2.4］。初步资料显示，在未来肝残余量≤25%正常肝体积的患者中，术后严重并发症增加。

肝功能严重受损患者在围手术期循环变动的可能性很大，手术适应证更应该慎重判断，即使进行手术，也应进行低创伤的手术。然而，对于专门治疗终末期肝病的肝移植手术，则另当别论。

肝细胞癌多合并肝硬化，门静脉高压患者必须对食管静脉曲张进行术前评估，必要时可行硬化疗法或内镜辅助下曲张静脉结扎。如术前进行胆汁引流（肝门部胆管癌出现黄疸时），术后抗生素的选择可参考胆汁细菌培养结果。

伴有肝功能不全的患者，术前积极保肝治疗，可明显改善肝功能及预后。常用的措施有：①加强营养，补充维生素C、B族维生素；②应用甘草酸苷、多烯磷脂酰胆碱等保肝降酶药物；③有黄疸或凝血功能异常者注射维生素K，使凝血酶原活动度达到50%以上；④低蛋白血症患者要求将血浆白蛋白提高到35g/L以上；⑤腹水患者要限制钠盐的摄入量，适当利尿、补充人血白蛋白等；⑥慢性乙型病毒性肝炎患者，需给予恩替卡韦或替诺福韦酯抗病毒治疗，并在围手术期定时监测HBV-DNA拷贝数。

四、消化系统功能

肝胆胰外科患者常伴有梗阻性黄疸，高胆红素血症可导致凝血障碍、肝肾及免疫功能损害，对这种患者进行手术治疗，其围手术期死亡率和并发症发生率均较高。由于梗阻性黄疸在病理生理方面的特殊性及其对原发疾病临床过程的特殊影响，伴发梗阻性黄疸患者的围手术期处理既有与其他腹部手术相同的方面，也有其特殊性，应当引起重视。早期研究显示，重度黄疸患者采用手术治疗的围手术期死亡率可高达 15%～25%，并发症发生率为 40%～60%。另外一些研究表明，胆红素水平＞342μmol/L（20mg/L）的患者进行十二指肠切除术，与预后不良相关。造成这种情况的原因很多，但梗阻性黄疸时的高胆红素血症及其常伴有的内毒素血症是主要的高危因素。肝胆胰外科患者电解质紊乱很常见，可有继发性代谢性酸中毒（高血钾，继发急性胰腺炎）或碱中毒和肠性失液（低血钾和低血镁，继发于腹泻和负压吸引），急性胰腺炎时通常钙水平下降（网膜脂肪皂化）、钠上升（脱水）。胃泌素瘤患者通常有腹泻、严重的消化器官溃疡和胃食管反流。有些胰腺内分泌肿瘤可引起严重的水样泻（每天达到 20L），术前要积极纠正电解质紊乱。术前应行电解质、血糖、肝功能等检查，以及由病史和体格检查所提示的其他检查。

五、肾功能评估

肾是重要的生命器官之一，主要生理功能是通过尿液排出代谢废物，调节水、电解质、酸碱平衡，维持机体内环境稳定。手术创伤、麻醉及围手术期大量药物的使用都会加重肾的负担，甚至会导致或加重肾功能不全。肝功能不全、梗阻性黄疸、感染、恶性肿瘤新辅助化疗、慢性肾病患者围手术期更容易出现急性肾衰竭。术前常规检查血肌酐、尿素氮、尿酸、钾、钠、钙、磷及尿常规，可大致评估肾功能状况。

由于继发性脱水可能影响肾功能，应先评估患者肾功能，同时相应地调整麻醉方案。一般来说，脊椎麻醉对肾功能的影响较全身麻醉小。术前应检查肾功能、尿常规、B超检查等。

六、血液系统及凝血功能评估

术前应检查全血细胞计数、血小板、凝血酶原时间、活化部分凝血活酶时间、纤维蛋白原等。凝血功能正常是手术安全进行的保障，术前必须仔细询问病史，了解患者有无出血、血栓栓塞史，有无肝肾疾病、血友病病史，有无服用抗血小板、抗凝药物史。体格检查应注意皮肤、巩膜有无瘀点、瘀斑，有无脾大等。术前常规检查血小板、凝血四项，必要时检查凝血因子、血栓弹力图等，以发现有无血小板、凝血酶原时间、凝血酶原活动度等异常。特别是肝硬化或梗阻性黄疸患者，常因脾功能亢进导致血小板减少，梗阻性黄疸、肝功能不全导致维生素 K 缺乏、凝血功能障碍。服用阿司匹林、氯吡格雷、华法林的患者，术前至少停药 1 周并使用短效抗凝药物过渡；维生素 K 缺乏、凝血酶原时间延长者补充维生素 K；有些患者甚至需要补充凝血因子（凝血酶原复合物、人纤维蛋白原、冷沉淀等），血小板减少者可注射重组人血小板生成素，必要时输注血小板悬液以达到手术目标值（血小板计数达 50×10^9/L、凝血酶原活动度 50% 以上）。对高黏、有静脉血栓风险因素者，围手术期应用低分子量肝素以防止深静脉血栓形成和肺栓塞的发生。

七、内分泌系统功能评估

由于缺少胰岛细胞，许多急性胰腺炎患者罹患糖尿病，所以应了解患者所用的控制血糖的药物和剂量，麻醉前应使血糖控制在稍高于正常的水平，以免麻醉时出现低血糖。如患者使用口服降糖药治疗，在术前宜改用正规胰岛素。同时注意有无严重并发症如酮症酸中毒、严重感染等。胰腺内分泌肿瘤通常表现出多样的 I 型内分泌综合征（如多发性内分泌肿瘤综合征），具有垂体、甲状腺和（或）胰腺腺瘤的特征。内分泌肿瘤能分泌甲状旁腺素、生长激素和促肾上腺皮质激素，可引起钙水平上升、肢端肥大症和库欣综合征。胰岛素瘤是最常见的胰腺内分泌肿瘤，可引起严重低血糖，应了解低血糖的发作和控制情况，外科治疗胰岛素瘤也可导致胰岛素的大量释放，建议每 10 ～ 15 分钟监测血糖 1 次。这类患者多肥胖，应对其心血管功能和肺功能进行评估。术前应进行电解质、血糖及内分泌功能等方面的检查。

第四节　手术前准备

一、改善肝功能和预防消化道出血

肝功能化验指标谷草转氨酶、谷丙转氨酶 > 100U/ml 时应保持卧床休息，入院后给予保肝药物，黄疸患者给予维生素 K_1，用新鲜冰冻血浆适当纠正可能存在的凝血异常，以术前血清白蛋白达到 30g/L 为目标补充。消除引起液体丢失的合并因素，如发热、呕吐、腹泻、引流、过度利尿、出血等，及时准确补充，保证液体出入量平衡，容量稳定，维护肝灌注。

大多数肝硬化患者会合并门静脉高压和胃炎。考虑到术后会发生上消化道出血的情况，应在入院时给予抗溃疡药物，但不能应用中和胃酸的碱性制剂，以防削弱乳果糖的酸性作用。

二、呼吸功能准备

呼吸道感染患者应针对病因进行抗感染治疗，肝切除术后胸腔积液、肺不张、肺炎等是经常遇到的呼吸道合并症，高龄人群更要预防各种合并症，进行必要的术前准备。吸烟者应入院后戒烟，进行呼吸功能锻炼、肺物理疗法以恢复肺功能。对于可以用治疗支气管哮喘的药物改善的疾病，应控制病情至稳定。

三、心血管系统准备

β 受体阻滞药、硝酸酯类药物、钙通道阻滞药可继续在术前应用。抗凝药物的应用见血液系统及凝血功能评估,肝素应在术前 4h 停止给药（如果是低分子量肝素,应在术前12h 停止给药）。

四、肾功能受损患者的准备

对于轻度肾功能不全的患者,适当利尿,维持水、电解质和酸碱平衡,尤其是血钾的水平。当血钾 < 3mmol/L 或 > 5.5mmol/L 时,应推迟手术并予以调整,当血钾 > 6.5mmol/L 时须紧急处理。肾性贫血主要是促红细胞生成素减少或活性降低所致,可皮下注射促红细胞生成素。中、重度肾功能不全患者应请肾内科医师会诊,协助围手术期处理,如需透析,应在计划术前 24h 内进行。

五、手术前液体治疗

维持、改善胶体渗透压很重要。肝功能差的患者因其蛋白质合成低下,术后易发生难治性胸腔积液、腹水,钠水潴留的情况也很常见。术前应使血清白蛋白值维持在 30g/L 以上,不足时可以输入白蛋白制剂予以补充。密切监视患者的体重、尿量,避免脱水和电解质紊乱。

六、手术前营养治疗

原则上尽量经口进食,避免全肠外营养。对有肝损害而可以进行肝切除术的患者,通常经口进食已经足够,如果经口进食不足,可以考虑术前应用几天中心静脉营养。从改善肝功能、预防细菌易位及术后能够顺利开始经口进食等方面考虑,也应尽量避免长时间的禁食。对于血氨升高的患者,要考虑口服乳果糖和低蛋白饮食,或使用支链氨基酸制剂。另外,免疫营养在减少术后感染、缩短患者住院时间方面都有意义。

在肝胆胰外科手术患者中,大部分患者体重下降不明显。虽无确切证据支持术前常规行肠内营养支持治疗,但有研究结果显示,明显的营养不良会增加腹部大手术后并发症发生率。故术前应对所有患者进行全面的营养风险筛查。营养风险评分 ≥ 3 分的患者视为存在营养不良,对这些患者应进行更全面的营养状态评估,并行肠内营养或肠外营养支持治疗,其中首选肠内营养支持治疗。

七、预防性使用抗菌药物

对于存在感染风险的消化道手术,术前预防性使用抗菌药物可降低手术部位感染的发生率。主张在切开皮肤前 0.5 ～ 1.0h 或麻醉开始时给予抗菌药物,推荐静脉给药,且抗菌药物有效覆盖时间应包括整个手术过程。如手术时间 > 3h 或超过所用抗菌药物半衰期的 2倍,或成年患者术中出血量 > 1500ml,术中应追加 1 次。抗菌药物可根据国家卫生健康委员会指南选择,但预防性使用有别于治疗性使用。总体来说,预防性使用的抗菌药物应覆盖所有可能的病原菌。

八、术前禁食和胃肠道准备

传统观念认为腹部手术术前 12h 开始禁食，术前 6h 禁饮，以确保麻醉时胃已排空，降低术中因呕吐、反流所致误吸的风险。越来越多的循证医学证据表明，长时间禁食除增加患者口渴、饥饿等不适外，还可导致术前血容量减少、代谢应激水平增高、胰岛素抵抗等。影响术前禁食时间长短的主要因素是食物的种类、进食量和胃肠功能。研究结果显示，脂肪类食物延迟胃排空，固体食物排空较慢，而流质饮食胃排空很快，无胃肠动力不足患者，胃可在 90min 内彻底排空，术前 2h 进清流质饮食是安全的。因此，多国 ERAS 指南已将术前禁食时间调整为麻醉前 6h 禁食固体食物，麻醉前 2h 禁食清流质饮食。推荐做法是手术前一天晚上可口服清流质饮食 800ml，麻醉前 2h 口服 400ml。

传统术前肠道准备包括机械性肠道准备和口服抗菌药物清除肠道细菌，多个领域的 ERAS 方案均不建议术前行肠道准备。有研究结果显示，机械性肠道准备可导致脱水、电解质紊乱，尤其是老年患者。同时针对胰十二指肠手术的回顾性研究结果表明，肠道准备并不能使患者获益。

对有便秘或术后可能较长时间卧床的肝胆胰疾病患者术前可适当润肠通便。腹部择期手术患者无须术前常规放置鼻胃管，以减少鼻胃管对鼻咽部的刺激，减少恶心、呕吐及消化液反流、肺部感染等。术中气管插管导致气体进入胃内影响显露时，可术中临时插胃管，排出胃内气体后即可拔出。胰十二指肠切除患者手术范围大，术前可放置鼻胃管，若术后无消化道出血、胃排空延迟等，应及早拔出。

九、术前心理状态评估和减缓焦虑等

手术前需要调整患者心理状态以适应手术后改变的营养、饮食、排便和睡眠等。随着术前对患者心理状况评估的重视程度日益增长，部分精神疾病成为手术相对禁忌证。但目前心理状况评估的方法和对精神疾病的处理措施尚未有公认的原则和方案。患者对手术后疼痛和疾病的恐惧会导致不同程度的焦虑。麻醉前焦虑会增加术后疼痛管理难度，部分医疗单位有术前使用抗焦虑药物的习惯，但并无证据表明麻醉前使用抗焦虑药物能使术后疼痛减轻，反而使麻醉复苏困难或复苏后处于嗜睡状态。因此，不主张在术前使用抗焦虑药物。此外，术前有效的宣传教育可减轻患者焦虑。另有研究结果显示，术前避免长时间禁食和术前进水，均可减轻术前焦虑。术前麻醉医师可以提前干预镇痛，包括应用镇痛药物及超声引导的神经阻滞。

第五节　手术中患者的管理

肝胆胰手术麻醉的基本原则是维持恰当的麻醉深度，抑制过强的应激反应；充分氧合，恰当通气；维持正常平稳的循环功能；绝对禁忌长时间低血压；避免使用损伤器官功能的药物；控制循环阻断时间可在术中起到保护器官的作用。

一、麻醉方法的选择

肝胆胰的腹腔镜或机器人等微创手术，建议选择全身麻醉，若为开腹手术，可单纯全身麻醉或全身麻醉联合硬膜外阻滞。联合硬膜外阻滞可减少全身麻醉药物的用量，术后便于患者自控式硬膜外镇痛，减轻手术应激。硬膜外阻滞因外周血管扩张可使术中血压下降，术后有尿潴留的可能。凝血功能异常、血小板减少的患者存在硬膜外血肿的风险，应避免使用硬膜外麻醉。

全身麻醉药物首选短效镇静药、阿片类镇痛药及肌肉松弛药，以便在手术结束后患者能快速苏醒，减少麻醉药物残留效应。术中可使用脑电双频指数（bispectral index，BIS）监测麻醉深度，通常 BIS 维持在 40～60 为宜，避免麻醉过深或麻醉过浅。

采用神经阻滞（包括脊椎阻滞和区域阻滞）和（或）复合全身麻醉。主要目的：①满意、有效的镇痛；②减轻应激，保护免疫功能；③有利于保护肺功能，减少心血管负担；④早期下床，早期进食，减少术后肠麻痹。

选择全身麻醉或联合硬膜外阻滞，以满足手术的需求并抑制创伤所致的应激反应，或复合右美托咪定，提供与创伤强度相匹配的抗应激效应，有助于术后疼痛控制及肠道功能恢复。麻醉药物的选择：术前使用镇静、镇痛药物的用量应减少，不主张应用吗啡和苯巴比妥钠。阿托品和东莨菪碱常用剂量不影响肝血流。①吸入麻醉药：氟烷对肝有急性损害；安氟烷，活动性肝炎患者慎用，肝硬化患者不禁用；异氟烷、七氟烷单独应用对肝均不构成损害。②静脉麻醉药（作用时间延长，用量减少）：直接造成肝损害的药物有氯丙嗪、氯胺酮。间接损害肝的药物有吗啡（引起 Oddi 括约肌痉挛，胆压增高）。丙泊酚为外源性抗氧化剂，对肝缺血再灌注损伤有一定的保护作用，故作为肝手术静脉麻醉的主药尤为合适。可以采用低剂量阿片类镇痛药或新型超短效镇痛药瑞芬太尼与丙泊酚联合应用。肌肉松弛药使用中、短效的罗库溴铵、阿曲库铵或维库溴铵。

采用低潮气量（6～8ml/kg），中度呼气末正压通气（positive end expiratory pressure，PEEP）5～8cmH$_2$O，FiO$_2$＜60%，间断性肺复张性通气为防止肺不张的有效方法，应至少在手术结束、气管拔管前实施 1 次。术中调整通气频率维持 PaCO$_2$ 为 35～45mmHg。腹腔镜手术二氧化碳气腹及特殊体位，可能影响呼气末二氧化碳分压评估 PaCO$_2$ 的准确性，在气腹后应测定动脉血气以指导通气参数的调整，避免潜在的严重高碳酸血症。避免麻醉过深或麻醉过浅导致的术中知晓；对于老年患者，BIS 水平应维持在较高一侧，麻醉过深可致术后谵妄及潜在的远期认知功能损害。

二、术中循环管理

循环管理的目标是维持良好的组织灌注，有效循环血量不足可导致机体灌注不足和器官功能障碍，而输液过多可导致心肺负荷增加、组织水肿。提倡以目标导向液体治疗（goal-directed fluid therapy，GDFT）的理念及措施指导术中循环管理，以平衡液为主，辅以羟乙基淀粉 130/0.4 等胶体溶液维持出入量平衡，避免输液过度及不足，合理使用血管收缩药物（如低剂量的去甲肾上腺素）以防止术中低血压，从而降低肠道低灌注并发术后肠麻痹、吻合口瘘及肾前性肾功能不全的发生率。

肝手术的风险主要是术中出血，除合理选择肝门阻断方式及正确的断肝平面外，术中实施控制性低中心静脉压有助于进一步减少肝创面肝静脉出血，保持术野清晰，减少副损伤。主要方法是手术开始时即采取限制性补液 [2～4ml/（kg·h）] 方案，在离断肝实质的关键时段调整适宜的麻醉深度，适量使用利尿药（如呋塞米）、血管收缩药物（如去甲肾上腺素），在保持血压正常的情况下将中心静脉压控制在 5cmH$_2$O 以下，肝实质离断结束后再适当增加前负荷，提高中心静脉压。术中需建立适合快速补液及输血的深静脉通路，实时监测有创动脉血压和中心静脉压，以保证手术安全。

ERAS 液体管理目标为尽量减少机体体液量的改变。强调目标导向液体治疗（GDFT）方案，手术中晶体溶液、胶体溶液的输注应在血流动力学监测下进行，以最佳心排血量为原则，在保证血容量的情况下利用升压药维持平均动脉压，保证腹腔脏器血供。保证液体零平衡，遵循"保持原样"原则。监测以下内容：①每搏输出量，通过液体治疗达到每搏输出量最优化；②平均动脉压，应用血管活性药物治疗以维持目标平均动脉压；③心脏指数，通过强心治疗维持目标心脏指数 ≥ 2.5 L /（min·m^2）。在 ERAS 方案中，中心静脉压对液体反应性的指导意义有限，除非需要中心静脉通路使用药物，否则不建议留置中心静脉导管。

肝硬化患者易伴有血小板和凝血物质减少，可按需输注血制品以保证手术的安全性，补充纤维蛋白或预防性应用抗纤溶药物。肝炎急性期患者除急症外禁忌手术，此类患者易发生亚急性肝硬化、凝血机制障碍，尤其是腹部手术，应给予大量 γ- 球蛋白，有一定的预防作用。肝病患者术中渗血多，可应用维生素 K$_1$、酚磺乙胺、纤维蛋白原和凝血酶原复合物以纠正凝血功能障碍。

三、术中气道管理

采用肺保护性通气策略，有助于降低术后肺部并发症的发生率，主要措施如下。①采用低潮气量（6～8ml/kg）；②常规 PEEP 3～5cmH$_2$O：肥胖患者或行腹腔镜或机器人手术，可根据实际情况增加 PEEP 至 5～8cmH$_2$O；③ FiO$_2$ ≤ 60%；④术中调整呼吸频率，维持 PaCO$_2$ 为 35～45mmHg；⑤吸呼比 1 :（2～2.5）：对于慢性阻塞性肺疾病患者，吸呼比可调为 1 :（3～4）；⑥间断性肺复张性通气可有效防止肺不张，至少在气管拔管前实施 1 次。腹腔镜或机器人微创手术建立气腹时，大量 CO$_2$ 通过腹膜吸收入血，可使 PaCO$_2$ 升高，应测定动脉血气以指导通气参数的调整，避免严重高碳酸血症的发生。

四、术中体温管理

全身麻醉或脊椎麻醉可降低中枢和外周体温调节能力，加上术野的显露、体液的蒸发，术中患者会出现不同程度的体温下降。腹部复杂手术中低体温可抑制机体凝血功能，加重创面渗血，还会延长全身麻醉后苏醒时间，降低患者免疫功能，增加伤口感染及其他并发症发生率。因此，术中应常规监测患者体温直到手术结束，可以通过调节室温，借助加温床垫、输液加温装置等，维持患者体温不低于36℃。术前等候区使用热风毯保暖；手术室温度控制；术中应用加温装置，预热输液，预热冲洗液；应用棉被、袖套等被动升温。避免术中低体温能降低切口感染、心脏并发症、出血和输血等发生率。此外，术中低体温会影响药理及药动学，影响麻醉复苏。术中应积极预防低体温：每30分钟监测并记录体温1次；术中静脉输入液体要求温度在37℃，必要时采用加温输液装置；如果手术时间＞30min，建议使用空气加热装置的保温毯；手术野冲洗液温度≥37℃。同时也需防止术中过度升温、感染性发热、心动过速等也有可能引起术中体温升高，增加代谢及消耗。

五、手术方式

腹部手术可通过开放手术、腹腔镜手术或机器人手术等方式进行，术式选择应充分考虑患者意愿、手术复杂程度、医院医疗设备及手术者的技术能力等因素。手术创伤是外科患者最主要的应激源，与开放手术比较，腹腔镜手术具有切口小、痛苦少、恢复快、粘连轻等优点。因此，条件具备时，应尽可能选择腹腔镜或机器人的微创手术。胰十二指肠切除术、胆管癌根治术、特殊部位肝癌切除术等复杂手术，有条件的单位可优选机器人手术，机器人手术在显露、精细分离、缝合，特别是胰肠吻合、胆肠吻合方面较腹腔镜手术有明显优势。提倡在精准、微创及损伤控制理念下完成手术，术中充分利用超声刀、百克钳、CUSA、LigaSure等能量平台及切割闭合器等手术器械，可以减少术中出血，缩短手术时间，减小手术创伤，减少术后并发症发生率，降低手术应激，促进术后康复。

六、手术中抗生素的使用

肝胆胰手术为Ⅱ类切口，手术创伤较大，手术时间较长，术前需预防性应用抗生素，以降低术后感染的发生率。预防性使用抗生素的原则：①选择有效覆盖病原菌的抗生素，包括需氧菌及厌氧菌；②术前30～60min或麻醉开始时首次给药，手术时间＞3h或超过所选药物半衰期的2倍，或术中出血量＞1500ml，术中可重复给药1次；③预防用药时间一般不超过24h，特殊情况可延用到48h。

第 3 章

手术后患者的管理

第一节　术后监测

监测是围手术期管理的重要内容，应第一时间观察并发症的情况及术后恢复情况。监测内容主要包括生命体征变化、引流管、实验室检查、体格检查、辅助检查等。

一、引流管的管理

腹部择期手术患者术后放置腹腔引流管并不能降低吻合口瘘及其他并发症的发生率，反而增加患者痛苦，不利于患者早期下床活动，存在经引流管腹腔逆行性感染的可能，因此，不推荐对腹部择期手术患者常规放置腹腔引流管。但对创面止血不理想或有胰瘘、胆瘘、肠瘘危险，如血供差、张力高、感染、吻合不满意等情况时，建议放置腹腔引流管。引流管要求放置在目标引流区的低位，肝胆胰手术引流部位多选择在文氏孔、膈下、胰肠或胆肠吻合口附近，置管要避免折叠、扭曲，固定牢靠，多管引流时，要标注清楚。肝胆胰外科术后的引流对象主要是离断面的出血，漏出的胆汁、胰液及剥离面的浸出液，在伴有肝硬化和感染时，还需要对产生的大量胸腔积液和腹水进行适当的引流。患者肝胆胰外科术后在体外通常会有多根引流管，尤其是胆管切除和重建或涉及胰腺的手术，原则上应在所有重建的结构充分引流，及时发现吻合口瘘、出血等严重并发症并及时处理。

术后将引流管整理后用布制胶布固定于胸壁或腹壁上，对于高龄或意识不清的患者要将引流管缝于胸壁或腹壁上，以防止患者将引流管自行拔除。无论是站位还是仰卧位，引流管的位置均应低于吻合口的位置。当有多根引流管时，要向患者讲解如何管理引流管，避免引流管纠结在一起。

定时检查引流液的量与性状，如果发现排液量有所减少，则需挤压引流管，同时检查引流管是否有阻塞。当沉淀物较多时可用少量生理盐水冲洗。

在引流管的管理中应注意无菌操作，避免造成逆行感染；保持引流管通畅；采用闭式引流，保持引流管腔内的负压；在引流量急剧减少时，行影像学检查腹腔内是否存在引流不畅导致的液体潴留。

术后最应引起注意的是肝实质离断面的出血，患者返回监护室后就应密切观察。若出血量＞100ml/h，需再次手术进行止血。

　　引流管被固定后，侧孔会被纤维素块、网膜脂肪或肉芽组织附着而闭塞，故换药时可少许后退引流管至管内负压消失，随后再次固定引流管。

　　若无感染征兆及胆瘘、胰瘘，可于术后第 5 ～ 7 天开始，每天拔出引流管 2 ～ 3cm，直至引流管全部拔出。若引流液性状无问题，即使引流液量多，也可退管。腹水流出量多时，拔除引流管 24h 后缝合切口或用肛袋接纳渗出液。明确无胆管空肠吻合口瘘的征兆后，在术后第 2 周，应从胆汁引流管进行胆管造影。观察有无胆管空肠吻合口瘘，有无吻合口处狭窄及上段空肠的蠕动情况。若确认无问题，则可适时夹闭胆汁引流管，在术后第 3 周拔除胆汁引流管。

二、实验室检查

　　1. 血常规检查　贫血要根据具体情况予以纠正，如果患者组织灌注不足，氧合不佳，心率快，则可通过输注红细胞将血红蛋白提高到 80 ～ 90g/L 以上。有血栓形成的高危因素如肝移植的患者，保持血红蛋白＞ 70g/L 即可，然后再观察其发展趋势。

　　2. 血生化（肝胆系酶）检查　谷草转氨酶、谷丙转氨酶在术后便达最高值，一度下降后再上升时，若怀疑肝血流有异常，可施行多普勒超声检查肝内血流。一般情况下，肝切除术后血清总胆红素值在术后 1d 达高峰，而后逐渐降低。进行肝切除时，AST、ALT 一般在术后第 2 天开始上升，第 3 天到达平台期，之后进入下降期。若血清总胆红素值没有下降反而继续上升，首先怀疑有脱水、感染等。其次，考虑是肝功能不全，可用新鲜冰冻血浆、激素、葡萄糖 – 胰岛素疗法、血浆置换疗法等。一旦发生低蛋白血症，血浆胶体渗透压降低，水分从血管内向组织间隙转移，导致水肿。应积极给予新鲜冰冻血浆或白蛋白以避免血清总蛋白＜ 60g/L，白蛋白＜ 30g/L。

　　3. 凝血功能　肝胆胰术后，尤其是肝切除、失血过多、重度感染时易出现凝血功能异常。应根据监测的凝血异常情况，必要时使用血栓弹力图检查，综合判断凝血功能状态和成分异常，并给予相应的替代补充，尤其需要注意的是加强止血时要注意补充血小板和新鲜冰冻血浆。如果有凝血酶原复合物和纤维蛋白原，可酌情予以补充。

　　4. 血气分析和血糖　术后每 6 ～ 8 小时测定血气 1 次，以评价呼吸状态，纠正酸碱失衡。术后会发生代谢性酸中毒，必要时给予精氨酸予以适当纠正。由于术后肝功能下降、手术创伤、类固醇的使用、术后开始的高能量输液等，易出现高血糖，可通过血糖监测给予胰岛素治疗。

　　5. 尿比重、尿渗透压　尿比重、尿渗透压是尿量减少时判断是否有脱水的有效指标。尿比重＞ 1.020、尿渗透压＞ 900mmol/L 时认为有脱水，需追加补液量。在血清 Na^+/K^+ 出现异常之前，常规测定尿中 Na^+/K^+ 值，以尿中的电解质为指标进行纠正是非常重要的。

三、影像学检查

　　超声检查是术后出现发热时的首选检查，以肝的离断面为中心，检查有无胸腔积液、腹水、腹腔内脓肿等。确认之后，可在超声引导下穿刺引流。

　　对于涉及肝动脉及门静脉切除和重建的患者术后 3 ～ 4d，每天都要进行彩色多普勒超声检查，检测肝内门静脉血流速度、肝动脉阻力指数，以评价残余肝的动态循环情况，门静脉血流速度降低、肝动脉阻力指数升高是重建血管内血栓形成的前兆，应早期进行对症治疗。

对超声难以观察的部位必要时行 CT 平扫检查，对需要明确血管通畅情况时应行增强 CT 扫描。

第二节　手术后镇静

一、镇静水平的评估

镇静和镇痛不充分不仅使患者痛苦，还会增加某些并发症的发生率。特别是交感神经活动增加不仅与高血压和心动过速相关，还与心肌缺血及脑血管意外有关。此外，氧气消耗增加，不能和机械通气同步，可导致肺不张和低氧血症。相反，过度镇静可加速心动过缓、低血压、呼吸抑制和肠梗阻，还可延长机械通气，以及在 ICU 的时间。

镇静的目标是使患者昏睡和舒适，但不易唤醒。故在镇静治疗开始时就应明确所需的镇静水平，定时、系统地进行评估和记录，并随时调整镇静用药以达到并维持所需镇静水平。深度镇静通常用于特定的患者，比如严重颅脑损伤。然而，理想的镇静水平通常很难在重症患者中获得，因为药物的分布量和清除率、蛋白结合率、肾功能及药物相互作用都会影响镇静深度。通过镇静评分，有助于实现更理想的镇静，减少住院时间。应个体化制订 ICU 患者的镇静目标，根据镇静需要选择短效或长效药物，对接受镇静治疗的患者，应提倡实施每日唤醒计划，以利于神经系统评估和病情观察。

Ramsay 评分是临床上使用最为广泛的镇静评分标准，分为 6 级，分别反映 3 个层次的清醒状态和 3 个层次的睡眠状态。由清醒至麻醉，可从焦虑或躁动状态唤醒（1 分），深度镇静（4 分与 5 分），麻醉状态（6 分），3 分最为理想。Ramsay 评分被认为是可靠的镇静评分标准，但缺乏特征性的指标来区分不同的镇静水平。

最近，研究者提出布鲁塞尔镇静评分（5 分制）是一种可复制、客观且可靠的镇静评分系统。另外，在避免过度镇静方面，布鲁塞尔镇静评分效果优于临床评估。

Richmond 躁动、镇静评分有 10 个级别，焦虑或镇痛 4 个级别［＋1 ～ ＋4（好斗的）］，1 个级别表示平静和警戒状态（0），5 个级别［–1 ～ –5（不醒）］显示容易给药、有效的和可靠的。

评估镇静的物理方法没有常规使用。例如，皮质电活动的水平通过使用脑功能监测仪或脑功能分析监测仪评估，听觉诱发电位用来评估镇静或镇痛的深度。脑电双频指数通过脑电图信号处理，用来监测在相对范围、连续的和非侵入性的镇静水平。用 0 ～ 100 分反映大脑皮质的功能状况。85 ～ 100 分为清醒状态，65 ～ 84 分为镇静状态，40 ～ 64 分为麻醉状态，＜ 40 分为重度抑制。

二、常用镇静药

1. 苯二氮䓬类　苯二氮䓬在中枢神经系统作用于特定受体，增强 γ- 氨基丁酸突触传递的抑制作用，因此产生镇静、催眠和抗焦虑作用。苯二氮䓬的其他特性包括遗忘作用、减少迷走神经张力，大剂量时的心肺抑制，强有力的抗惊厥和轻度的肌肉松弛作用。长期使用后停药症状包括焦虑、失眠、烦躁不安、噩梦、出汗。

地西泮常用于静脉注射。单次给药具有起效快、苏醒快的特点，可用于急性躁动患者的治疗。口服吸收快且完全，生物利用度约为 76%。约 1h 达血浓度高峰。本品有肝肠循环，长期用药有蓄积作用。肌内注射后吸收不规则而慢。血浆半衰期为 20 ～ 50h。此外，地西泮在肝代谢产生具有活性的代谢产物。

咪达唑仑更常用，因为其起效快和清除半衰期较短，且作用强度是地西泮的 2 ～ 3 倍。咪达唑仑的活性代谢产物（α- 羟基 - 咪达唑仑）有利于长期镇静，但在肾功能损害患者可导致蓄积。咪达唑仑在长时间用药后会有蓄积和镇静效应的延长，尤其对于肝功能不全和肝血流量减少的患者。持续输入咪达唑仑超过 48 ～ 72h，其苏醒和拔管时间无法预测。注射过快或剂量过大时可引起呼吸抑制、血压下降，低血容量患者尤为显著。

劳拉西泮清除半衰期比咪达唑仑长，长期使用恢复时间不延长。一些证据表明劳拉西泮比咪达唑仑能更容易地获得理想的镇静，且劳拉西泮更节省成本。然而，劳拉西泮在丙二醇中溶解，一些病例报告高剂量连续静脉注射劳拉西泮后可因药用辅料丙二醇产生高渗毒性、乳酸酸中毒和肾功能不全。

2. 静脉麻醉药　丙泊酚具有起效快、作用时间短、撤药后迅速清醒、镇静深度呈剂量依赖性、镇静深度容易控制等特点。丙泊酚主要在肝中代谢，其溶剂为乳化脂肪，长期或大量应用可能导致高三酰甘油血症，对肝功能不全的患者要考虑脂代谢问题。丙泊酚注射时可出现呼吸抑制和血压下降，与剂量有关，尤其见于低血容量患者，主要是由于对全身血管阻力的影响。偶尔会发生严重的心动过缓和传导紊乱。因乳化脂肪易被污染，故配制后输注时间不宜超过 12h。丙泊酚亦可产生遗忘作用和抗惊厥作用，还有直接扩张支气管平滑肌的作用。儿童使用丙泊酚要慎重，因为可能会有很多严重的不良反应，比如高脂血症、酸中毒、心律失常、心脏和骨骼肌的横纹肌溶解、心肌梗死和肾衰竭等。外周小静脉输注时可产生疼痛，可用利多卡因缓解。

3. 强镇静药　氟哌啶醇为丁酰苯类抗精神病药的主要代表，作用与氯丙嗪相似，作用原理相同。在等同剂量时，其阻断多巴胺受体的作用为氯丙嗪的 20 ～ 40 倍，因此属于强效低剂量的抗精神病药。特点为：抗焦虑症、抗精神病作用强而持久，对精神分裂症和其他精神病的躁狂症都有效。镇吐作用亦较强，但镇静作用弱。降温作用不明显。$T_{1/2}$ 一般为 21h（13 ～ 35h）。主要用于：①各种急、慢性精神分裂症；②焦虑性神经官能症；③儿童多发性抽动 - 秽语综合征；④呕吐及顽固性呃逆。不良反应多见锥体外系反应，降低剂量可减轻或消失。可影响肝功能，但停药后可逐渐恢复。

氟哌利多药理作用与氟哌啶醇基本相同。特点为在体内代谢快，作用维持时间短。肌内注射或静脉注射后起效快，$T_{1/2}$ 为 2 ～ 3h，作用维持 6 ～ 12h。用于治疗精神分裂症的急性精神运动性兴奋躁狂状态。麻醉前给药，具有较好的抗精神紧张、镇吐、抗休克等作用。锥体外系反应较重且常见；肝功能不全、高血压、心功能不全及休克患者慎用。

总的来说，丁酰苯类强镇静药对于严重躁动、谵妄或有其他精神症状的患者控制较好，对戒断症状亦有效。氟哌啶醇能引起 QT 间期延长和锥体外系不良反应。氟哌啶醇抑制炎症及炎症前细胞因子分泌，减少住院机械通气患者的病死率。

第三节　围手术期镇痛

约 80% 的肝胆胰外科手术患者术后经历中、重度疼痛。术后良好的镇痛可提高患者的生命质量，缓解紧张和焦虑，且提高患者早期进食、早期活动等依从性，加快机体功能恢复。相反，术后镇痛不足对患者危害极大，包括：①疼痛所致的免疫抑制及其不良后果，如延缓伤口愈合、延长恢复时间、增加术后感染风险等；②影响心理健康，如增加焦虑和抑郁风险；③影响早期活动，延迟下床时间；④影响肠道功能恢复；⑤延长住院时间，增加静脉血栓栓塞风险等；⑥增加再入院风险。此外，镇痛不足，> 10% 的患者可能会出现慢性疼痛。因此，术后镇痛是 ERAS 的重要环节，而"手术无痛"被视作 ERAS 的核心目标之一。

一、超前镇痛概念和临床应用

超前镇痛的目的：①减轻外科手术引起的炎性反应；②削减中枢神经系统对疼痛的记忆，良好地控制术后疼痛，避免向慢性疼痛发展。

超前镇痛原则。超前镇痛的实质是防止中枢敏化和外周敏化的发生。超前镇痛的临床研究多集中在术后镇痛的治疗中，若要达到"完全镇痛"的效果，成功的超前镇痛是非常重要的一部分，因为术中十分微弱的伤害性刺激会引发中枢敏化的发生。成功的超前镇痛必须具备 3 个关键原则：①超前镇痛的深度必须足够阻断所有的伤害性传导；②镇痛范围必须包含整个手术区域；③超前镇痛的时间必须覆盖可能引起中枢敏化的整个阶段，包括术中和术后阶段。

手术仅是激发中枢敏化的第一阶段，手术后切口疼痛及损伤组织化学物质和酶的释放则是第二阶段，后者能重新激发中枢敏化，抵消超前镇痛的效果。如开胸手术后反复的呼吸运动、咳嗽、打喷嚏都会刺激皮肤、肌肉、胸膜等组织，激发术后中枢敏化。因此，有效的术后镇痛是超前镇痛的重要组成部分。

二、术后常用镇痛药物

推荐采用多模式镇痛方案，目标是：①有效控制动态痛（VAS 评分< 3 分）；②减免镇痛相关不良反应；③加速患者术后早期肠道功能恢复，确保术后早期经口进食及早期下床活动。

1. 全身给药

（1）口服给药：适用于神志清醒、非胃肠手术和术后胃肠功能良好患者的术后轻、中度疼痛的控制；也可在术后疼痛减轻后以口服镇痛药作为延续；用作其他给药途径的补充（如预先镇痛）或多模式镇痛的组分。常用口服药物包括对乙酰氨基酚、非选择性非甾体抗炎药（如萘普生、双氯芬酸、氟比洛芬等）、选择性环氧合酶 –2 抑制药（如塞来昔布）、可待因、曲马多、羟可酮、氢吗啡酮、丁丙诺啡，以及对乙酰氨基酚与曲马多或羟可酮的口服复合制剂或上述药物的控释、缓释剂型。

（2）肌内注射给药：适用于短小手术术后单次给药，连续使用不超过 3 ～ 5d。常用药物有非甾体抗炎药（酮咯酸、氯诺昔康、美洛昔康、帕瑞昔布）、曲马多、哌替啶和吗啡的注射剂。肌内注射给药起效快于口服给药。但注射痛、单次注射用药量大、不良反应明显，重复给药易出现镇痛盲区。

（3）静脉注射给药：单次或间断静脉注射给药，适用于短小手术，但药物血浆浓度峰谷比大，易出现镇痛盲区，对术后持续疼痛者需按时给药。静脉炎、皮下渗漏为常见并发症。常用药物有非甾体抗炎药（氟比洛芬、酮咯酸、氯诺昔康、帕瑞昔布）、曲马多、阿片类药物（哌替啶、吗啡、芬太尼、舒芬太尼）的注射剂。持续静脉注射给药，一般先给负荷量，迅速达到镇痛效应后以维持量维持镇痛作用。但由于术后不同状态疼痛阈值变化，药物恒量输注的半衰期不等，更主张使用患者自控方法，以达到持续镇痛和迅速制止暴发痛。

2. 局部给药

（1）局部浸润：简单易行，比如肝胆胰外科手术切口或内镜穿刺点应用长效局部麻醉药浸润，可减少全身镇痛药的用量。局部麻醉药中加入阿片类药物，可增效镇痛作用并延长镇痛时间。

（2）硬膜外腔给药：其优点是不影响神志和病情观察，镇痛完善，也可做到不影响运动功能和其他感觉功能，甚至还可以改善相应硬膜外节段器官的血供，保护器官功能。手术后 T_3 ～ T_5 硬膜外腔镇痛，不仅镇痛效果确实，还可改善冠状动脉血流量，减慢心率，有利于纠正心肌缺血。腹部手术后硬膜外腔镇痛虽可能导致胸部和下肢血管代偿性收缩，但可改善肠道血流，促进肠蠕动，有利于肠道功能恢复。下肢术后硬膜外腔镇痛，深静脉血栓的发生率较低。在下腹部和下肢手术，硬膜外腔镇痛几乎可以完全阻断手术创伤引起过高的应激反应。

术后硬膜外腔镇痛，以往多采用单一局部麻醉药，如 0.2% 罗哌卡因和 0.15% 布比卡因，但所需药物浓度较高，易导致运动麻痹为其缺陷。单纯使用 1 ～ 4mg 吗啡硬膜外腔镇痛起效慢，可能导致延迟性呼吸抑制，加之作用时间长（＞ 12h），不易调整剂量，现已较少使用。

3. 患者自控镇痛　患者自控镇痛具有起效较快、无镇痛盲区、血药浓度相对稳定、可及时控制暴发痛，以及用药个体化、患者满意度高、疗效与不良反应比值大等优点，是目前术后镇痛最常用和最理想的方法，适用于手术后中到重度疼痛患者。根据不同给药途径，分为静脉患者自控镇痛、硬膜外患者自控镇痛、皮下患者自控镇痛和外周神经阻滞患者自控镇痛。

外科重症监护病房患者由于环境改变，术后疼痛及有创操作等因素常处于紧张、失眠、躁动或谵妄状态，剧烈的疼痛甚至能诱发严重的心脑血管并发症，镇痛、镇静的作用在于减轻焦虑，缓解不适，促进睡眠，调节生理应激反应，提高机体协调性，防止自行拔管等意外以及减轻伤害等。因此，尽量使患者安全和舒适是外科重症监护病房综合治疗的基础。

镇静药和镇痛药通常用来减轻气管插管和机械通气的不适，缓解生理应激反应和有创性操作引起的应激反应。

吗啡和苯二氮䓬类是最常用来镇痛和镇静的药物，通常联合应用。不同的药物及联合用药的选择，没有绝对理想的方案，要因人而异。选择药物应考虑以下方面：镇静、镇痛效果，起效时间，药物代谢速度，呼吸抑制程度，循环抑制程度，对胃肠道的影响，成瘾性的可能，与其他药物的相互作用，成本和患者耐受情况。

理想的药物应该有效、安全，容易滴定，便宜和迅速起效，还能提供镇静、镇痛和抗焦虑作用。患者镇静的目标不同，任何一种药物都不太可能适用所有的情况。在手术或外伤的早期阶段必须优先提供有效的镇痛药物。对于机械通气的患者，镇静镇痛药物引起的呼吸抑制和咳嗽反射抑制作用甚至是有利的。有的患者镇痛需求较低，则应该优先考虑保证优质睡眠质量和正常的胃肠道功能。

第四节　术后液体治疗

液体治疗是围手术期治疗的重要组成部分，其核心目标是维持有效循环血量，确保血流动力学稳定，从而保障器官和组织的灌注，同时维持水和电解质平衡。传统的液体治疗理念认为，手术创伤会导致有效血容量减少，大量液体进入组织间隙，因此需要进行液体复苏和大量补液。然而，近年来的研究发现，这种正液体平衡可能导致水中毒、增加心脏和肾脏的负担，甚至加重胃肠道水肿。液体正平衡显著增加重症患者的死亡风险。因此，限制性补液的概念应运而生，其理论依据是手术应激会引发体内多种激素（如抗利尿激素、醛固酮和糖皮质激素）的大量分泌，从而导致水钠潴留。研究表明，限制性补液可以减少术后并发症的发生率和住院时间。

在临床实践中，个体化目标导向液体治疗作为一种基于患者个体化需求的液体管理策略，已逐渐成为主流。GDFT 通过优化血流动力学参数，维持有效循环血量和组织灌注，从而减少术后并发症并改善患者预后。该方法要求在围手术期加强体内液体容量监测，并动态调整补液量及补液速度。常用的监测指标包括血压、心率、尿量、中心静脉压、肺动脉楔压、体重、每搏量变异度、脉压变异度、心排血量、每搏量和混合静脉血氧饱和度等。具体监测指标的目标值如下：每搏量变异度应维持在 < 13%，脉压变异度应维持在 < 10%，中心静脉压应维持在 0.5 ～ 1.6kPa（4 ～ 12mmHg），尿量应维持在 > 0.5 ml/（kg·h），血乳酸应维持在 < 2mmol/L，混合静脉血氧饱和度应维持在 > 0.65。

GDFT 的核心在于通过动态监测血流动力学指标，指导液体治疗的实施。其理论依据包括优化心脏前负荷以确保心排血量和每搏量最大化，从而提高组织氧供；避免液体过量或不足，防止组织水肿、心肺功能障碍，以及组织低灌注和器官功能受损。GDFT 涵盖术前准备、术中管理和术后管理 3 个阶段。术前通过评估患者的容量状态和血流动力学指标制订初步方案；术中实时监测并根据每搏量变异度或脉压变异度等指标调整液体输注速度和量，必要时联用小剂量血管活性药物；术后则持续监测血流动力学指标，动态调整液体治疗方案，确保循环稳定并促进器官功能恢复。

临床研究表明，GDFT 可显著降低术后并发症的发生率，包括伤口感染、腹部并发症、术后低血压等，同时缩短术后住院时间和 ICU 停留时间，促进胃肠功能恢复。例如，在一项针对老年胸外科手术患者的研究中，采用经食管多普勒超声指导的 GDFT 治疗，结果显示该组患者的去甲肾上腺素用量、晶体溶液输入量、术后并发症发生率均显著低于传统中心静脉压指导的液体治疗组。

在液体选择方面，治疗性液体主要包括晶体溶液、胶体溶液及血制品。晶体溶液（如生理盐水、林格液和平衡盐溶液）费用低，含各种电解质，可有效补充人体生理需要量，但扩容效果差且维持时间短，大量输注晶体溶液可能导致组织水肿。胶体溶液（如中分子羟乙基淀粉 130/0.4、右旋糖酐 -40 和琥珀酰明胶）扩容效果强且作用持久，有利于控制输液量和减轻组织水肿，但其肾小球滤过率低，用量过大时可能影响肾功能或干扰凝血功能。血液制品（如全血、血浆和人血白蛋白）是直接的血液成分，资源有限，且可能引发溶血、发热、过敏或疾病传播等问题。因此，目前在扩容方面已基本被人工胶体溶液取代。在腹部中、小型手术中，液体补充以晶体溶液为主；中、大型手术则可将晶体溶液与胶体溶液按 3∶1 的比例输注；术中大量出血时，应合理应用血液制品。此外，限制性补液在肝切除术后患者中表现出良好的效果，有助于患者早期进食和恢复。研究显示，术后早期进食可以显著缩短首次肠鸣音、肛门排气及排便时间，减少术后并发症，缩短住院时间。

第五节　术后营养管理

临床营养的理念目前已被广大医学界所接受，而且它已由一种营养支持手段逐渐成为救治各种危重患者的重要措施之一。近年来的研究资料表明，营养不良对外科患者的免疫功能、伤口愈合、肌力恢复及心理状态康复都有直接影响，使这些患者的总住院时间比营养良好患者平均长 5d，总费用要多出 50% 左右。

术后营养支持治疗是减少手术并发症、促进患者快速康复的重要保证。随着对肠黏膜功能的认识，特别是肠黏膜屏障、肠道细菌易位以及将肠道作为应激反应的重要器官等观念的确立，营养支持治疗理念在不断发展、进步。肠内营养支持治疗具有维护肠黏膜结构与功能的完整性、减少细菌易位、降低手术应激等优势，是首选的营养支持治疗方式。为促进早期经口喂养，腹部手术患者术后应早期拔除胃管、尿管及各种引流管，适当镇痛，督促患者早期下床活动，促进胃肠功能恢复。对于肝、胆、胰手术，通常在拔除胃管后就让患者开始饮水，试进流质饮食，无须等到患者排气，若无腹胀、恶心反应，逐渐增加进食量，待 2 ～ 3d 胃肠功能恢复后即可过渡到半流质饮食。即使胰十二指肠切除术后出现胃排空障碍的患者，也可通过内镜置入空肠营养管进行肠内营养支持，鼻饲超过 4 周可经皮空肠置管造口，以实施肠内营养治疗。肝叶切除、胰十二指肠切除等大型腹部手术，单纯肠内营养往往不能满足机体需求的能量与蛋白质，应充分评估患者的营养需求，当摄入不足，肠内营养无法达到总能量 60% 的目标值时，及时采取补充性肠外营养支持治疗。实施肠外营养支持时要充分考虑液体负载、应激胰岛素抵抗、各种营养素对原发病的影响等因素。

择期腹部手术后尽早饮水、进食可促进肠道运动功能恢复，有利于肠黏膜功能的维护，防止肠道菌群失调和易位，减少术后感染的发生，缩短术后住院时间。如无恶心、腹胀，拔除胃管后即可让患者试行饮水，根据患者胃肠耐受情况调整为流质饮食并逐渐加量，患者排气后可由流质饮食转为半流质饮食。胰十二指肠切除术后胃排空延迟患者，也要尽快放置胃肠双腔管，管饲给予肠内营养。

另外，随着自我保健意识的逐步加强，患者更注重整体生活质量的提高，合理应用肠内营养、提高肝胆胰外科整体医疗质量已成为亟待解决的问题之一。

一、肠内营养

早期肠内营养是近年提出的概念，一般是指术后早期（24h）内即开始进食的肠内营养。早期肠内营养近年来逐渐受到重视，尤其在肠黏膜屏障功能和细菌易位学说提出后，早期肠内营养的应用更是逐渐增多，人们渐渐认同"只要胃肠功能允许，应首选或尽量采用胃肠内营养"的观点。肠内营养简便易行，可避免肠外营养出现中心静脉置管相关并发症（机械并发症、感染并发症）及相关代谢并发症。营养物质经门静脉系统被吸收并输送至肝，有利于内脏（尤其是肝）的蛋白质合成及代谢调节。肠内营养可以改善和维持肠道黏膜细胞结构与功能的完整性，有防止肠道细菌易位的作用。在同样热量与氮量的条件下，应用肠内营养的患者体重增长、氮潴留均优于全肠外营养。总之，要努力实施肠内营养支持，尽可能创造条件反复尝试肠内营养。

1. 适应证

（1）手术前准备：如需要肠道准备的手术，可用肠内营养使术前肠道清洁，降低术后感染的危险。

（2）围手术期营养补充：据统计，在外科住院患者中营养不良发生率达 35% ～ 50%。因此，围手术期营养支持十分重要。只要肠道有功能，即使不完全，也应使用 EN，决不可轻易旷置肠道。

（3）肝、胆道疾病：对于需手术的肝及胆道肿瘤患者，因厌食或消化道梗阻不能进食时，营养支持具有一定的意义。选择肠外营养或肠内营养因人因病而异。可通过短期的肠外营养支持以纠正营养不良，术后应尽早实施肠内营养。合并肝硬化患者的能量评估很难精确，与应用间接热量测量法相比，常减低 15% ～ 18%。一般推荐每天供应蛋白质 1 ～ 1.5g/kg 和热量 25 ～ 40kcal/kg，如果口服营养不能满足需要，建议应用鼻饲或经造口管喂养。

葡萄糖输注量应为 150～180g/d，其余由脂肪乳剂供给。脂肪应控制在 1g/（kg·d）范围内，中/长链脂肪乳（中/长链脂肪乳）对肝硬化患者较为理想，但要求均匀输入，过多会导致脂肪肝。营养配方中可加入谷氨酰胺及 S-腺苷-L-蛋氨酸（800mg/d）以改善肝功能。肝硬化患者应给予富含支链氨基酸（branched chain amino acid，BCAA）的营养，但只能短期应用，长期应用仍需补充平衡氨基酸，同时注意补充钾、磷、镁和 B 族维生素等。对于急、慢性肝性脑病患者，应注意控制蛋白质的摄入量，乳果糖和锌的补充也至关重要。

（4）胰腺疾病：重症急性胰腺炎常导致代谢紊乱、营养障碍。目前认为，轻症患者在 7d 内可恢复进食。而对于重症患者的营养支持，应认识到 EN 是一种更为合理的营养支持方式。EN 不仅价廉，还能维护肠道结构和肠黏膜屏障的完整性，从而降低感染性并发症的发生率。如果患者胃肠道功能尚正常，患者可良好耐受肠内营养（EN）。EN 对胰腺分泌的刺激强度取决于喂养管的位置和营养制剂的组成。研究表明，EN 对轻到中度胰腺炎患者是安全、有效并且价廉的营养支持治疗措施。对于重症胰腺炎患者，通过鼻空肠管接受要素饮食者的感染率和并发症发生率均显著降低。不能耐受经口摄食或预计有摄入不足时，应考虑给予特殊的营养支持。可先试用肠内喂养，若喂养后出现腹痛加重、腹水和漏出量增加，应予以终止。多数情况下，EN 可安全地满足急性胰腺炎患者的营养需求。置入鼻空肠管或空肠造口是安全有效的 EN 途径，以低脂饮食的耐受性最好。所以，PN 仅用于不能耐受 EN 的患者。大多数患者对葡萄糖-脂肪乳剂耐受良好。一般认为，血清三酰甘油＜11.3mmol/L（1000mg/dl）时并不会诱发胰腺炎，因此在输入脂肪乳剂时应注意控制血清三酰甘油＜4.5mmol/L（400mg/dl）。不含脂肪乳剂的 PN 使用时间不应超过 2 周，否则可能造成必需脂肪酸的缺乏。而不合并胰腺炎的胰腺肿瘤行胰十二指肠切除术的患者，可于术后 24h 经营养管行肠内营养。

（5）术后消化道瘘：近 20 年来，由于外科营养的引入，消化道瘘的治疗取得了突破性进展，救治成功率明显提高，现已成为消化道瘘不可缺少的治疗措施。如何实施 EN 需根据患者的病情及瘘的情况而定。一般来讲，实施 EN 时，喂养管远端应至少有 100cm 有功能的小肠。

2. 禁忌证　EN 的应用范围和适应证非常广泛，先决条件是肠道功能部分或完全正常，且远端肠管无梗阻。任何与此相悖的情况或状态应视为 EN 的禁忌。肝胆胰外科围手术期以下情况应慎用或推迟应用 EN：①重症急性胰腺炎患者早期不耐受 EN 者；②急性腹泻患者不宜早期应用 EN；③肠梗阻或严重炎性肠病患者不宜应用 EN。如果上述病情得以控制，EN 支持可以实施。

3. 肠内营养配方的选择　可供临床选用的肠内营养配方很多，成分与营养价值差别很大，选择配方时主要考虑其蛋白质、碳水化合物与脂肪的来源及比例，各配方的膳食纤维、维生素和矿物质含量也可能不同。肠内营养制剂发展迅速，配方常有改变，因此要注意所用产品的具体配方。

根据患者的营养状态及代谢状况确定营养需要量，高代谢患者应选择高热量配方，需要限制水分摄入的患者应选择浓度较高的配方（如能量密度为 1.5kcal/ml），免疫功能异常的患者应选择具有免疫调节作用的配方。

肠内营养支持提供的非蛋白质热量一般取决于患者的静息能量消耗及其活动情况，一般对于无严重感染或烧伤的患者，提供 30 ～ 35kcal/（kg·d）的非蛋白质热量较为理想，其中 15% ～ 40% 的非蛋白质热量可由脂肪乳剂提供，热氮比一般为（100 ～ 150）∶1。

根据患者的消化吸收能力，确定肠内营养配方中营养物质的化学组成形式。消化功能受损（如胰腺炎、腹部大手术后早期、胆道梗阻）或吸收功能障碍（广泛肠切除、炎性肠病、放射性肠炎）者，需要简单、易吸收的配方（如水解蛋白、多肽或氨基酸、单糖、低脂等）；如消化道功能完好，则可选择完整蛋白质、复杂碳水化合物和较高脂肪的天然食物制成的肠道营养制剂；如结肠功能障碍，可选择含有高浓度膳食纤维的配方。

根据输注途径选择肠内营养配方，直接输入小肠的营养液应尽可能选用等渗配方。由于胃具有缓冲作用，因此通过鼻胃管输注的营养液对配方浓度的要求不高。

若患者对某些营养成分过敏或不能耐受，出现恶心、呕吐、肠痉挛、腹胀或腹痛等症状，轻者可调整输注速度及浓度，重者可改用肠外营养。

4. 肠内营养的输入途径　肠内营养的输入途径主要取决于患者胃肠道解剖的连续性、功能的完整性、肠内营养实施的预计时间、有无误吸可能等因素。常用的途径有口服、鼻胃管、鼻肠管、胃造口、空肠造口等，临床上应用较多的是鼻饲管，包括鼻胃管和鼻肠管。

口服与管饲的区别在于管饲可以保证营养液的均匀输注，充分发挥胃肠道的消化吸收功能。口服对胃肠道的功能要求较高，只适用于能口服摄食但摄入量不足者。

最常用的管饲途径是鼻饲管，管端可置于胃、十二指肠或空肠等处。主要用于短期（＜ 4 周）肠内营养支持。优点是并发症少，价格低廉，容易放置。此法也可作为长期肠内营养支持患者的临时措施。对于营养支持时间需超过 30d 或胃十二指肠远端有梗阻而无法置管者，则采用空肠造口术。鼻胃管喂养的优点在于胃的容积大，对营养液的渗透压不敏感，适用于胃肠道连续性完整的患者。缺点是有反流与误吸的危险。而且经鼻放置导管可导致鼻咽部溃疡、鼻中隔坏死、鼻窦炎、耳炎、声嘶及声带麻痹等并发症。由聚氨酯或硅胶树脂制成的细芯导管（5 ～ 12F）比较光滑、柔软、富有弹性，可以增加患者舒适度、减少组织压迫坏死的风险，能保证鼻饲管的长期应用，尤其适用于家庭肠内营养患者。从鼻尖到耳垂再到剑突的距离即为喂养管到达胃部的长度，一般为 55cm，再进 30cm 则表示可能已进入十二指肠（但需予以证实）。

鼻十二指肠管或鼻空肠管是指导管尖端位于十二指肠或空肠，主要适用于胃或十二指肠连续性不完整（胃瘘、幽门不全性梗阻、十二指肠瘘、十二指肠不全性梗阻等）和胃或十二指肠动力障碍的患者。此法可基本避免营养液的反流或误吸。

经胃造口管喂饲肠内营养避免了鼻腔刺激，而且可用于胃肠减压、pH 监测、给药等。胃造口可采取手术（剖腹探查术或腹腔镜手术）或非手术方式。经皮内镜胃造口术无须全身麻醉，创伤小，术后可立即喂食，可置管数月至数年，满足长期喂养的需求。

空肠造口可以在剖腹手术时实施，包括空肠穿刺插管造口或空肠切开插管造口，也可以直接在内镜下进行。优点是可避免反流与误吸，并可同时实行胃肠减压。因此，空肠造口尤其适用于十二指肠或胰腺疾病患者，以及需要长期肠内营养支持的患者。为充分利用小肠功能并减少腹泻，插管部位以距 Treitz 韧带 15 ～ 20cm 为宜。如患者经济条件允许，应尽量使用配套的穿刺设备。胃肠道切开置管因可引起各种并发症，如穿孔、出血、局部感染、肠梗阻、肠壁坏死及肠瘘等，现已不推荐使用。

5. **肠内营养的应用方法**　应从低浓度、低容量开始，滴注速率与总用量应逐日增加，不足的热量与氮量由静脉补充。通常，肠内营养的起始浓度为 8% ～ 10%，容量为 500ml/d；维持浓度为 20% ～ 25%，容量为 2000 ～ 2500ml/d；最大浓度为 25%，容量为 3000ml/d。若能在 3 ～ 5d 达到维持剂量，即说明胃肠道能完全耐受肠内营养。目前多主张通过重力滴注或蠕动泵连续 12 ～ 24h 输注肠内营养液，尤其是危重症患者及空肠造口患者。可将患者丢失的消化液加以收集并回输，尤其是消化道外瘘的患者。评价肠内营养支持安全性及有效性的一个重要指标是胃肠道有无潴留。放置鼻胃管的危重症患者胃底或胃体的允许潴留量应 ≤ 200ml，而胃肠造口管的允许潴留量应 ≤ 100ml。因此在营养液持续输注过程中，应每隔 4h 即用 20 ～ 30ml 温水冲洗导管，在输注营养液的前后也应予以冲洗。

二、肠外营养

肠外营养是指经静脉途径供应患者所需要的营养要素，包括热量（碳水化合物、脂肪乳剂）、必需脂肪酸和非必需氨基酸、维生素、电解质及微量元素。肠外营养分为完全肠外营养和部分补充肠外营养。目的是使患者在无法正常进食的状况下仍可以维持营养状况、体重增加和创伤愈合，幼儿可能继续生长、发育。静脉输注途径和输注技术是肠外营养的必要保证。

1. **适应证**　肠外营养的基本适应证是胃肠道功能障碍或衰竭者。肝胆胰外科主要适应证如下。

（1）胃肠道梗阻或胃肠道吸收功能障碍、肠瘘、严重腹泻、顽固性呕吐 > 7d 的患者。

（2）重症胰腺炎：先输液抢救休克或多器官功能障碍综合征，待生命体征平稳后，若肠麻痹未消除、无法完全耐受肠内营养，则属肠外营养适应证。

（3）大手术、创伤的围手术期：营养支持对营养状态良好者无显著作用，相反，可能使感染性并发症发生率增加，但对于严重营养不良患者可降低术后并发症的发生率。严重营养不良患者需在术前进行营养支持 7 ～ 10d；预计大手术后 5 ～ 7d 胃肠功能不能恢复者，应于术后 48h 内开始肠外营养支持，直至患者能有充足的肠内营养或进食量。

（4）术后肠外瘘：在控制感染、充分和恰当的引流情况下，营养支持能使 > 50% 的肠外瘘自愈，确定性手术成为最后一种治疗手段。肠外营养支持可减少胃肠液分泌及瘘的流量，有利于控制感染、改善营养状况、提高治愈率、降低手术并发症发生率和死亡率。

（5）重要脏器功能不全：①肝功能不全。肝硬化患者因进食量不足导致营养负平衡，肝硬化或肝肿瘤围手术期、肝性脑病、肝移植后不能进食或接受肠内营养者应给予肠外营养支持。②合并肾功能不全。急性分解代谢性疾病（感染、创伤或多器官功能衰竭）合并急性肾衰竭、慢性肾衰竭透析患者合并营养不良，需肠外营养支持。③心、肺功能不全，

常合并蛋白质 – 能量混合型营养不良。肠内营养能改善慢性阻塞性肺疾病患者临床状况和胃肠功能。慢性阻塞性肺疾病患者理想的葡萄糖与脂肪比例尚未定论，但应提高脂肪比例、控制葡萄糖总量及输注速率、提供蛋白质或氨基酸［至少 1g/（kg·d）］，对于危重肺病患者应用足量谷氨酰胺，有利于保护肺泡内皮及肠道相关淋巴组织，减少肺部并发症。

2. 禁忌证　胃肠功能正常、适应肠内营养或 5d 内可恢复胃肠功能者；不可治愈、无存活希望、临终或不可逆昏迷患者；需急诊手术、术前不可能实施营养支持者；心血管功能或严重代谢紊乱需要控制者。

3. 输注途径　选择合适的肠外营养输注途径取决于患者的血管穿刺史、静脉解剖条件、凝血状态、预期使用肠外营养的时间、护理的环境（住院与否）以及原发疾病的性质等因素。住院患者最常选择短暂的外周静脉或中心静脉穿刺插管；非住院环境的长期治疗患者，以经外周静脉或中心静脉置管，或置入皮下的输液盒最为常用。

三、正常人体所需的营养素

1. 正常人体所需的营养素　主要包括碳水化合物、脂肪、蛋白质、水、电解质、微量元素和维生素。其中三大营养物质（碳水化合物、脂肪和蛋白质）的代谢是维持人体生命活动及内环境稳定最重要的因素。正常情况下，影响因素主要是年龄、性别、体表面积、体温及环境温度等。饮食习惯和食物构成不同，各种营养物质被机体作为能量储存或转化为其他物质的量也有较大变化。针对患者，还需考虑疾病情况、营养状态及治疗措施等的影响。

2. 机体能量储备及消耗　机体的能量储备主要是糖和脂肪，蛋白质在体内无储备，但它是各器官和组织的组成成分。若蛋白质作为能源被消耗，必然会使器官功能受损，因此蛋白质不能作为能源物质来考虑。人体能量的需要通常以非蛋白质热量来计算。

3. 正常人体能量的需求　正常情况下机体所需的能量来自体内能源物质的氧化，而这些能源物质一方面来自机体储备，另一方面来自摄入的外源性营养物质。能量的计算：Harris-Benedict 公式一直作为临床上计算机体基础能量消耗（basal energy expenditure，BEE）的经典公式。

男：BEE（kcal/d）=66.4730 ＋ 13.7513W ＋ 5.0033H － 6.7750A

女：BEE（kcal/d）=655.0955 ＋ 9.5634W ＋ 1.8496H － 4.6756A

［W：体重（kg）；H：身高（cm）；A：年龄（年）］

近年来多数研究结果表明，Harris-Benedict 公式较我国正常成人实际测量值高 10% 左右，因此在估计正常人体的能量消耗时需要注意。

（1）碳水化合物：对正常成人来说，碳水化合物在大多数饮食中提供 35% ～ 70% 的非蛋白质热量。每天碳水化合物的摄入量不应超过 7g/kg［4.8mg/（kg·min）］。

（2）脂肪：脂肪的主要生理功能是提供能量、构成身体组织、供给必需脂肪酸并携带脂溶性维生素等。脂肪供能应占总能量的 20% ～ 30%（应激状态可高达 50%）。每天脂肪的摄入量不应超过 2g/kg。其中亚油酸（ω6）和 α- 亚麻酸（ω3）供能占总能量的 1% ～ 2%

和 0.5% 时，即可满足机体需要。

4. 正常成人蛋白质的需求　正常成人每日蛋白质的基础需要量为 0.8 ～ 1.0g/kg，相当于氮 0.15g/kg。但其需要量可能随代谢的变化而提高到 2g/（kg·d），甚至更高。氨基酸是蛋白质的基本单位，外源性蛋白质必须先分解为氨基酸，然后再合成自身的蛋白质，而体内已有的蛋白质又不断地分解进行更新。由此可见，氨基酸是提供机体最直接、最有效的氮源。静脉内给予的氮应由氨基酸提供，它比蛋白质供氮更合理，可直接参与合成代谢，快而有效，且无异性蛋白质的不良反应。在疾病状态下，机体对能量及氮的需要量均有增加，但非蛋白质热量（kcal）与氮量（g）的比例一般应保持在（100 ～ 150）：1。另外，不同疾病对氨基酸的需要量也不同，如创伤状态下谷氨酰胺的需要量明显增加，肝病则应增加支链氨基酸，肾功能不良时则以提供必需氨基酸为主等。

5. 正常成人水的需求　水分占成人体重的 50% ～ 70%，分布于细胞内液、细胞间质、血浆、去脂组织和脂肪中。人体进行新陈代谢的一系列反应过程都离不开水，保持水分摄入与排出的平衡是维持内环境稳定的根本条件。成人需水量可因气温、活动量及各种疾病而不同。一般工作量的成人每日需水量为 30 ～ 40ml/kg。

6. 正常成人电解质的需求　水和电解质平衡是人体代谢中最基本的问题，细胞内和细胞外的电解质成分和含量均有差别，但其内外的渗透压经常处于平衡状态，主要靠电解质的活动和交换来维持。

不同电解质有其重要的生理功能。例如，钠离子的主要功能是参与维持和调节渗透压，同时可加强神经肌肉和心肌的兴奋性。钾参与糖、蛋白质和能量代谢；维持细胞内外液的渗透压和酸碱平衡，维持神经肌肉的兴奋性和心肌功能。镁的主要作用是能激活 ATP 酶和其他多种酶的金属辅酶，尤其在糖原分解过程中，镁起着重要作用。钙离子在维持神经肌肉的兴奋性、血液凝固、细胞膜功能、许多酶的活性、一些多肽激素的分泌和活性方面都起着重要作用。磷除与钙形成骨骼之外，还以有机磷化合物的形式广泛分布于体内，它是磷脂、磷蛋白、葡萄糖中间代谢产物和核酸的组成部分，并参与氧化磷酸化过程，形成 ATP。氯在体内参与胃酸的合成，可激活唾液淀粉酶，帮助淀粉的消化。它还参与酸碱平衡的调节。

7. 正常成人微量元素的需求　微量元素在人体内含量虽很少，但分布广泛，且具有重要的生理功能。目前体内检出的微量元素达 70 余种，临床上常提及的必需微量元素有 9 种，即铁、铬、铜、氟、碘、锰、硒、钼和锌。它们与机体代谢中的酶和辅助因子密切相关，具有重要的生物学作用。

8. 正常成人维生素的需求　维生素是维持正常组织功能所必需的一种低分子有机化合物，均由外源性供给。已知许多维生素参与机体代谢所需酶和辅助因子的组成，对物质的代谢调节具有极其重要的作用。

需要强调的是，每位患者对上述七大营养素的确切需要量应当作个体化的调整，既要考虑到权威机构的推荐量标准（如中国营养学会的参考值），又要根据不同机体组成和功能来进行调整。调整因素包括个体的年龄、性别、劳动强度、妊娠和哺乳、气候条件、体型、身高、体重及食物成分等，同时还要考虑机体的生理和病理状态。

关于每日电解质、微量元素和维生素的需要量，至今尚无完整的国内资料。2002 年美国肠外肠内营养学会颁布了正常成人营养素摄入量，详细而具体，现予分列如下（表 3-1 ～ 表 3-3）。尽管有种族、饮食习惯和社会文化背景等因素的差别，但这些数据仍有临床参考价值。

表 3-1 每日电解质需要量

电解质	肠内给予量	肠外给予量
钠	500mg（22mmol/kg）	1 ～ 2mmol/kg
钾	2g（51mmol/kg）	1 ～ 2mmol/kg
氯	750mg（21mmol/kg）	满足维持酸碱平衡的量
钙	1200mg（30mmol/kg）	5 ～ 7.5μmol/kg
镁	420mg（17mmol/kg）	4 ～ 10μmol/kg
磷	700mg（23mmol/kg）	20 ～ 40μmol/kg

表 3-2 每日微量元素需要量

微量元素	肠内给予量	肠外给予量
铬	30μg	10 ～ 15μg
铜	0.9mg	0.3 ～ 0.5mg
氟	4mg	无确切标准
碘	150μg	无确切标准
铁	18mg	无须常规添加
锰	2.3mg	60 ～ 100μg
钼	45μg	无须常规添加
硒	55μg	20 ～ 60μg
锌	11mg	2.5 ～ 5mg

表 3-3 每日维生素需要量

维生素	肠内给予量	肠外给予量
维生素 B_1	1.2mg	3mg
维生素 B_2	1.3mg	3.6mg
烟酸	16mg	40mg

续表

维生素	肠内给予量	肠外给予量
叶酸	400μg	400μg
泛酸	5mg	15mg
维生素 B_6	1.7mg	4mg
维生素 B_{12}	2.4μg	5μg
生物素	30μg	60μg
胆碱	550mg	无标准
维生素 C	90mg	100mg
维生素 A	900μg	1000μg
维生素 D	15μg	5μg
维生素 E	15μg	10mg
维生素 K	120μg	1mg

第六节　术后感染防治

腹部外科术后感染最常见的是手术部位的感染，也有可能是肺部、泌尿系统的感染，甚至是导管相关血流感染。

一、手术部位的感染

手术部位的感染包括浅表切口的感染、深部切口（涉及肌层、筋膜）的感染和器官或间隙的感染。防治术后感染的主要措施：①控制血糖，戒烟，纠正营养不良；②术区备皮；③切皮前消毒皮肤；④术中减少组织损伤，关闭无效腔，合理放置引流；⑤按照指南规范使用抗生素。肝胆胰手术联合较大范围脏器切除的患者为外科感染的高危人群，根据腹部常规定植细菌和相关指南建议，常规经验性选用广谱的头孢类抗生素加减抗厌氧菌的硝基咪唑类抗生素，对头孢菌素过敏者，可使用喹诺酮类或氨基糖苷类抗生素。肝胆胰手术后发热患者，可通过动态监测血白细胞计数、C 反应蛋白、降钙素原等确定有无感染发生，通过胸、腹部影像学检查查找感染部位，通过血液和（或）引流液细菌培养及其药物试验，明确感染细菌，及时调整抗生素。对于导管相关血流感染，需拔除或更换血管内导管；腹腔积液，尤其是伴有胰液、胆汁渗液者，超声引导下穿刺引流是实用、有效的方法。

二、医院获得性肺炎

在医院感染所致的死亡中，医院获得性肺炎是主要死因。医院获得性肺炎的危险因素：某些疾病如严重的急慢性疾病、昏迷、营养不良、长期住院、低血压、代谢性酸中毒、吸烟，以及同时患有多种疾病（包括中枢神经系统功能障碍、糖尿病、酗酒、氮质血症和呼吸功能衰竭）等，胃肠道大量致病菌进入呼吸道可能导致感染。

某些治疗药物，尤其是镇静药能抑制中枢神经系统功能，增加误吸发生率。糖皮质激素和细胞毒药物可影响重要的机体防御机制。外科手术，特别是胸腹联合手术可以改变纤毛功能和细胞免疫，增加口咽部细菌的定居和肺炎的发生率。气管切开或机械通气的患者发生肺部感染的危险增加 4～66 倍。气管插管能影响下呼吸道的纤毛运动，阻碍分泌物的排出，同时破坏上皮细胞表面，使得细菌容易与下呼吸道表面结合。很多治疗措施能增加患者接触大量细菌的机会。例如，长期不适当的抗生素治疗能促进耐药细菌的定值，特别是革兰阴性杆菌的定植；制酸药及 H_2 受体拮抗剂通常用于预防应激性溃疡，增加肠道革兰阴性杆菌在胃内的定植；通过鼻胃管进行肠内营养能引起胃液潴留、反流及细菌的过度生长，鼻胃管也影响食管下括约肌的功能，增加误吸的危险性；患者保持平卧位会促使胃内容物反流进入呼吸道；气管插管表面还可能被细菌分泌的生物膜所包裹，进而延伸至肺，插管气囊上方潴留的分泌物也可通过气囊与气管的间隙进入下呼吸道。

医院获得性肺炎常为多种致病菌所致，革兰阴性杆菌是主要的致病菌，其中铜绿假单胞菌是最为常见的致病菌。然而，金黄色葡萄球菌［尤其是耐甲氧西林金黄色葡萄球菌（methicillin resistant Staphylococcus aureus，MRSA）］和其他革兰阳性球菌（如肺炎链球菌）也逐渐成为重要的致病菌。在接受机械通气的患者中，嗜血流感杆菌也是常见的致病菌之一。

1. 诊断　发热、咳嗽、脓痰，X 线检查出现新的肺部浸润或原有的肺部浸润加重，痰革兰染色，痰、经气管留取的标本、胸腔积液或血培养的结果等都有助于临床医师诊断。医院获得性肺炎在急性呼吸窘迫综合征（ARDS）患者的急性期非常普遍却常不被认识。另外，危重患者肺部出现浸润影应注意与肺不张、ARDS、肺栓塞和（或）肺梗死、药物或氧中毒及心力衰竭进行鉴别。

重度医院获得性肺炎的诊断应满足下列诊断标准（表 3-4），这是美国胸科学会参照重度社区获得性肺炎的标准制定的。

表 3-4　重度医院获得性肺炎的诊断

收住 ICU
呼吸功能衰竭，定义为需要机械通气或吸入氧浓度＞ 35% 才能维持动脉血氧饱和度＞ 90%
X 线胸片进展迅速，呈多叶肺炎或肺部空洞形成严重全身性感染表现，伴有低血压和（或）器官功能障碍：
休克（血压＜ 90/60mmHg）
需要升压药维持 4h 以上
尿量＜ 20ml/h 或 4h 总尿量＜ 80ml（除非另有原因）
急性肾衰竭需行透析治疗

2. 抗生素治疗选择 医院获得性肺炎的治疗通常是经验性的，取决于患者的临床表现。药物选择是根据某些临床因素（如免疫抑制）：中性粒细胞缺乏，既往应用的抗生素，机械通气；疾病的严重程度和进展情况；实验室检查的初步结果（如革兰染色、抗酸染色、军团菌直接荧光抗体检查等）。危重患者需要使用广谱抗生素（如第三代头孢菌素、广谱青霉素、碳青霉烯类、单酰胺类或喹诺酮类抗生素）。如怀疑有军团菌感染，应加用红霉素。

呼吸机相关性肺炎是患者接受机械通气48h后和停用机械通气48h内发生的肺部感染，是机械通气过程中常见而又严重的并发症之一。在ICU，呼吸机相关性肺炎发生率达9%～27%，病死率高达20%～50%，应用抗生素治疗不当的患者及多重耐药菌感染患者的病死率可达70%。

（1）呼吸机相关性肺炎的诊断：①插管48h后发热、脓性痰或气管、支气管分泌物涂片染色可见；②外周血白细胞总数升高（$> 10 \times 10^9$/L或较原先增加25%）；③肺泡动脉氧分压差升高；④X线胸片提示肺部出现新的或进展中的浸润病灶；⑤气管吸出物定量培养阳性，菌落计数$> 10^6$/ml，若痰培养作为细菌学检验标本，则必须低倍镜视野下白细胞计数> 25个，鳞状上皮细胞计数< 10个。

（2）呼吸机相关性肺炎的防治措施：提高医护人员知识水平和严格手消毒；保持患者口腔卫生；半卧位；吸痰，减少呼吸道分泌物的误吸；预防气管插管表面生物膜的形成；加强呼吸机管道和相关物品的管理；无创通气和缩短机械通气时间；抗生素的合理应用。

三、中心静脉导管相关性感染

中心静脉导管仍旧是菌血症的重要来源，尤其对ICU的高危患者而言。经皮穿刺的中心静脉导管被公认为高危导管，菌血症的发生率为3.8%～57%。颈内静脉和锁骨下静脉插管（图3-1）可引起3%～7%的菌血症。而股静脉插管的感染发生率理论上更高，但有趣的是，在临床研究中并未发现这种趋势。血液过滤导管的感染率最高，留置血液过滤导管14d后菌血症的发生率为10%，28d后菌血症的发生率为25%。中心静脉导管相关性感染分为下列情况：①插管部位感染，指插管部位出现脓性分泌物，或半定量细菌培养≥15菌落，或导管皮内段（近端）定量细菌培养≥10^3菌落；②插管部位定植，是插管部位半定量细菌培养<15菌落或导管皮内段（近端）定量细菌培养<10^3菌落；③导管感染，指导管血管内或远端部分的半定量细菌培养≥15菌落或定量细菌培养≥10^3菌落；④导管定植，指导管血管内或远端部分的半定量细菌培养<15菌落或定量细菌培养<10^3菌落；⑤静脉导管相关菌血症，是指患者在中心静脉导管存在的条件下发生的临床感染，外周血和导管尖端培养分离出相同的致病菌，且找不到其他可能的感染源。

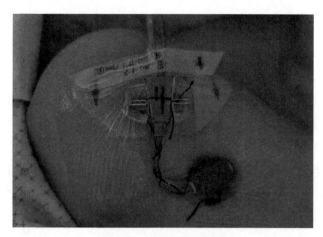

图 3-1　锁骨下静脉导管

1. 诊断　若满足下述条件，则可认为存在中心静脉导管相关性感染。①发热：几乎所有中心静脉导管相关性感染的患者都存在，突发的高热加上中毒症状，是中心静脉导管相关性感染的重要指征。除非证实存在其他感染，具有中心静脉导管的患者若出现高热，应首先怀疑与导管有关，即使同时存在其他可能的感染灶，也不能排除中心静脉导管相关性感染。拔除导管后发热症状消失则高度提示存在中心静脉导管相关性感染。②穿刺部位皮肤培养分离出 ≥ 50cfu 的除凝固酶阴性葡萄球菌以外的任何微生物。③分离出 50cfu 的凝固酶阴性葡萄球菌，且穿刺部位的红斑直径 > 4mm。

另外，发热、有红斑、导管穿刺部位培养的凝固酶阴性葡萄球菌 < 50cfu，且仅有一次通过导管的血培养结果为阴性的患者，发生感染的可能性很小。在 ICU，若患者持续高热，血培养为阴性且无局部感染灶，这种情况下，导管很少是感染源。

通过导管抽血进行血培养超过外周血培养菌落计数的 5 倍才有意义。将导管尖端在血琼脂糖平板上滚动，培养后进行菌落计数。若导管尖端培养与血培养结果均为阳性，且分离的细菌相同，则高度提示中心静脉导管相关性感染。拔除导管进行培养时，应注意无菌操作。

2. 防治措施　通过采取以下措施，可降低中心静脉导管相关性感染的发生率：①在层流房间内采用严格的无菌技术制备溶液；②常规的细菌学检查；③全肠外营养导管用途专一；④由从事全肠外营养的专业人员进行所有必需的操作；⑤放置导管时的无菌操作；⑥每天检查穿刺处；⑦及时更换敷料；⑧采用适当种类的灭菌剂。

一旦发生中心静脉导管相关性感染，应当：①拔除感染的中心静脉插管；②应用经验性抗生素进行治疗。大多数中心静脉导管相关性感染的致病菌为金黄色葡萄球菌，因此可静脉选用一种抗金黄色葡萄球菌的 β- 内酰胺类抗生素。若感染细菌为凝固酶阴性葡萄球菌或肠道杆菌，单纯拔除导管后患者的症状即可缓解，否则可采用静脉抗生素至患者体温正常后 24 ～ 48h。

四、菌血症

菌血症的易感因素包括年龄和基础疾病,以及某些旨在维持或恢复健康的药物或操作。肝胆胰外科手术通常需要留置血管内导管,手术往往涉及肠道,部分患者术后需要应用糖皮质激素或术前接受新辅助化学治疗等,均增加体内微生物造成血行感染的危险。菌血症最常见的原发病灶是血管内装置(主要是导管)、呼吸道、泌尿道和腹腔内感染灶。

菌血症所伴有的全身性感染症状通常不具有特异性,如突发高热、寒战、意识模糊和过度通气等。大多数患者同时还有原发感染灶的症状和体征。但是,正如其他感染性疾病一样,菌血症患者也可无典型症状,使临床表现复杂化。例如,并非所有患者都有发热——新生儿、老年人、使用激素或非甾体抗炎药的患者可能不会出现发热反应。有些菌血症患者甚至表现为低体温。

第七节　其他 ERAS 相关策略

一、尽早移除有创管路

复杂的肝、胆道、胰腺手术,术后放置腹腔引流管的主要目的是引流术野渗液,及时发现出血、胆瘘、胰瘘,若引流液性状无异常、引流量不多,应尽早拔除。拔管前需检测引流液中胆红素、淀粉酶含量,并行腹部超声、CT 等影像学检查,确认无胆瘘、胰瘘、感染及腹腔积液后方可拔管。肝硬化、肝功能不全患者有时腹水较多,不是拔管禁忌。通常肝胆手术在术后 1 ~ 2d 拔管,胰腺手术于术后 3 ~ 4d 拔管。如有腹腔包裹性积液,若调整引流管位置后无明显好转,也应考虑拔除引流管,必要时在 CT 或超声引导下重新穿刺置管引流。术后各种引流管道都必须妥善固定,保持引流管通畅,准确记录引流液的量及其性状。

导尿管一般在术后 24h 予以拔除,以减少泌尿系统感染的发生率,方便患者早期下床活动。对于患者病情危重、意识不清或存在心、肾等脏器功能不全的患者需准确监测尿量,可延长留置尿管时间,但需定时行膀胱冲洗。

择期腹部手术留置鼻胃管的患者,术后咽部炎症、肺部感染、肺不张等并发症发生率显著增加,一般腹部手术不推荐常规留置鼻胃管减压,如果在气管插管时有气体进入胃中,影响术野显露,术中可临时插入鼻胃管排出胃内气体,并在患者麻醉苏醒前拔除。但对有上消化道梗阻、胆管癌、胰头癌等需行上消化道重建的患者,应放置鼻胃管引流,若无上消化道出血、梗阻,可在术后 24h 拔除,以便患者早期进食、活动。

二、术后早期下床活动

术后早期下床活动有利于增加肺活量,减少肺不张、肺部感染的发生率,改善全身血液循环,促进胃肠蠕动及膀胱逼尿肌功能恢复,减少下肢深静脉血栓形成。要实现早期下床活动，应加强术前宣传教育，多模式镇痛，早期拔除鼻胃管、尿管及腹腔引流管等各种导管，使患者在轻松、自信的基础上遵从医嘱、早期活动。通常，术后患者在清醒、麻醉作用消失后即可取半卧位，无须去枕平卧 6h，并鼓励患者适量在床活动，如做深呼吸、自主翻身、四肢活动，特别是踝关节的伸屈移动有助于下肢静脉的回流。术后第 1 天即可开始下床活动，根据患者耐受程度设立每日活动目标，逐步增加活动量。

三、术后恶心、呕吐的预防与治疗

术后恶心、呕吐的高危因素主要包括：①年龄（＜ 50 岁）；②女性；③既往有晕动病或术后恶心、呕吐病史者；④术中、术后给予较大剂量阿片类药物者；⑤术中、术后脑缺血缺氧、脑水肿者。对于这些患者，可采取一些预防措施以减少术后恶心、呕吐的发生或降低其程度，如麻醉诱导和维持使用丙泊酚，避免使用挥发性麻醉药；术中、术后选用短效阿片类药物如瑞芬太尼，并尽可能减少阿片类药物的用量；术中采用目标导向液体治疗，避免补液不足或液体容量过负荷；避免脑缺氧缺血；术后使用非甾体类药物镇痛等。常用、强效的镇吐药物是 $5-HT_3$ 受体拮抗剂，如格拉司琼、昂丹司琼等，使用时可以联合小剂量的地塞米松，亦可联合抗组胺药、丁酰苯和吩噻嗪类药物等二线镇吐药物。

第 4 章

术后并发症管理

多年来尽管积累了大量的手术经验，但与手术和麻醉相关的不良事件仍时有发生，许多患者在术后仍会出现某种程度的并发症。术后并发症发生率、持续时间和结局是手术指征、手术相关的组织损伤和患者因素（如年龄和合并症）之间复杂相互作用的结果。常见的相对较轻的并发症，如暂时的疼痛和活动受限，也可能发生严重的甚至是致命的并发症。

第一节 感 染

肝胆胰手术后发热患者，可通过动态监测血白细胞计数、C 反应蛋白、降钙素原等确定有无感染发生，通过胸、腹部影像学检查查找感染部位，通过血液和（或）引流液细菌培养及其药物敏感试验，明确感染细菌，及时调整抗生素。术后感染可分为与手术操作相关的手术部位感染和其他部位感染。

手术部位的感染分为皮肤和皮下组织的感染（切口表面的感染）、筋膜及肌肉层的感染（切口深部的感染）和脏器或体腔手术部位的感染。浅层感染影响手术切口区域的皮肤和皮下组织。深层感染影响筋膜和肌肉层，而器官间隙感染则是手术过程中被打开或操作过的部位，在皮肤、皮下组织、筋膜或肌肉层以外的任何身体部位发生。发病率为 1.21% ~ 26%，死亡率为 14%。腹壁开裂的发生率相对较低（0.4% ~ 3.5%），但相关的死亡率可达到 45%。切口裂开往往需要二次手术处理，住院时间延长。防治术后感染的主要措施：①控制血糖，戒烟，纠正营养不良；②术区备皮；③切皮前消毒皮肤；④术中减少组织损伤，关闭无效腔，合理放置引流管；⑤按照指南规范使用抗生素。其他感染包括术后腹腔内脓肿、胆囊炎、胆管炎、肝脓肿、术后肠炎等。追加有开胸操作、胸骨纵行切开时，腹腔内的炎症可能向胸腔、纵隔处进展。手术部位以外的感染包括肺炎、尿路感染、血管内导管感染等。

对于导管相关血流感染，需拔除或更换血管内导管；腹腔积液，特别是伴有胰液、胆汁渗漏者，超声引导下穿刺引流是实用、有效的方法。

持续存在或未经及时处理的腹腔内感染可引起腹膜炎，常见症状是疼痛，也可出现之前提到的非特异性症状，严重时可合并全身炎症反应。如果未能及时发现，可能会进展为感染性休克。因此，如果腹部症状或体征持续存在，并且腹部手术后一般情况没有改善，则应立即进行诊断和处理。

第二节 吻合口瘘

吻合口瘘是肝胆胰外科手术最重要的并发症之一，部分患者需要通过二次手术处理。吻合口瘘的死亡率接近 10%，显著延长住院时间。吻合口瘘引起肠液、胆汁等消化液流失，可能导致血容量不足和电解质紊乱，吸收不良或肠蠕动障碍可引起营养不良。

一、胆瘘

胆瘘为肝胆手术后的常见并发症，可分为肝断面胆管瘘或胆肠吻合口瘘，一旦发现胆瘘，要保持引流管通畅、防止继发感染。引流不畅时，应及时在超声引导下穿刺置管引流，大部分引流量少的胆瘘会逐渐治愈。但胆瘘量大又合并难治性腹水时，治疗难度加大，常因并发腹腔感染导致肝功能不全，甚至多脏器功能不全。如胆瘘长时间不愈合，可经窦道造影以了解胆道情况，必要时再次手术治疗。

二、胰瘘

胰瘘是胰腺术后常见的并发症之一，发生率为 3% ～ 45%，如处理不当，胰瘘可能导致腐蚀性出血、腹腔内感染等并发症，是术后患者死亡的重要原因。

1. 诊断标准　术后 ≥ 3d 任意量的引流液中淀粉酶浓度高于正常血清淀粉酶浓度上限 3 倍以上，同时必须有相应的临床表现。

2. 分类　①单纯瘘：仅有胰液漏出；②混合瘘：混合有其他消化液的漏出。

3. 分级　① A 级胰瘘：又称为生化瘘。仅为引流液中淀粉酶水平增高，无须特殊处理，不影响手术的正常康复过程，不是真正的手术并发症。② B 级胰瘘：持续胰周引流超过 3 周，或胰瘘所致积液需经皮穿刺引流，或有胰瘘相关性出血需行血管介入止血者。③ C 级胰瘘：胰瘘导致器官功能衰竭或需要再次手术处理，以及发生胰瘘相关死亡者。

胰瘘易发生于胰腺质地柔软、胰管直径细的患者，高质量的胰肠吻合是减少胰瘘的关键环节，术后应用生长抑素及其类似物可降低术后胰瘘发生率，推荐高危患者使用。术后无生化瘘，无感染，腹部影像学检查示胰周无积液，可尽早拔除胰周引流管。胰瘘的治疗原则是充分引流，控制感染，防治腐蚀性出血，纠正水和电解质紊乱，营养支持治疗。大部分胰瘘可以通过非手术方式治疗，如非手术治疗效果不佳时应考虑再次手术，并根据术中情况选择腹腔引流、胰腺内外引流、胰腺切除等术式。胰腺切除术后可能会出现胰腺功能不全，但无结构性胰腺病变基础的危重患者也可能出现胰腺外分泌功能不全。如果怀疑存在胰腺外分泌功能不全（如不明原因的腹泻、粪便弹性蛋白酶 −1 水平升高），可使用预消化的肠内营养配方并补充胰酶制剂。术后胰肠吻合口瘘表现为术后 3d 腹腔引流液的淀粉酶含量大于 3 倍血清淀粉酶值。然而，引流液淀粉酶的确切价值和重要性最近受到质疑。胰瘘的治疗包括使用生长抑素及其类似物奥曲肽，必要时可暂停肠内营养以减少胰腺分泌。

胰瘘导致胰液引流不畅，在腹腔内或腹膜后聚集，同时混合肠液或胆汁常引起腹腔感染、周围组织坏死和（或）糜烂，腐蚀周围血管常引起腹腔大出血，急性危及生命的出血是复杂胆胰外科手术后持续胰瘘伴感染的最严重并发症。

第三节　围手术期器官功能不全

在过去的几十年中，包括腹部外科在内的重大手术麻醉技术取得了重大进展，但围手术期死亡仍然是一个普遍问题，可以被认为是世界范围内的首要死因之一。急性器官衰竭是手术患者发病率高和死亡率高的主要危险因素，主要是由炎症反应失调和组织灌注不足造成的。肝胆胰外科大手术后发生急性肾损伤、呼吸衰竭和急性肝功能衰竭等常见的器官功能衰竭将严重影响患者短期预后。围手术期有针对性的计划和安排，有助于降低器官功能障碍的发生率，随着重症监护病房的发展和体外生命支持技术的进步，围手术期器官功能衰竭的死亡率也有所降低。然而，目前并没有针对性的药物可以预防或逆转围手术期器官衰竭。因此，了解器官功能障碍的潜在机制对于改善手术患者的围手术期预后和康复至关重要。本节重点介绍导致围手术期器官衰竭的病理生理学和分子途径的最新进展，为治疗和预防肝胆胰外科复杂手术后器官功能衰竭提供潜在的靶点。

随着 21 世纪医学科学技术的发展，世界范围内的交流频繁、高效，各国和世界范围内的临床实践指南和规范化技术路径的实施，以及各类大会、学习培训、新药物、医疗设备和技术的进步，患者在围手术期的安全性比 20 世纪稳步提高，腹部外科患者的死亡率和主要并发症风险降低 1%。然而，国外最新的研究表明，围手术期死亡仍高于预期，是仅次于缺血性心脏病和癌症的全球第三大死亡原因，每年有超过 400 万例患者在手术后 30d 内死亡，占全球所有死亡人数的 7.7%。但该统计数据表明围手术期死亡是多因素的，并且很难明确区分手术相关的死亡和原有疾病导致的死亡。人口老龄化、合并症增加和更复杂的手术均在术后恢复中发挥负面作用，从而增加高风险患者的数量。将手术和患者相关的风险因素个体化地整合到术前、术中和术后管理计划中，有助于改善患者预后。

炎症和缺血是器官功能障碍的病理生理学标志。在围手术期，无论是手术损伤或器官灌注不足，最初都会诱发局部炎症反应，介导适当的、可控的细胞因子级联反应以维持器官基本功能、促进伤口修复。然而，过度的介质释放和氧化应激最终导致持续的全身炎症反应，白细胞募集导致的氧化代谢和免疫活化导致耗氧量增加，进而使病变部位缺氧。缺氧和炎症进一步双向反馈、相互协同、加重反应。研究表明，调控这些信号网络中的一些关键介质有可能打破这一反馈，并推动炎症消退和组织修复。目前临床前期研究将这一思路用于器官支持策略取得了令人鼓舞的结果，但尚未得到足够的临床试验数据。尚无数据表明生物反应调节剂可以作为预防或逆转器官衰竭的药物使用，进一步了解器官功能障碍的机制对于改善围手术期管理至关重要。

急性器官损伤的特征是器官系统功能的迅速下降，随后失去代偿而无法维持生理稳态。损伤对每个器官的影响范围可能从轻度功能障碍到完全衰竭，并且可能是可逆的。大手术后器官功能障碍主要是由对局部组织损伤的炎症反应加剧、围手术期血流动力学变化、突发性血管闭塞、术前存在的器官基础损伤（比如慢性炎症等）、易感合并症和（或）与手术相关的炎症反应的病理生理基础发展而来。在手术过程中和手术后，细胞损伤和免疫活化会导致各种分子及时协调释放，这可被视为器官功能障碍发展的诊断或预测生物标志物。一个器官功能的初始损伤通常伴有其他器官的损伤。器官衰竭的顺序会影响患者的预后，并且死亡率会随着功能障碍器官的数量而增加。接下来，将介绍器官损伤的常见表现，探讨它们对围手术期结局的影响，并重点介绍一些预防或改善个体器官功能障碍的策略。

第四节　心血管系统并发症

在接受非心脏手术的患者中，约有 5% 的患者发生心肌梗死，其中 74.1% 发生在术后最初的 48h 内。受影响的患者大多数（65.3%）并无明显症状。因此，高危人群或有心肌缺血病史的患者，术后 30d 的死亡率为 11%，为了避免这种情况，建议进行常规肌钙蛋白检测、评估患者用药史，同时尽量避免术后疼痛和低血压。此外，8% 的非心脏手术患者术后会发生心房颤动。心房颤动的诱因并不总是明确，但可能与儿茶酚胺应激（由组织创伤、疼痛、低血容量、心房牵张、缺氧或电解质紊乱引起）有关。心房颤动、心动过速会导致心房充盈减少，使每搏输出量降低 25%，也可能引起肺动脉压力升高和心肌缺血。术前存在高血压或舒张功能障碍的患者术后发生心房颤动可能会出现血流动力学不稳定。术后心力衰竭可能是急性缺血性心脏事件的后果，同样可能继发于液体管理不当、急性肾损伤、败血症、急性肺损伤或输血引起的容量过载以及舒张功能障碍等。

围手术期心肌缺血和梗死仍是非心脏手术患者术后并发症和死亡的主要原因。心脏损伤以心肌细胞死亡为病理基础，主要表现为术后 30d 内血清心肌肌钙蛋白水平升高。术后 3d 内肌钙蛋白水平达到峰值（$\geq 0.3ng/ml$）具有重要的预后诊断价值，而肌钙蛋白水平的绝对变化达到 5ng/ml 可预测 30d 死亡率。高灵敏度肌钙蛋白检测能够提高心肌损伤的检出率，但术后肌钙蛋白的动力学监测对进一步评估死亡风险并无帮助。围手术期心肌缺血通常在术后早期（24 ~ 48h）达到峰值，并与心肌梗死及其他心脏并发症密切相关。在超过 50% 的病例中，心肌梗死是无症状的，且常表现为 ST 段压低型缺血，而非 ST 段抬高。尽管术前风险评估有所改进，术中液体管理也取得了一定进展，但仍有高达 6.2% 的手术患者会发生围手术期心肌缺血，其中 2% ~ 25% 的情况可能导致患者死亡。围手术期心肌缺血主要是由于心动过速、低血压、缺氧或贫血导致的心肌氧供需失衡所致。因此，对于有心脏基础疾病或高血压病史等易感因素的患者，术中出现心率、血压和血氧的突然变化，可能最终导致心肌细胞坏死和随后的心肌梗死。目前，低血压与心肌损伤之间的显著相关性已被广泛认可，但术中低血压的易受影响阈值和临界持续时间尚无统一定义。例如，长时间平均动脉压低于 65mmHg，或麻醉诱导时平均动脉压较术前降低超过 20%，甚至术中平均动脉压（mean arterial pressure，MAP）短时间内低于 55mmHg，都有可能对有心脏疾病易感因素的患者造成心肌损伤。除了心脏灌注不足引起的心脏缺血外，冠状动脉疾病的患者在手术过程中发生心肌梗死事件的风险很高。冠状动脉切应力增加会导致易损斑块不稳定、破裂，进而引发低冠状动脉血流、血液高凝状态，再加上应激引起的血管收缩，这些因素可能促进冠状动脉血栓栓塞的形成。为保护心脏免受持续缺血的影响，除了在麻醉时选择合适的麻醉药物外，更重要的是麻醉医师在麻醉和手术过程中对患者血流动力学稳态的调控能力，以及术后对患者容量的恰当管理，以维持心脏的良好灌注。

第五节　呼吸系统并发症

　　在所有接受腹部大手术的患者中，有 10% ～ 40% 的患者会出现呼吸系统并发症，但最终进展为急性呼吸窘迫综合征（acute respiratory distress syndrome，ARDS）且需要机械通气的发生率仅 3.1%。复杂肝胆胰外科手术患者在围手术期面临多种呼吸功能障碍的风险。呼吸功能障碍主要包括肺炎、肺不张、气胸等，也可统称为急性肺损伤（acute lung injury，ALI）。急性肺损伤是由各种直接或间接的致伤因素引起的肺泡上皮细胞及毛细血管内皮细胞损伤，导致弥漫性肺间质和肺泡水肿，进而引发急性低氧性呼吸功能不全。其病理生理特征表现为肺容积减少、肺顺应性降低以及通气（血流）比例失调。临床上，患者通常会出现进行性低氧血症和呼吸窘迫，影像学检查则显示肺部存在不均匀的渗出性病变。当病情进展到严重阶段（氧合指数＜ 300mmHg）时可进展为 ARDS。这种情况尤其常见于老年人，以及那些既往存在肺功能障碍或肺部基础疾病的患者。临床多种疾病均可引起 ALI，从是否原发于肺可分为肺内因素（直接损伤）和肺外因素（间接损伤）。根据 1994 年欧美联席会议提出的 ALI、ARDS 诊断标准，2005 年美国 ALI、ARDS 发病率分别为每年 79/10 万和 59/10 万。病因不同，ARDS 发病率也不同，严重感染时 ALI、ARDS 发病率可高达 25% ～ 50%，大量输血可达 40%，多发性创伤达到 11% ～ 25%，同时存在 2 个或 3 个危险因素时，ALI、ARDS 发病率进一步升高。另外，危险因素持续作用时间越长，ALI、ARDS 的发病率越高，当危险因素持续作用 24h、48h 及 72h，ARDS 发病率分别为 76%、85% 和 93%。目前，ALI 的诊断仍沿用 1994 年欧美联席会议提出的标准：①急性起病，存在致病因素；②氧合指数＜ 300mmHg，不参考呼气末正压水平；③正位 X 线胸片显示双肺均有斑片状阴影；④肺动脉楔压＜ 18mmHg 或无左心房压力增高的临床证据；⑤急性发作性呼吸衰竭。随着 ALI 研究和认识的加深，该诊断标准仍有不足之处，比如氧合指数并没有排除呼气末正压的数值，有些患者使用较高的合适的 PEEP，使氧分压达到满意的数值，从而排除了 ALI 的诊断。目前 ALI 作为诊断多用于研究需要，有报道临床书面诊断使用 ALI 较低，仅为 20% ～ 48%；此外，欧美联席会议提出的诊断标准中 ALI 的氧合指数＜ 300mmHg，ARDS 的氧合指数＜ 200mmHg，约有 25% 的 ALI 患者氧合指数为 200 ～ 300mmHg，其中有 20% ～ 50% 的患者在 7d 内进展为 ARDS。

　　如今，机械通气是全身麻醉和重症监护医学中必不可少的提供充足氧合的技术。尽管对于维护围手术期肺功能进而保护生命安全而言是必要的，但机械通气不当极大可能会对围手术期患者造成伤害，从而导致或加剧上述大部分肺损伤，称为机械通气所致肺损伤。

这些机制包括高跨肺压（气压伤）、肺泡过度扩张（肺容积伤）和（或）肺泡不张（肺不张伤）是肺泡反复打开和关闭产生的高剪切力，共同导致肺泡上皮 – 内皮单位的结构损伤和随后的炎症反应（生物创伤）。肺保护性通气策略的实施（$\leqslant 6 \sim 12ml/kg$ 预测体重通气、最佳 $FiO_2/PEEP$ 滴定、将平台压限制为 $\leqslant 30 \sim 50cmH_2O$）已证明对 ICU 患者具有重要意义，并且是防止肺损伤发生并改善已发生的肺损伤的重要基础，这些研究得到的结果也可能为在围手术期最好地利用肺保护策略以减少术后肺部并发症提供一条途径。尽管很少有临床研究关注肝胆胰外科手术患者，但越来越多的证据表明，低潮气量通气和低驱动压可能有预防主要呼吸功能障碍发生的潜在作用。

ARDS 是一种危及生命的危重疾病，也是最严重的肺部并发症之一。其主要特征包括低氧血症、非心源性肺水肿及肺部过度炎症，死亡率高达 27% ～ 46%。ARDS 是一种急性起病的疾病，在发病后 7d 内，患者在没有心源性肺水肿证据的情况下，会出现双肺浸润和严重的进行性低氧血症。围手术期患者发生 ARDS 通常是各种创伤应激等因素引起肺部损伤的一种固有反应。ARDS 的病程进展通常经历多个阶段：从肺泡-毛细血管损伤开始，逐渐进入以改善肺功能和愈合为特征的增殖期，最终发展到标志着急性疾病过程结束的纤维化阶段。肺上皮细胞和内皮细胞的损伤表现为炎症、凋亡、坏死及肺泡毛细血管通透性增加，导致肺泡水肿和蛋白质沉积。肺泡水肿会进一步减少气体交换，从而引发低氧血症。

值得注意的是，ARDS 的损伤模式并非完全统一。不同肺段可能受到不同程度的影响，通常肺底端受损更为严重，导致局部肺顺应性下降。这种肺内差异在病理上会导致对氧合策略的不同反应。如增加呼气末正压可能改善受损肺泡的氧扩散，但也可能导致邻近未受损肺泡发生肺容积伤和萎陷伤。

ARDS 重要组织学改变显示病变区肺泡水肿，Ⅰ型肺泡上皮细胞和血管内皮细胞损伤，导致蛋白质和血液渗漏到肺泡中。其他表现可能包括肺泡出血，肺毛细血管充血，间质水肿和透明膜形成。这些变化都不是该疾病特有的。

一旦发展为 ARDS，患者通常有不同程度的肺动脉血管收缩，继而可能发展为肺动脉高压。ARDS 的死亡率很高，目前很少有有效的治疗方法来治疗 ARDS。该综合征的特点是呼吸困难和低氧血症，在数小时至数天内逐渐恶化，经常需要机械通气和重症监护病房特级护理。ARDS 通常为急性发作，X 线胸片提示双肺浸润影，非心源性的 $PaO_2/FiO_2 < 300mmHg$，进一步分为轻度（PaO_2/FiO_2 $200 \sim 300mmHg$）、中度（PaO_2/FiO_2 $100 \sim 200mmHg$）和重度 ARDS（$PaO_2/FiO_2 \leqslant 100mmHg$），死亡率和机械通气天数随 ARDS 严重程度加重而增加。肝胆胰腹部外科术后患者肺部并发症发病率低，但肺炎、肺外脓毒症、误吸、高风险手术、机械通气和液体管理不当等几个因素显著增加术后发生 ALI/ARDS 的风险。导致肺水肿形成的肺泡 – 毛细血管屏障的过度炎症激活和降解被认为是急性肺损伤发病机制的核心过程。ARDS 患者预后的改善主要归功于专科 ICU 肺功能支持及特级护理的进步（例如限制液体超负荷、早期俯卧位通气、体外膜肺氧合等）和不断发展的肺保护性机械通气概念（低潮气量和低平台压）等，但尚无特定的药物疗法被证明对 ARDS 治疗有效。因此，肝胆胰复杂手术患者围手术期 ALI/ARDS 的应对策略已转向早

期干预以预防进展为 ARDS。肺损伤预测评分和肺损伤预防检查表已被多个指南推荐用于规范 ARDS 患者的早期识别并启动预防措施。但迄今为止发表的大多数急性肺损伤的预防和早期治疗的研究结果没有为 ARDS 的预防和治疗提供任何实质性的突破，正在进行的研究工作继续集中在疾病基本的病理生理和免疫反应上。除了具体的阴性研究清单之外，急性肺损伤的预防和早期治疗研究人员重新评估了早期神经肌肉阻滞对减少中、重度 ARDS 患者呼吸机不同步和呼吸功能的益处。针对抗氧化剂和免疫调节剂（如他汀类药物、维生素 C 和维生素 D）用于治疗 ARDS 应用价值的研究结果也令人失望，国外的一些临床前研究中反复证明抑制血小板聚集可以减轻肺部炎症，因此与血小板相关免疫的功能越来越被认为是一种潜在的治疗干预措施，但还需要基础研究和临床研究进一步证实。

越来越多的国内外研究表明，ARDS 代表一种异质性多因素相关的综合征，单一治疗策略不太可能适用于所有患者。因此，确定可以从特定干预措施中受益的患者亚组可能为 ARDS 的预防、治疗，以及相关的基础研究和临床试验设计提供一种更有前景的方法。

第六节　急性肾损伤

手术被认为是发生急性肾衰竭的危险因素。7% 的患者在术后表现出急性肾衰竭，其中 6% 的患者需要采取肾脏替代治疗。据统计，需要采取肾脏替代治疗的急性肾衰竭患者的死亡率为 50%～70%。急性肾损伤（acute kidney injury，AKI）定义为肾功能在几小时或几天内（通常 7d 以内）迅速下降，是围手术期常见的器官功能损害并发症之一，与不良预后和死亡率增加密切相关。传统意义上，急性肾衰竭的概念侧重于严重且相对罕见的肾功能完全丧失，从而忽略了更频繁发生的轻度和中度肾功能损害。然而，不管肾损伤的程度如何，都可能与不良结局相关，特别是较轻的肾损伤，更容易被忽略而未得到充分诊断。"急性肾损伤"这个术语最早出现在 2004 年，来替代常用但不容易定义的一些术语，如"急性肾衰竭""急性肾功能不全""急性肾损害"。为了简化研究和临床实践，关于 AKI 定义的共识也在与时俱进地进行修改，旨在标准化肾损伤的评估，定义不同的严重程度类别并预测患者预后。然而，流行病学变化不仅归因于新标准，而且还表明 AKI 病例的真正增加最有可能反映了人口老龄化、相关并发症的增加和开展更复杂手术的增加。AKI 在肝胆胰外科等手术的患者中并不少见，到目前为止，据文献报道胃旁路手术后的 AKI 发生率为 8.5%，创伤患者为 26%，腹部大手术患者为 7%～39%，心脏手术患者为 19%～46%，原位肝移植后患者为 48%，接受破裂腹主动脉瘤修复的患者为 75%。

肾灌注不足和炎症被认为是肾细胞损伤和肾小管细胞功能障碍的主要原因。最初，涉及交感神经系统、激素和肾素 – 血管紧张素轴的代偿机制通过调节肾血管系统的直径以维持肾小球滤过来控制肾血流量。然而，持续的低灌注超过肾的自动调节能力，导致细胞缺氧、肾小管坏死和危险信号 / 损伤相关分子模式的释放。重度少尿与 AKI 的发展独立相关。然而，需要考虑的是，围手术期少尿通常是继发于组织损伤、疼痛、中度低血容量和低血压引起的水钠潴留。约 40% 住院患者的 AKI 发生在围手术期，其主要与具体的手术操作有关，这些结果强化了围手术期风险分层和预防治疗实施的重要性。AKI 的主要原因包括缺血、缺氧、炎症和肾毒性，其他机制包括直接血管损伤或肾小管梗阻。研究发现，当平均动脉压低于 60mmHg 且持续时间超过 20min，或平均动脉压低于 55mmHg 且持续时间超过 10min 时，AKI 的风险会显著增加。在接受非心脏相关大手术的患者中，阿司匹林和可乐定都不能降低围手术期 AKI 的风险。事实上，阿司匹林会增加严重出血的风险，可乐定也会增加低血压的风险。血流动力学不稳定和血容量不足通常在围手术期暂时发生，这可能会改变 MAP 和心排血量，并随后损害肾血流量。AKI 与肝硬化患者预后不良有关。由门静脉高压引起的内脏血管扩张似乎会引起血流动力学改变和肾功能恶化，原因是细菌易位导致血管扩张剂如一氧化氮（血管内皮的一种衍生物）的产生和活性增加。结合手术损伤，这些缺血发作可引发全身炎症反应，导致免疫细胞募集、内皮功能障碍、微循环改变，从而导致进一步的肾小管损伤和肾功能不全。肾毒性药物，如氨基糖苷类和两性霉素 B 等抗菌药物、非甾体抗炎药或碘化造影剂，可进一步增加肾对围手术期应激源的易感性。

根据改善全球肾脏病预后组织标准，血浆肌酐值 48h 内升高 ≥ 26.5μmol/L 或发病 7d 内肌酐增加至基础水平的 1.5 倍，AKI 诊断成立。根据血浆肌酐水平及尿量情况，AKI 可分为 3 期。1 期：血浆肌酐值 48h 内升高 ≥ 26.5μmol/L 或发病 7d 内血浆肌酐增加至基础水平的 1.5 ～ 1.9 倍，或尿量 < 0.5ml/（kg·h）持续 6 ～ 12h；2 期：血浆肌酐水平增加至基础值的 2.0 ～ 2.9 倍，或尿量 < 0.5ml/（kg·h）持续 12h 以上；3 期：血浆肌酐水平升高至基础值的 3.0 倍或肌酐 ≥ 353.6μmol/L，或无论肌酐水平高低，只要开始肾脏替代治疗，或尿量 < 0.3ml/（kg·h）持续 24h 以上，或无尿 ≥ 12h；或 < 18 岁的患者预测肾小球滤过率 < 35ml/（min·1.73m^2）。血肌酐升高和尿量减少是 AKI 的诊断标准。肌酐是肌酸代谢的产物，肌酸由甘氨酸和精氨酸在肝、胰腺和肾中合成，并且作为高能磷酸键储存在骨骼肌中。肌酐排泄到尿中的量一般是不变的，与肾小球滤过率呈相反的指数关系，受肌肉质量、液体状态和肝功能影响。尿量是评价肾功能廉价的、容易监测的指标，是评价 AKI 敏感的标志物，在肾功能的分类中与肌酐具有同等的重要性。尿量用 "ml/（kg·h）" 来表示，但是目前应采用实际体重还是理想体重尚无共识。重要的是，短时存在的少尿可能完全是生理性的。肾小球滤过率可通过简单的公式计算肌酐清除率来得到，肌酐清除率倾向于高估低水平肾功能的肾小球滤过率，同时在无尿的患者中不能计算肾小球滤过率，并且依赖血浆肌酐浓度的稳定。有几个等式能通过血浆肌酐浓度来预估肾小球清除率。这些等式对于发病前稳定的肾功能评估是有用的，但对于危重患者来说是不可靠的。其主要的原因是肌酐受液体过负荷和自身生成量的影响，而两者在危重患者中是变化的。所有 AKI 患者均推荐行尿液检测，以检测尿液中的红细胞、蛋白质、白细胞、亚硝酸盐和葡萄糖。尿液检测能显示主要的肾病或尿路感染，但是结果总是被临床所忽略。新的肾功能或肾小管损害标志物已被发掘并在临床中成功应用，新的标志物作为诊断 AKI 的工具，比传统的测试敏感性更高，并且能预测肾功能的结果。

对于肝功能不全或大范围肝切除手术的患者围手术期应尽量避免使用肾毒性药物和非甾体抗炎药，对符合治疗标准且病情稳定的丙型病毒性肝炎患者应及早进行抗病毒治疗，对血容量不足或脓毒症患者应停用利尿药，也应防止体液过多，因为这会加重低钠血症和腹水。就危重患者而言，脓毒症是导致急性肾功能不全的主要原因，占 15% ～ 20%。非脓毒症 AKI 的死亡率较高，在 ICU 住院时间更长，但肾功能恢复的概率较高，需持续性肾脏替代治疗。在这种临床情况下，血容量不足和血压过低往往会触发 AKI，因此早期应用液体和血管活性药物进行复苏是预防和治疗 AKI 的基础。但要考虑容量过多可能导致组织水肿、腹内高压、多器官功能障碍和更高的死亡率，急性心力衰竭（acute heart failure，AHF）也与较高的 AKI 风险和较差的预后有关，为了预防 AKI，必须治疗和避免可能导致 AHF 失代偿的情况，例如贫血、水和电解质紊乱、心律失常等。为了预防 AKI，在低心排血量的情况下可使用包括多巴酚丁胺在内的正性肌力药物，袢利尿药将是控制液体超负荷的首选药物，血管升压素拮抗剂（如托伐普坦等）、左西孟旦可用于治疗急性失代偿性心力衰竭，但这些药物均未显示可显著改善该患者人群包括肾功能在内的长期预后。识别危险因素，改善心脏功能和预防急性失代偿是预防 AKI 的关键要素。因此，传统推荐措施包括控制心血管危险因素，避免可能引起氯化钠潴留的肾毒性药物，以及对心力衰竭进行适当的药物治疗。危重患者尿量减少时大多数治疗会使用利尿药以防止 AKI 的发展，袢利尿药因减少钠的主动转运和肾小管细胞的能量需求而具有减少肾氧耗的特性，从理论上保护肾免受缺血的影响，但因为它们增加尿量，可能会导致低血容量、电解质失衡等有害影响，从而造成不可逆的肾损伤。使用甘露醇虽可以保护肾，减少组织水肿，增加肾小管血流量，减少肾小管内梗阻，但也不能作为预防措施。因此，除非是为了控制容量过负荷，现有的研究证据并不推荐使用利尿药来预防 AKI，同时即使使用利尿药也应短期使用，并不能因为利尿药的应用而延误采取肾脏替代治疗的时机。

在正常情况下，肾接受全身血流量的 25% 以确保良好的氧气输送和消耗，但它们对血流量减少极其敏感，血流量减少将导致肾功能迅速恶化。同样，为了确保足够的肾小球滤过率，保持足够的平均动脉压也很重要，在大多数情况下，65 ～ 70mmHg 是一个合理的范围，但对于慢性高血压、糖尿病或原有肾功能受损的患者，应考虑较高的平均动脉压值。因此，为了预防 AKI，避免血流动力学不稳定和灌注不足至关重要。当存在这些情况时，扩容是优化前负荷并因此改善心排血量的首要治疗措施，此外，液体超负荷可能会产生增加死亡率和减慢肾功能恢复等不良后果。因此，建议评估患者的容量状态，并使用动态和超声测量方法来预测容量反应。在保持容量的同时，液体的类型都可能会影响 AKI 的发展，目前的建议是使用等渗晶体溶液，大量使用 0.9%NaCl 与高氯血症性代谢性酸中毒显著相关，因此，氯化物在重症患者中的作用仍存在争议。研究表明，高氯血症与 AKI 相关，限制富含氯的液体与 AKI 的发生率显著降低有关，也可能会减少肾脏替代治疗的需求。然而，最近的一项随机对照试验发现，在 AKI 的发展过程中，平衡晶体溶液和生理盐水的使用没有区别。羟乙基淀粉的使用已对肾功能产生不良影响。这些产品可能有直接的肾毒性作用，似乎与剂量和时间有关。最近的一项荟萃分析显示，危重患者接受羟乙基淀粉治疗后，肾脏替代治疗需求和死亡率显著增加，因此作者建议避免使用它。当低心排血量引起肾血流灌注下降导致肾功能恶化时，应选择短期使用正性肌力药物，如多巴酚丁胺。在脓毒症的情况下，尽管达到了足够的血管内容量和足够的平均动脉压，但仅在有灌注不足的迹象或存在心肌功能障碍时才推荐使用正性肌力药物。左西孟旦是一种具有血管扩张作用的正性肌力药，它对肾功能的有益影响可能与增加肾灌注压和减少肾脏替代治疗需求有关。但是，最近的一项临床试验结果显示，在感染性休克的成人患者中，将左西孟旦加到标准治疗中并不会减轻肾衰竭等严重的器官功能障碍或是降低死亡率。在充分液体复苏后心排血量正常或增加但仍有低血压和少尿的患者，建议使用血管升压药来恢复血压和保护肾功能。在感染性休克时，建议平均动脉压至少为 65mmHg。尽管最近的一项试验发现，当比较两个平均动脉压目标（65 ～ 70mmHg 与 80 ～ 85mmHg）时，死亡率无显著差异，在较高的平均动脉压目标患者中，慢性高血压患者对肾脏替代治疗的需求较低。在感染性休克中，去甲肾上腺素是首选的升压药，肾上腺素或加压素是合理的二线升压药。多巴胺对改善 AKI 的肾功能无效，所以不推荐用于肾脏保护。非诺多泮，一种选择性的多巴胺 D1 受体激动剂，能够增加 AKI 患者或 AKI 高危患者的肾血流量，诱导剂量依赖性肾血管舒张，有研究认为它可以减少术后急性 AKI，减缓向透析依赖型 AKI 的进展，并提高存活率。

由于对 AKI 发病机制的了解有限，治疗方法和预防工作主要基于生理学概念。血流动力学优化和避免静脉输液超负荷或容量不足是在围手术期肾功能保护中公认的基本观点。早期发现、精确的风险分层和支持策略可以改善患者的预后。最近减轻围手术期炎症反应的药物包括阿司匹林和可乐定、瑞舒伐他汀或大剂量阿托伐他汀、围手术期短期口服螺内酯等，但仍有待于进一步的临床研究报道。虽然肾脏替代治疗仍然是重度肾损伤患者治疗的基础，但何时以及在哪个 AKI 阶段开始体外器官支持的问题仍然是需要深入研究的工作。

第七节　胃肠功能障碍

很多肝胆胰外科患者在围手术期会出现不同的胃肠道症状。在大多数患者中，如果全身及局部炎症和灌注得到改善，肠道黏膜水肿消退，并且减少了镇痛药物的使用量，胃肠道功能会在手术后很快恢复。但如果不能妥善解决上述问题，胃肠功能障碍可能会导致严重后果并延长术后恢复的进程，严重影响患者短期预后。已有研究证实胃肠功能障碍与患者的不良结局之间存在密切关联，然而，胃肠功能障碍没有统一的定义。近 30 年来，随着对肠道菌群的深入研究，肠道一直被认为在多器官衰竭和败血症发展中起重要的调节作用。消化道由单细胞上皮层、局部免疫系统和微生物环境组成，肠道微环境的所有 3 种成分对于维持体内平衡至关重要。然而，过度创伤应激反应、失血性休克、感染等病理生理变化使消化道黏膜产生不适当的免疫反应，这会增加肠道通透性并促进病原体透过消化道黏膜易位至肠腔外的空间和肠系膜淋巴结。因此，肠系膜淋巴系统携带的组织损伤因子和促炎细胞因子可引起内皮细胞活化和损伤、中性粒细胞活化、红细胞损伤、急性肺损伤、骨髓功能障碍和心力衰竭等多器官功能损伤。

排除胃肠吻合口狭窄、肠梗阻等机械性因素，上消化道造影未见胃蠕动波并伴有胃扩张时，出现下列情况之一者，可诊断为术后胃排空延迟：①术后留置胃管超过 3d；②术后拔除胃管后因呕吐再次留置胃管；③术后 7d 仍不能进食固体食物。

胰十二指肠切除术后胃排空延迟常继发于胰瘘、腹腔感染、出血等腹部并发症后，但仍有很多患者临床上未能发现明确病因。目前对于术后胃排空延迟没有理想的治疗方法，减少并积极治疗胰瘘等并发症可降低胃排空延迟的发生并改善其治疗效果。常用治疗措施有营养支持、调节水和电解质平衡、应用促胃肠动力药物、中医针灸治疗等，一般在诊断明确后经胃镜置入双腔胃管减压、空肠营养管能尽早实施管饲肠内营养，具有较好效果。另外，缓解患者紧张情绪也有利于胃排空功能恢复。

传统观念认为，远处器官功能障碍是由于炎症反应使器官的黏膜通透性增加而引发消化道内的细菌和毒素通过肠壁易位直接进入血液循环中。重症监护病房的重症患者经常出现内脏灌注不足，这也同样导致胃肠道黏膜血流灌注不足进而引起肠屏障功能障碍。在围手术期，无论是暂时性肠系膜缺血引发肠源性全身炎症反应还是肠系膜缺血性坏死，肠系膜血管系统的急性栓塞性或血栓性阻塞均可引起肠损伤，或由于低血流量情况引起的非血管闭塞性肠系膜缺血，例如急性心力衰竭、心律失常或应用大剂量的血管升压药物。急性肠缺血通常是一种破坏性的并发症，需要早期诊断和干预以防止肠坏死和患者死亡。现在已经认识到，不仅肠黏膜屏障通透性增加，还有肠道菌群的组成改变，对患者的预后都有显著影响。危重症会导致肠道微生物菌群发生剧烈变化，反之亦然，肠道菌群的变化会影响病情的变化。肠道菌群可以直接影响细胞因子对损伤的反应，因此有可能将免疫反应向保护性或伤害性方向调节。严重疾病状态期间的几种关键因素，例如抗生素、质子泵抑制剂、血管升压素和组织缺氧，会引起肠道菌群的改变，会调节产生有害的免疫状况和使疾病加重的中性粒细胞亚群，从而引发器官衰竭。

肝胆胰外科常涉及胃肠、肝、胆囊、胰腺等多个消化道器官，患者在围手术期出现消化道症状和并发症比较常见，大多数患者围手术期胃肠道疾病不是特异性的，可能在没有原发性腹部或胃肠道基础疾病的情况下发生，而其他一些疾病则更为特异性，并且与腹部手术有关。常见的术后非特异性消化道症状或并发症有以下几种。

一、术后恶心呕吐

术后在 ICU 的患者发生任何可见的胃内容物的反流，无论其数量多少都可认为是呕吐，而在镇静和机械通气的患者通常无法检测到恶心。术后恶心、呕吐的病因复杂，包括患者因素、麻醉因素、手术操作和炎症相关因素。涉及的受体包括 5-羟色胺 3 受体（5-hydroxytryptamine type 3 receptor，$5\text{-}HT_3R$）、2 型多巴胺受体、1 型组胺受体、毒蕈碱受体、μ 阿片类受体和 1 型速激肽受体。因此，有报道称以下几种药物可以缓解症状：$5\text{-}HT_3R$ 拮抗剂、多巴胺受体拮抗剂、镇静药、皮质类固醇、抗组胺药和抗胆碱药。同样，预防性静脉注射对乙酰氨基酚可以降低恶心、呕吐，主要是通过控制疼痛来介导。没有一种药物明显优于另一种药物，但目前使用和研究最广泛的药物是 $5\text{-}HT_3$ 拮抗剂。如果单一应用一种药物无效，建议加用另一组药物，可以通过阻止另一种可能的机制来抑制恶心、呕吐，因此，也推荐多种具有不同作用机制的药物用于高危患者的预防。呕吐引起的误吸风险增加是 ICU 医护团队的主要关注点之一。约有 1/3 接受全身麻醉手术的患者，且有多种危险因素的患者可能会出现恶心、呕吐。如果术前出现恶心和呕吐，则需要在麻醉诱导之前将胃排空。肝胆胰外科的手术通常于术前置入胃管，并确认胃管引流通畅，以保证术前充分的胃肠减压。在必要的情况下，超声检查也有助于胃内容物的评估。

二、胃瘫

腹部听诊无肠鸣音是一个重要的体征，这虽然仅仅是一个常规的体格检查征象，但腹部外科手术后应被视为筛查胃肠功能障碍一项简单而重要的手段，未闻及肠鸣音通常给外科医师一个关于胃肠功能的警示、提醒。国外有研究发现，无肠鸣音与不良预后相关。这种腹部的体格检查，应在术后体格检查评估胃肠功能时常规进行，但不能作为采取进一步胃肠功能管理措施的唯一依据。

在普通病房，胃瘫可定义为在没有机械性梗阻的情况下出现胃潴留症状并有胃排空延迟的客观证据。在 ICU，胃轻瘫的诊断通常基于大量的胃残留量或呕吐。单次胃残留量＞200ml，以及 24h 内胃总残留量＞1000ml 可视为胃残留量增加。然而，胃残留量的标准不统一，尽管胃残留量对胃排空既不特异，也不敏感，但根据临床经验，当胃残留量＞500ml 应警惕出现胃瘫的可能，需要进一步地治疗和延迟肠内营养。国外对机械通气患者的研究发现，不测量胃残留量和常规胃残留量监测与呼吸机相关性肺炎发病率增加无关，因此并不建议常规测量胃残留量。然而，研究多纳入机械通气的患者，大多数是已经建立肠内营养的非手术患者，而涉及胃肠道在内的腹部手术患者并没有纳入研究，因此结果不适用于外科重症监护患者，因此，目前的证据不足以放弃所有 ICU 患者的胃残留量测量，除非使用常规胃超声来监测胃充盈。避免胃胀气在腹部手术后和对误吸的保护性反射受损的自主呼吸患者中尤其重要。在术后早期接受无创机械通气的患者，应针对每一位患者权衡利弊和认真考虑是否放置鼻胃管，这样可以使患者在无创机械通气期间保持胃排空，减少误吸风险。然而，由于放置胃管后食管括约肌的闭合功能受影响，加上呼吸面罩的压迫，鼻胃管也可能会促进反流。重要的是，每位接受镇静药和阿片类镇痛药治疗的患者都会面临更高的误吸风险。通常情况下，如果胃管就位，则至少应在术后早期阶段注意观测胃残留量，如果 6h 内胃残留量＞500ml，则应推迟肠内营养，并应采取促进胃排空的措施，比如给予促进胃肠蠕动的药物。胃瘫的严重后果是误吸，极少数情况下会因胃过度膨胀引起腹腔间室综合征，因此肝胆胰大手术后患者需要通过充分的监测和管理最大限度地减少风险。

三、肠麻痹

术后肠麻痹和术后肠梗阻也是腹部手术后常见的一种胃肠动力障碍，其特征是术后恶心、呕吐、腹胀、排气（便）延迟，这种术后的肠动力障碍可能是自限性的，也可能进一步导致肠扩张等严重后果。术后肠麻痹发生的主要机制包括对肠道阿片受体的激动作用、肠道激素活性的调节、炎症反应、电解质平衡紊乱和自主神经功能障碍，伴随肠道灌注不足和水肿。有些术后患者的液体管理困难，因为低灌注（由于血容量不足或血管收缩）和大量液体复苏都可能导致肠水肿引起的麻痹性肠梗阻，血容量不足会降低消化道黏膜的灌注，降低氧气向组织输送，而伴随间质和消化道水肿的血容量过多也会减少氧气扩散，这两种机制都会导致肠绒毛顶部的组织缺氧。在考虑术后肠麻痹的诊断时，首先要排除机械性梗阻和需要采取干预措施的急性严重的腹部、胃肠道病变。术后肠梗阻在腹部手术后相对常见，尤其是在发生腹膜炎和败血症或休克的情况下。要警惕肠麻痹的发生，这可能是新发的腹部急性病变（如腹膜炎、缺血）的征兆，在术后应早期发现、评估和立即治疗。

术后肠梗阻可影响小肠和结肠，但更常见于结肠，有时与病情的危重变化相关。在ICU的患者中，可出现持续多天无排便的情况而不一定会导致明显的结肠扩张。然而，避免结肠胀气和扩张非常重要，因此结肠性肠梗阻需要积极的干预措施，包括早期口服泻药（聚乙二醇或乳果糖）和采取灌肠等措施。在肠麻痹导致腹胀的情况下，排除机械性梗阻后，可以考虑应用新斯的明。在非手术治疗无明显效果、症状进一步加重的情况下，可以考虑采取内镜或手术减压等有创治疗手段。同时，结肠的肠梗阻不是肠内营养的禁忌证，除非出现腹膜症状或严重的腹腔内高压。

四、肠扩张

肠麻痹的一个严重后果是肠扩张。肠扩张是指小肠肠径＞3cm，结肠肠径＞6cm，盲肠肠径＞9cm。肠扩张不仅致肠腔直径的增减，通常也与腔内压力增加相关，同时伴有临床症状，多表现为腹胀或疼痛。疼痛可能很剧烈、难以忍受，多与血管迷走神经反应有关。肠道细菌易位和随后的全身炎症反应可引起肠扩张加重，从而导致腹部情况变得复杂，甚至有可能发生结肠穿孔的严重后果。如果盲肠直径＞12cm，穿孔风险呈指数级增加。扩张可发生在机械性梗阻的近端，但也可发生在无梗阻的情况下，由肠动力受损和肠道菌群过度产气所致。肠扩张可通过腹部X线片或CT扫描结合腹部手术进行诊断。实时动态评估通常是对腹痛、腹胀及患者的一般情况进行床边评估，如果症状持续加重且穿孔风险高，应立即进行影像学检查。重要的是，严重或持续的肠扩张导致肠壁变薄，急诊手术时则影响术后吻合口的恢复。如果术前出现严重的肠扩张，管腔内压和腹内压可能增加，导致误吸风险增加。

五、肠道水肿

关于肠道水肿并没有统一的定义，但多数专家的共识认为小肠壁厚度＞3mm，结肠壁厚度在充盈的状态下＞2mm、无充盈时＞5mm即可说明肠道出现水肿。在危重患者中，导致肠道水肿的潜在机制包括由于毛细血管渗漏导致的液体外渗，由于胃肠道运动障碍而引发淋巴回流减少及腹内或胸腔内压力增加，腹内高压（intra-abdominal hypertension，IAH）导致肠系膜静脉受压和静脉回流障碍、充血、静脉高压和内脏灌注不足及右心衰竭。液体超负荷导致肠水肿可增加吻合口瘘的风险，因此应避免液体超负荷，同时也应避免血容量不足而引起的肠道低灌注。因此，术后早期过于保守的补液策略可能会导致更多的肠水肿，因为长期低血容量引起肠道灌注不足，导致毛细血管渗漏增加，反过来需要更多的液体来维持正常的血容量。肠道水肿，尤其是随后伴随的低灌注，可能导致肠壁细胞缺氧，并可能与肠道功能障碍（如吸收不良等）有关。

六、腹泻

如果每日出现 3 次或更多稀便，每日大便重量 ≥ 250g，可以认为出现腹泻症状。除非存在肠道缺血，否则在术后早期腹泻并不常见，但在长期入住 ICU 的患者可能会成为一个相对常见的现象。采取相应的诊断、鉴别诊断和治疗是必不可少的，因为严重腹泻的患者可能会失去大量的体液、电解质和微量元素，并可能导致酸碱失衡等内环境紊乱，以及由于营养物质的消化不良或吸收不良而引起营养不良。及时监测和补充丢失的液体量、酸碱及电解质并不容易，有时患者需要长时间留在 ICU 调整和治疗。同时应警惕腹泻可能是某些病情变化的征兆，比如艰难梭菌引起的肠道感染，这可能进一步发展为中毒性巨结肠或腹腔间室综合征。

七、腹内高压

当持续的腹内压（intra-abdominal pressure，IAP）≥ 12mmHg 时可定义为腹内高压，根据腹内压不同又分为 4 级：Ⅰ级，IAP 12 ～ 15mmHg；Ⅱ级，IAP 16 ～ 20mmHg；Ⅲ级，IAP 21 ～ 25mmHg；Ⅳ级，IAP > 25mmHg。当 IAP > 20mmHg，伴有新的或恶化的心脑血管、肺、肾等腹腔脏器功能障碍或衰竭时，可诊断为腹腔间室综合征。

IAH 在危重患者的发病率可达 30% ～ 40%，而大多数腹部手术的患者曾发生过较轻微的Ⅰ级 IAH。在腹壁顺应性降低、腹腔或腔内内容物增加或大量液体复苏的情况下，IAH 风险增加。IAH 可能会妨碍器官灌注，从而直接导致器官功能障碍。此外，IAH 可能会降低心脏的前负荷和后负荷，导致血流动力学不稳定、肺不张，并导致肠道细菌易位，从而导致全身炎症。许多危险因素（腹部手术、腹膜后出血等）与手术有关，IAP 应被认为是一个有价值的信息，能动态地反映腹腔内压力的变化过程。因此，在复杂腹部手术后的所有患者中常规进行 IAP 监测是有益的，同时应关注术后腹内压的变化从而早期采取措施。IAP 持续升高可演变为腹腔间室综合征的严重后果，可导致立即危及生命的紧急情况，需要立即采取措施降低 IAP，包括胃肠减压等。如果在给予肠内营养的情况下 IAP 水平增加，则可以考虑减少肠内营养喂养，同时诊断为腹腔间室综合征患者而不应给予肠内营养。

第八节　腹腔出血

腹腔出血是复杂肝胆胰手术围手术期危及生命的严重并发症之一，其严重后果可导致失血性休克和急性冠脉综合征，多发生在术后早期和后期合并胰瘘引流不畅和腹腔感染时。如今，腹腔出血或腹膜后出血的非手术治疗越来越多，比如药物治疗的同时介入腹腔动脉造影栓塞治疗。选择非手术治疗时需要严密观察患者血流动力学变化，及时反复地评估出血量和速度，除了监测血红蛋白水平和凝血参数外，IAP 监测和通过超声定期评估也是必不可少的，同时应积极做好充分的准备（血管造影、急诊手术的准备）。腹腔出血或腹膜后出血通常伴有肠动力不足，尤其是腹腔内的积血未充分引流和处理时，通常会出现肠麻痹。

术后出血常由术中止血不彻底、血管处置不当，腹腔内组织坏死、继发感染、引流不畅而使创面积液感染，以及凝血功能障碍等引起。可分为血管性出血、凝血功能障碍及继发感染出血等。血管性出血多发生在手术后 24 ～ 72h，突然自引流管流出大量鲜红色血液，经临床一般性处理及输血后，血压仍然下降、脉搏加快，诊断多可确立。此类出血多由术中止血不彻底、术中血管处置不当、结扎缝合不确切、术后缝合线松解、血管钛夹松脱、血管断端高温凝断后再开放等引起。凝血功能障碍所引起的出血多发生在术后 3 ～ 5d，腹腔引流管引出大量不凝血，通常伴有不同程度的切口渗血和皮下淤血，实验室检验结果明确提示凝血功能障碍。继发感染出血多发生在术后 7 ～ 10d，出血前有感染的临床表现，出血量较小，可混有脓液或坏死的组织。要注意感染后引流管出血，先兆出血通常意味着大出血的来临，要及时加强检查和采取止血措施。

术后出血应以预防为主，包括术前全面评估、手术方案的合理规划、细致的手术操作、确切的结扎缝合、凝血功能的维护和局部感染的预防。当出现术后出血后，也应及时发现、果断处置。血管性出血相对凶险，应在抗休克的同时立即血管造影和经导管血管栓塞术（transcatheter arterial embolization，TAE），或立即开腹手术止血。手术后 1 周以内，腹腔内的粘连尚不严重，此时多选择紧急开腹手术止血。在开腹手术止血的同时，还可以清除腹腔内积血和胆汁、胰液，对腹腔进行冲洗。手术后 1 周以上，腹腔内的粘连严重，通常先进行紧急血管造影，确定出血部位，随后紧急行 TAE 尝试止血。即使止血成功，如局部感染不能控制，也需要及时开腹手术治疗。感染性出血尚未涉及主要血管时，可以通畅引流、抗感染等保守治疗为主，如进展至血管性出血时，也应果断实施介入或再次手术止血。如再次手术，则需妥善处理出血点，清除感染坏死灶和腹腔积血，重置腹腔引流管。因凝血功能障碍引起的出血，应依据实验室检验结果给予凝血酶原、纤维蛋白原、新鲜冰冻血浆、保肝药物、维生素 K 等措施改善凝血功能，若凝血功能尚未纠正而考虑再次手术时必须格外慎重。

第九节　肝功能不全

肝功能不全是肝胆胰术后的严重并发症之一，致死率可达 75%。术后肝功能不全重在预防，应加强术前肝功能评估（Child-Pugh 分级、ICG-R15、残余肝体积）及术前保肝治疗；术中减少麻醉的影响、手术创伤及出血；术后早期活动、恢复饮食，适当控制液体入量、必要时利尿，补充维生素、应用保肝药物，纠正凝血功能不全、低蛋白血症，防治感染等。术后加强肝功能监测，出现明显肝功能不全（如胆红素水平持续增高）时，可应用甲泼尼龙冲击治疗。

肝胆胰外科手术包括从胆囊切除术到肝移植的各种难度的外科手术，包含腹部外科中操作难度大、涉及器官多的各类复杂手术，因此经过长时间的复杂手术后出血或脓毒症等严重并发症的发生率较其他手术高。尤其是涉及肝切除时，在围手术期处理中需要特别注意以下几点：①肝功能障碍或因残余肝组织不足或移植肝功能障碍导致的肝衰竭；②肝脏低灌注，如由于肝蒂的结扎、填塞，以及长期的整体低灌注；③由于胆道内、外引流或胆瘘，胆汁输送到肠道的量不足；④胆管梗阻；⑤门静脉血栓形成等并发症。肝急性缺血可引起转氨酶急性升高，在手术中或术后休克期间短暂的肝缺血即可造成转氨酶升高。如果残留的肝体积不足，也会出现肝功能代偿不足，严重时出现肝衰竭。应在术后常规监测转氨酶，术后肝功能评估的指标包括血乳酸、凝血功能、胆红素和血氨等。如果输送到肠道的胆汁不足可引起脂肪吸收不良，应评估和管理脂溶性维生素不足引起的消化不良和吸收不良。在完全体外胆汁引流的情况下，需要考虑肠内胆汁回输。肝切除术后、肝功能不全患者应减少肝清除的药物剂量。

如果术后发生高氨血症，同时需要考虑与肠道氨生成增加相关的细菌过度生长，高氨血症的严重后果是导致肝性脑病，最终昏迷，尽管血氨水平与肝性脑病分期没有直接关系。肝性脑病的治疗首先是识别并纠正诱发因素。常见诱因是感染、上消化道出血、水和电解质及酸碱平衡紊乱等。感染导致的肝性脑病因病原菌多为肠道菌群，可选择第二、三代头孢类抗生素或碳青霉素类抗生素控制感染。消化道出血导致血容量减少和胃肠道内积血使肠道产氨增加，均可诱发或加重肝性脑病。有出血倾向的患者可使用维生素 K、抑酸药物，必要时可行消化道内镜或外科手术治疗食管胃底静脉曲张。水、电解质和酸碱平衡紊乱也是重要诱因，而肝性脑病患者肝功能恶化时又加重机体的代谢紊乱和内环境失衡，形成恶性循环。因此应监测患者水、电解质和酸碱平衡变化情况，根据结果及时补充，避免利尿过多或大量放腹水。根据前一天的尿量决定每日补液量。使用乳果糖减少肠道氨的吸收、利福昔明等药物降低血氨浓度，并尽快纠正低钾血症，门冬氨酸 – 鸟氨酸可以增加氨基甲酰磷酸合成酶及鸟氨酸氨基甲酰转移酶的活性，促进脑、肝、肾利用氨合成尿素和谷氨酰胺，从而降低血氨水平。门冬氨酸还参与肝细胞内核酸的合成，间接促进肝细胞内三羧酸循环的代谢过程，有利于肝细胞的修复，通常每天的静脉输注量为 20g。

急性肝功能障碍多表现为突然出现黄疸、肝性脑病和凝血功能不全。行肝切除术的患者或术前存在肝基础疾病的患者在手术后发生肝衰竭的风险较高。此外，心源性原因也可造成肝损伤，例如心肌梗死或持续性心律失常患者肝血流回流障碍而引起急性肝充血，长期充血性心力衰竭可引发"心源性肝硬化"。门静脉高压、动静脉分流和消化道入肝血流量减少可使肝动脉和静脉灌注减少，从而增加肝对缺血性损伤的易感性。术中低血压、出血和血管活性药物，以及腹腔镜手术期间正压通气或气腹对肝的机械压迫，可进一步使肝循环血流量减少。在有限的程度上，肝可以增加氧气摄取以补偿肝血流量的减少，然而，缺血导致向剩余功能性肝细胞和肝窦内皮细胞输送氧气和营养物质减少，进而引起急性肝失代偿。由缺血引起的 ATP 消耗和线粒体功能障碍导致毒性介质的积累，例如乳酸和活性氧代谢障碍，导致肝发生炎症反应和炎性损伤。在细胞水平上，常驻肝巨噬细胞提升肝对缺血和再灌注损伤的抵抗力至关重要。重要的是，在急性肝损伤期间，缺氧诱导因子稳定可对肝起到保护作用，并且对组织修复至关重要。在接受肝手术的患者中，预防或减少急性肝衰竭的方法包括治疗合并症、限制手术范围和通过术前先行肝内门脉支栓塞（portal vein-branch embolization，PVE）增加未来残余肝的体积。对啮齿动物的临床前研究表明，肝损伤后血小板被募集到肝中，并且血小板计数增加可改善肝切除术后的肝再生和存活率。越来越多的证据表明，通过脾切除术或血小板输注诱导血小板增多可促进肝切除或移植后的再生过程。为了在不增加输血或脾切除相关副作用风险的情况下利用血小板的再生潜力，进一步了解血小板刺激肝细胞和肝窦内皮细胞再生的潜在机制，对于开发靶向治疗围手术期肝功能障碍具有重要的应用前景。

　　肝癌患者常有肝炎、肝硬化等基础疾病，肝功能储备能力受到一定的影响。肝脏手术，特别是大范围肝切除术后常出现肝功能下降，绝大部分凝血因子都由肝合成，术后易出现不同程度的凝血功能障碍，导致患者在肝切除后发生出血并发症，因此，术后要加强凝血功能监测，合理使用止血药物，补充各种凝血因子及新鲜血浆。另一方面，术后卧床、手术创伤及恶性肿瘤又是术后深静脉血栓形成的高危因素，甚至可导致凶险的肺动脉栓塞，术后可通过早期活动、应用抗凝药物予以防治。当术后血液处于高凝状态，血浆 D- 二聚体水平升高时，常用低分子量肝素进行抗凝治疗，同时行下肢血管彩色超声检查，了解有无深静脉血栓形成。因此，肝切除术后要根据各项凝血功能指标的动态变化，综合评估静脉血栓栓塞和凝血功能障碍的状况，平衡凝血与出血的风险，个体化合理应用止血或抗凝治疗措施。

第十节　神经系统并发症

　　中枢神经系统的功能障碍在手术后经常发生，可表现为新发脑血管意外或精神错乱状态，如谵妄。谵妄在住院患者中很常见，在手术后进入 ICU 的患者中，谵妄的发生率为 36.8%。然而，由于没有进行适当的客观检查，很难诊断这种情况，因此实际的发生率可能更高。围手术期卒中定义为手术后 30d 内的出血性或缺血性脑梗死，是最凶险的并发症之一，对患者的预后和康复具有极大的影响，死亡率高达 24%，很大一部分幸存者面临长期的神经功能障碍和漫长的康复路程，特别是接受心血管和颈动脉手术的患者（1.9%～9.7%）受到的影响更大。在肝胆胰腹部外科患者人群中，脑血管损伤则相对少见（0.1%～1.9%），但由于患者年龄和合并症的增加，预计未来会有更多的围手术期卒中风险人群。神经系统并发症的诊断常被延误，因为神经系统症状可能表现轻微，并被错误地认为是术后意识模糊或麻醉药物代谢不充分遗留的并发症。脑血管栓塞事件被认为是手术后卒中的主要病因，早期脑血管意外通常与心脏、主动脉或颈动脉的手术直接操作有关，术后第 2 天之后发生的脑血管意外通常可归因于术后心房颤动、心肌梗死或高凝状态的心源性栓塞，低灌注作为脑血管意外的原因则罕见。然而，最近的研究将使用 β 受体阻滞药确定为接受腹部外科手术患者围手术期卒中的危险因素，并且重新认识到术中低血压与卒中密切相关。脑灌注严重依赖于平均动脉压，非选择性 β 受体阻滞药可通过影响脑血管舒张和减少心排血量而导致灌注不良。国外有研究报道，在腹部外科手术患者中，术后缺血性卒中与平均动脉压较基线水平降低超过 30% 存在相关性。

术后谵妄是复杂肝胆胰外科手术后常见的并发症之一，其特点是意识、认知的极度反常，是一种比脑血管意外更常见的神经系统并发症，据报道其发生率高达 5% ～ 50%，似乎在老年患者中更多见。在入住 ICU 的患者中，谵妄患者的发生率更高，机械通气患者占 60% ～ 80%，非机械通气患者占 20% ～ 50%。关于谵妄的发生率国内外报道不一，存在较大的差异，这也从侧面反映了这样一个事实，与其说谵妄是一种临床诊断，不如将其定义为通过心理测试评估后的术后认知能力下降更贴切。尽管通常认为手术后中枢神经系统的器官损伤不如其他类型的器官损伤严重，但越来越多的证据表明谵妄可预测不良手术结果并与之有显著的相关性。最近的研究表明，谵妄与患者认知功能下降、机械通气和 ICU 停留时间延长、总住院时间延长及出院后死亡率相关。尤其是术后谵妄会对患者的预后和康复产生负面影响，而与其他风险因素（如合并症和疾病严重程度）无关。鉴于谵妄对患者预后的重大影响和目前缺乏有效的药物治疗方法，早期识别和预防谵妄非常重要，一方面是基于阿片类药物的镇痛方案，另一方面是术后疼痛未经及时控制，都是谵妄的潜在危险因素。因此，许多专家认为有效且减少应用阿片类镇痛药物的疼痛治疗是预防手术后急性意识模糊状态的重要目标。在此背景下，通过适当给予右美托咪定来减少阿片类药物的使用可被认为是降低认知功能障碍发生率的一种有前景的方法。对于机械通气的 ICU 患者，与标准镇静药相比，右美托咪定可减少谵妄和昏迷天数，但并不减少 90d 死亡率，其较为显著的不良反应是常引起心动过缓和低血压。谵妄的潜在病理生理学被认为是多因素的，包括急性中枢胆碱能缺乏、GABA 功能降低、5- 羟色胺和多巴胺能通路异常及中枢神经系统感染，因此，除麻醉药之外，整个围手术期管理对患者发生谵妄的影响更大。

第 5 章

肝胆胰病理生理

第一节　肝脏病理生理

　　肝脏是人体最大的实质性脏器，同时也是最大的代谢器官，承担着多种生理功能。肝脏疾病围手术期的各种致肝损伤因素使肝细胞（包括肝实质细胞和非实质细胞）发生严重损害，使其代谢、分泌、合成、解毒与免疫功能发生严重障碍，易导致围手术期肝功能不全，可表现为黄疸、出血、感染、肾功能不全、肝性脑病等一系列临床综合征。

　　围手术期肝功能不全可分为术前肝功能正常、术前肝功能不全和脓毒症相关肝功能障碍 3 类。①术前肝功能正常：在围手术期，此类患者多表现为自限性，程度较轻，可自行缓解；少数肝损伤可发展至肝衰竭。术前肝功能正常的患者在围手术期发生肝功能异常时，应考虑胆红素生成过多、肝细胞损伤及胆道梗阻。②术前肝功能不全：由于手术的打击或围手术期处理不当，可加重肝功能损害，甚至发展至肝衰竭。因此，术前肝储备功能的正确评估，术中保持合适的肝灌注压，术后加强肝功能的保护可减少损伤加重。③脓毒症相关肝功能障碍：围手术期脓毒症患者可出现肝功能异常，表现为血清胆红素和肝脏酶学指标轻度升高，也可发展为重症肝衰竭。脓毒症相关肝功能障碍的病理生理学机制是多因素的，包括感染、药物、代谢紊乱、炎症反应。脓毒症相关肝功能障碍可表现为缺血性肝病、胆汁淤积和高胆红素血症。

　　肝脏手术围手术期的肝功能维护应包括术前阶段、术中阶段及术后阶段。术前阶段包括评估肝功能与储备功能，识别伴发疾病，术前的治疗措施。评估肝功能和肝储备功能的措施包括 Child-Pugh 分级、葡萄糖耐量试验、吲哚菁绿试验、肝体积测定、残余肝体积（全肝体积）、功能性残余肝体积。术中阶段影响肝功能的因素主要有缺血再灌注损伤、肝切除方法不规范、肝切除范围过大。手术创伤与缺血再灌注损伤引起的急性期应答、肝组织锐减、中性粒细胞介导炎症紊乱、氧化应激可导致肝功能紊乱、细胞膜结构破坏、线粒体损伤进而产生肝细胞损伤。肝切除要求术式合理、操作精细。具体措施包括解剖性肝叶（段）切除（不规则肝切除）、肝血流阻断、特殊的断肝器械和设备。术后阶段中药物、感染与全肠外营养也可引起肝细胞损伤。围手术期合理地应用药物能降低术后肝损伤的风险：提升术前肝功能、减轻术中炎症反应及缺血再灌注损伤、防止术后肝功能下降。

　　肝脏手术围手术期肝功能不全主要引起代谢障碍，胆汁分泌和排泄障碍，凝血功能障碍，生物转化功能障碍，免疫功能障碍。

一、代谢障碍

肝脏为全身的器官与组织代谢提供能量底物，因此围手术期中能量代谢通常是最突出的问题。肝脏储存的肝糖原主要用于维持体内恒定的血糖水平，主要受胰高血糖素和胰岛素的调节。肝细胞受损过多时可导致低血糖，但也应避免过量输入葡萄糖作为营养支持，因为过多的葡萄糖在肝内可转变为肝糖原堆积，使肝细胞水分增多、肝酶升高，甚至引发胆汁淤积性黄疸，此时肝细胞的蛋白质合成受到抑制。

肝细胞是人体内合成白蛋白的唯一场所。当肝细胞广泛受损时，临床上才会呈现明显的低白蛋白血症。临床上，白蛋白可作为评定患者营养状况的指标，低白蛋白血症提示患者有慢性营养不良。白蛋白还可维持血液的胶体渗透压，临床上肝硬化腹水患者低白蛋白血症有时只是液体潴留使血液稀释的结果，因此不主张静脉输注大剂量的浓缩白蛋白作为维持血浆白蛋白水平的手段。但肝切除术后的急性低白蛋白血症可致腹水、组织水肿和影响脏器功能恢复。对于这类患者，治疗则宜静脉输注浓缩白蛋白，并辅以适当的利尿药和补充电解质。

二、凝血功能障碍

凝血因子主要在肝脏中合成，肝胆外科手术及危重患者通常存在肝功能受损，围手术期可引起凝血机制紊乱，其凝血功能存在下列特点。

1. 凝血因子改变　肝合成的凝血因子不少于 13 个。主要有因子 I、Ⅱ、Ⅴ、Ⅶ、Ⅷ、Ⅸ、Ⅹ，其中维生素 K 参与合成的凝血因子为 Ⅱ、Ⅶ、Ⅸ、Ⅹ。梗阻性黄疸时，脂溶性维生素 K 在肠道中吸收障碍引起的凝血异常，可通过注射维生素 K 得以纠正。大部分肝硬化患者存在凝血机制障碍，常见的是Ⅶ因子、Ⅴ因子、凝血酶原、Ⅹ因子的降低。凝血因子的降低与临床症状及肝病变成正比。在肝病中减少最早和最多的是Ⅶ因子，接着是Ⅱ、Ⅹ因子，最后是Ⅸ、Ⅴ因子及纤维蛋白原 I 因子。故Ⅶ因子水平可作为肝损害的早期诊断指标，Ⅴ因子活性水平可作为判断肝预后的良好指标，I 因子是预测病情及预后的较好指标。

2. 血小板数量减少和功能缺陷　脾功能亢进、血小板抗体所致其寿命缩短、肝病产生肠源性内毒素及血小板生成素产生减少均可导致血小板数量减少和功能缺陷。

3. 轻度纤维蛋白溶解亢进　肝参与合成生理性纤溶抑制物，如 α- 抗纤溶酶和纤溶酶原激活物抑制物（PAI）等，并具有清除组织型纤溶酶原激活物（tPA）的作用。肝病患者一方面 PAI 合成减少，另一方面 tPA 清除率不同程度降低，从而导致纤溶亢进。

三、胆汁分泌与排泄障碍

肝手脏术患者术后出现高胆红素血症主要是肝细胞对胆红素的摄取、运载、酯化和排泄等环节出现障碍所致。轻型患者一般能自行恢复，但也有患者发展为急性肝衰竭。其发生与肝手术中的大量失血、低血压、肝缺血及肝血流阻断有关。临床上可分为低灌注期、功能障碍期和肝功能恢复期。应特别注意的是，肝脏术后高胆红素血症应与肝前性黄疸、肝外型梗阻性黄疸相鉴别，避免不必要的探查手术。

四、生物转化功能障碍

肝细胞受损时可导致解毒功能障碍，进入血液中的肠道有毒物质增多，有毒物质还可通过侧支循环直接进入体循环，造成体内毒物堆积。肝细胞受损时药物代谢也会发生变化，因此肝手术患者应慎重使用药物。肝细胞受损时还可因为激素灭活功能障碍导致水钠潴留等症状。

五、免疫功能障碍

绝大部分的肝巨噬细胞（Kupffer 细胞）在肝内，因此肝脏也是人体内重要的免疫器官。Kupffer 细胞对于人体的防卫与维持内环境稳定具有重要的作用，当肝功能不全时，其功能障碍常伴有免疫功能下降，内毒素入血增加与清除减少易导致感染等。在创伤、感染、缺血情况下，Kupffer 细胞的过度激活可能是造成肝细胞损伤和多脏器衰竭的原因。

第二节　胆道病理生理

一、胆囊疾病

胆道系统一般指毛细胆管至胆总管末端十二指肠大乳头开口的管道，主要包括胆囊、肝内胆管及肝外胆管。胆道系统有独立的血液循环、神经支配和细胞群体，并承担复杂的内分泌与旁分泌功能。因此，现代胆道外科学更多地将胆道视为一个器官，而不只是一条单纯输送胆汁的管道。胆道的主要生理功能是胆汁的分泌和排泄，胆道疾病更多地与胆道的梗阻相关。

人体的胆汁分泌主要来源于肝细胞与肝内小胆管。胆囊黏膜分泌的黏液，主要起润滑和保护胆囊黏膜的作用。生理情况下，胆囊主要发挥储存胆汁、浓缩胆汁、排泄胆汁、分泌功能、调节胆管内压及免疫功能。当人体处于进食间期时，胆汁储存于胆囊内；进食后，胆囊收缩使胆汁排入肠道内，主要用于消化脂类食物。虽然胆囊容积较小（约 50ml），但可储存肝每日所分泌胆汁 50% 的量。胆囊黏膜通过对水和电解质的吸收，使肝胆汁的胆汁酸盐和胆红素在胆囊中被浓缩 10 倍以上。

在胆囊结石和慢性胆囊炎等其他病理情况下，胆囊的浓缩和排空功能均会受到不同程度的影响。当胆管下端梗阻、压力升高时，胆囊的容纳及吸收的能力可在一定程度上维持正常的胆道压力平衡，以保护毛细胆管及小胆管少受高压的损伤，临床症状较轻、黄疸出现较慢。胆囊功能缺失或胆囊被切除后，胆道系统的压力调节会受到较大的影响，一方面胆总管代偿性扩张可使胆汁流向呈涡流状，易形成胆总管结石；另一方面，胆总管下端梗阻时临床症状较重、黄疸出现较早。胆囊结石嵌顿或其他原因导致胆囊管梗阻时，胆汁中的胆红素被胆囊黏膜所吸收，黏膜所分泌黏液增多，黏液呈无色透明，称为胆囊积液，俗称白胆汁。

二、肝内胆管梗阻

肝内胆管梗阻一般指肝管或肝叶内胆管梗阻，常见于肿瘤、结石、狭窄等情况。当梗阻部位为一侧肝管或肝叶内胆管时，可表现为患侧肝纤维化及萎缩，健侧肝可代偿性增大，患者可不出现黄疸或肝损害的临床表现。梗阻部位以上的肝内胆管常呈明显扩张，由于门静脉与胆管在肝内同走行于一个 Glisson 鞘内，因此当肝内胆管梗阻时，胆管压力增高挤压门静脉，可使患侧的肝叶血流灌注量减少，门静脉易转流至压力较小的健侧，虽然患侧肝动脉反应性扩张，但不能弥补门静脉血流减少所导致的患侧肝叶萎缩。在多种病因导致的肝内胆管梗阻疾病晚期，分支肝动脉的增生型内膜炎可进一步影响动脉的血流量，一系列肝内血管的病变可导致胆汁淤积型肝硬化，该改变通常难以恢复。对于早期肝内胆管结石，规则性肝段切除对于治愈肝内胆管结石和预防结石再发具有重要意义，因为非规则性肝局部切除所遗留的病变胆道组织可导致术后感染、再生结石甚至癌变等并发症。

三、肝外胆管梗阻

肝外胆管通常指肝管汇合部以下的胆管，从临床实际出发可分为肝门部胆管及胆总管。肝外胆管是胆汁流出的主要通道，该处疾病所导致的梗阻性黄疸在临床上最为常见，病因主要为肿瘤、结石及炎症等。当肝外胆管梗阻时，胆汁排出发生障碍，肝仍继续分泌胆汁，胆道系统压力便持续升高。胆道压力上升速度及黄疸出现时间与梗阻部位和胆囊功能具有一定的关系。胆囊功能缺失或胆囊被切除、胆总管梗阻的患者，胆道压力上升较快，黄疸出现较早，肝功能损害较重。如果胆囊功能正常，发生胆总管梗阻的患者则胆道压力上升较慢，黄疸出现较迟。胆囊有无肿大在临床上常被用来确定肝外胆管梗阻部位。

肝外胆管梗阻可造成肝功能损害，梗阻解除后肝功能的恢复时间与梗阻时间成正比。但发展为胆汁淤积型肝硬化时，即使手术解除梗阻，肝的病理学改变也难以恢复。肝外胆管梗阻时，血清总胆红素将升高，以直接胆红素升高为主，一般上升至 513 ～ 648μmol/L 后便趋于稳定。梗阻性黄疸患者术前是否行外引流应充分考虑患者的一般状况、肝功能损害程度及拟实施手术范围等因素。对于不能立即手术的重度梗阻性黄疸（血清总胆红素＞360μmol/L）患者和拟实施较大范围的肝、胆、胰切除的梗阻性黄疸患者，术前经皮经肝穿刺胆管置管引流术（percutaneous transhepatic biliary drainage，PTBD）能降低手术死亡率。PTBD 引流后胆红素下降的速率与黄疸持续时间、引流是否通畅及肝损害程度等因素相关。PTBD 日均引流量太大可造成水、电解质丢失，应注意水和电解质平衡，可建议患者口服胆汁，也应注意避免胆道感染。笔者经验认为应使血清胆红素降至 100μmol/L 以下，对于恶性肿瘤患者还应考虑肿瘤进展的问题，必要时可双侧 PTBD 引流。

胆管完全梗阻后，丙氨酸氨基转移酶（ALT）、天冬氨酸氨基转移酶（AST）、γ- 谷氨酰转移酶（γ-GT）、碱性磷酸酶（ALP）等指标均会显著升高。其中 γ-GT 和 ALP 是反映胆汁淤积、胆管梗阻的敏感性指标，部分梗阻性黄疸患者在血清胆红素正常时即可出现 γ-GT 和 ALP 的升高。胆道引流后，这 4 项酶学指标也会显著性下降，但不能完全反映肝功能的恢复情况。胆管梗阻后，由于门静脉受到胆管的压迫，肝血供会逐渐从门静脉优势变为肝动脉优势，最终由于肝动脉内膜增厚可引发全肝血流减少而发生门静脉高压。

研究发现术前长时间梗阻性黄疸与血清胆红素较高对于肝切除术后的肝再生具有明显的抑制作用。肝切除术前的胆道引流可改善肝的再生能力，并且内引流优于外引流。梗阻性黄疸还可使肝免疫功能受损，研究表明主要与内毒素血症相关。肠道失去胆盐保护、肝巨噬细胞功能下降被认为是梗阻性黄疸时机体内毒素升高的主要原因。多项研究表明胆道内引流可有效减轻内毒素血症。从病理生理学角度看，内引流较外引流具有一定的优势，但临床应用时，内引流支架通常会增加手术的复杂性，手术相关并发症发生率较高。因此，对于拟实施手术的梗阻性黄疸患者，外引流加口服胆汁的方法可有类似内引流的效果，但应注意的是，其不完全等同于内引流。

第三节　胰腺病理生理

胰腺是一种具有外分泌和内分泌功能的腺体。胰腺外分泌细胞的腺泡通过胰管将胰液分泌到十二指肠中。胰液含有许多外分泌酶，其中一些酶在初产生时是非活性形式，在肠道里被激活后，有助于食物的消化吸收。胰岛素和胰高血糖素是协助血糖调节的两种关键内分泌激素，均由胰腺中的胰岛细胞产生。分泌过量特异性激素的胰腺内分泌肿瘤并不常见，但它们的临床表现显示出每种激素的重要调节作用。

一、胰腺外分泌功能不全

胰腺外分泌功能不全是由一系列影响胰酶活性的疾病引起的消化不良综合征。其病因包括慢性胰腺炎、囊性纤维化、胰腺癌和胰腺切除手术。这些病因都与胃肠道生理学中的特定变化有关系，包括腔内 pH、胆汁酸代谢、胃排空和肠动力的变化。

胰脂肪酶对于脂肪消化是必需的，其缺乏易导致患者发生脂肪泻。另一方面，虽然胰淀粉酶和胰蛋白酶对碳水化合物和蛋白质消化很重要，但胃液和肠液中的其他酶通常可以弥补它们的损失。因此，胰腺功能不全的患者很少出现碳水化合物和蛋白质的消化不良。

胰腺外分泌功能不全和消化功能受损之间存在密切关系。严重胰腺外分泌功能不全的患者，餐后胃酸分泌显著高于轻度或无功能不全的患者。H_2 受体阻滞剂（如西咪替丁）或质子泵抑制剂（如奥美拉唑）对胃酸分泌的抑制可以改善胰酶缺失带来的反应并减少粪便脂肪的排泄。然而，这些药物并不能完全消除脂肪泻。

二、急性胰腺炎

急性胰腺炎所致腹痛可能是胰管扩张、实质水肿、炎性渗出、蛋白质和脂肪消化及出血等多种因素所致。此外，这些致痛物质可能从腹壁组织进入腹膜后和囊腔，并在这些部位刺激相关感觉神经末梢导致强烈的背部和肋腹部疼痛，进一步还可导致系统性腹膜炎。

腹痛增加、腹膜刺激和电解质紊乱（尤其是低钾血症）可能导致麻痹性肠梗阻并伴有明显的腹胀。如果同时合并胃动力受限和食管括约肌松弛，则可能出现呕吐。在急性胰腺炎发作期间，小肠和结肠通常都会扩张，但有时只有部分肠袢扩张。

大多数急性胰腺炎患者都会出现发热症状。引起发热的病理生理学机制涉及广泛的组织损伤、炎症、坏死及内源性热原（主要是 IL-1）。在大多数病例中，发热并不一定是细菌感染。然而，持续 4d 以上和 40℃ 以上的发热可能和感染性胰腺积液（图 5-1）、胰腺坏死或胆管炎有关。

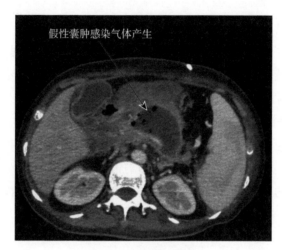

图 5-1　胰腺炎伴感染

三、慢性胰腺炎

慢性胰腺炎所致消化不良由多种因素引起。长期存在的炎症和纤维化可破坏胰腺外分泌组织，导致就餐和餐后期间十二指肠内消化酶的传递不足。碳酸氢盐向十二指肠的传递不足可加重此类消化不良，后果是胃酸可使酶和胆汁酸失活。胰头纤维化引起的胃动力不足和机械阻塞也可能导致该症状。因此，慢性胰腺炎可导致胰腺功能不全而引起严重的脂肪泻。

在慢性胰腺炎患者中，已发现粪便胆汁酸的排泄是正常值的 3 倍。胆汁酸吸收不良与胰碳酸氢盐分泌受损有关，通常直到碳酸氢盐释放量显著降低。这种胆汁酸吸收不良还可能导致慢性胰腺炎患者出现低胆固醇血症。在慢性胰腺炎的相关研究中，还被证实了肝胰岛素抵抗的存在，这可能与肝细胞膜上的高亲和力胰岛素受体的减少有关。

四、胰腺癌

胰头癌患者常表现为进行性加重的无痛性黄疸。其中，胰腺癌压迫胆总管下段，胆总管阻塞引起的进行性加重的黄疸和肿大、无痛的胆囊又称为 Courvoisier 征。黄疸虽为进行性加重但有时可轻微波动，壶腹癌所致黄疸易出现波动，胰体尾癌只有在累及胰头时才出现黄疸，少数晚期胰腺癌患者可因肝转移导致黄疸。

约 70% 的胰腺癌患者具有糖耐量降低或糖尿病。虽然这可能是由于近端导管阻塞和远端腺体萎缩所致，但一些患者的糖耐量降低或糖尿病可在胰腺切除后得到好转，这表明胰腺癌可能存在一些与糖耐量异常相关的因子。

胰腺癌有时还与浅表血栓性静脉炎或 DIC 相关，这被认为与胰腺癌黏液分泌物中的促凝血酶原激酶有关。一些少见的腺泡细胞癌有时会将脂肪酶分泌到血液中，导致全身皮下组织脂肪坏死（表现为皮疹）和骨髓脂肪坏死（表现为溶骨性病变）。

五、胰岛素瘤

患有胰岛素瘤的患者通常在诊断前已有症状和饮食行为改变，并非所有患者在早晨都有空腹低血糖症（仅有 30% 的胰岛素瘤患者在 12h 饥饿试验后出现低血糖），也有患者经常在下午或夜间出现低血糖症，特别是在运动后。酒精可抑制糖异生，高酒精摄入和胰岛素一样也会导致低血糖症状。

空腹低血糖可能是由于胰岛素水平升高，如胰岛素瘤或其他非胰岛素介导疾病的影响，如负反馈调节激素不足(如 Addison 病中皮质醇功能减退)、严重的肝损伤(肝糖原合成受限)、外周肝糖原储备减少（如恶病质）或一些显著增加的糖利用的疾病（如败血症、癌症等）。为了区分胰岛素介导的空腹低血糖症和非胰岛素介导的空腹低血糖症，怀疑患有胰岛素瘤的患者应行饥饿试验并测量葡萄糖、胰岛素和 C 肽水平。

第 6 章

加速康复外科在肝脏外科的应用与探索

19 世纪 80 年代第一例肝切除术的成功实施，标志着肝脏外科的发展拉开了序幕，肝脏外科从此踏上了历史的舞台。随着对肝解剖认识的逐渐深入，以及血流控制技术、肝实质离断器械和能量设备的不断发展，肝切除手术从肝的局部切除，逐步演变到规则的肝叶切除乃至肝移植。随着手术技术的日臻完善及手术禁区的逐个突破，肝切除手术围手术期管理的重要性也日益凸显。

1991 年，Reich 在腹腔镜辅助下切除了位于肝边缘的良性肿瘤，完成了世界首例腹腔镜辅助下肝切除术，随后在腹腔镜辅助下肝周边病灶局部切除的病例逐渐增多。2008 年，美国 Louisville 召开的腹腔镜辅助肝手术大会，对腹腔镜辅助下肝切除的适应证达成以下共识：①位于 Ⅱ～Ⅵ段的表浅局限性肿块，局限于左肝外叶或左半肝的病变；②良性肿瘤直径 ≤5cm；③恶性肿瘤直径 ≤3cm。2002 年刘荣等首次报道腹腔镜辅助下左半肝切除术，为我国最早行半肝切除的病例。同年刘荣等报道腹腔镜辅助下解剖性肝左外叶切除术，为腹腔镜辅助下半肝切除及解剖性肝切除的探索开创了新思路。2011 年以后刘荣等提出模式化腹腔镜辅助下肝切除理念，对肝左外叶切除、左半肝切除及右半肝切除方法进行模式化处理，简化了手术难度，推动了解剖性半肝切除在各大医疗中心开展，进一步拓宽了腹腔镜辅助下肝切除的适应证。但肝某些特殊部位如肝 Ⅰ 段、Ⅶ 段及 Ⅷ 段的病灶，由于视野显露困难、手术设备难以到达及出血不易控制等原因，常规腹腔镜辅助下肝切除难度极大，临床上仍处于探索完善阶段。2003 年 Huang 等报道腹腔镜辅助下肝右后叶肿瘤切除术，2006 年 Dulucq 等报道 2 例腹腔镜辅助下肝尾状叶切除术，同年 Yoon 等报道 1 例完全腹腔镜辅助下肝右后叶切除术，这些都是对特殊部位腹腔镜辅助下肝切除较好的尝试。

da Vinci 机器人手术系统以其清晰立体的视野、灵活稳定的操控，克服传统腹腔镜手术的不足，逐渐应用于肝脏的微创切除手术。2002 年 Giulianotti 完成世界首例机器人肝切除手术，开始了机器人肝脏外科手术的新时代。2013 年，Ho 等分析全球机器人肝切除共 19 项研究，217 例患者，当时大多数 da Vinci 机器人肝手术方式为肝楔形切除和肝段切除，右肝等大范围肝切除术仅在少数中心进行，中转开腹率、并发症发生率分别为 4.6% 和 20.3%，其中最常见的中转开腹原因为肿瘤边界不清，术后最常见的并发症为腹腔积液。2015 年，Ocuin 等总结 437 例机器人肝切除病例，恶性肿瘤占 72%，良性病变占 28%，31% 是大范围肝切除术。目前机器人肝手术已经涉及肝段肿瘤切除、肝叶切除及半肝切除等，此类手术与腹腔镜辅助下肝切除术相比各有优势，这可能与腹腔镜手术开展较早、较多，以及术者技术熟练程度有关。但对于复杂的肝脏手术，da Vinci 机器人手术系统的机械臂有 7 个自由度，并配有高清 3D 视野，弥补了腹腔镜辅助下肝切除术中器械的灵活度受限、操作精细度不足等缺点，能较好地完成肝 I 段、Ⅶ段及Ⅷ段肿瘤切除；ALPPS 手术由于手术操作要求更加精细，有条件者也建议进行机器人手术，能减少术后胆瘘、感染及出血的并发症，增加二期手术切除率；涉及胆道重建的肝切除手术，机器人能提供便捷的显微镜下缝合操作，较常规腹腔镜手术具有明显优势。

第一节　肝脏手术术前准备

一、术前全身状况评估

肝具有合成、分解、代谢及解毒等多种重要功能，加之其解剖结构精密复杂，使得肝切除手术向来被视作一种创伤大且耗时长的高风险手术，对患者全身状况也具有较高的要求。术前评估包括一般状况、营养状况和重要器官功能等方面。

（一）一般状况评估

国际上对肝脏手术患者术前一般状况的评估多将美国东部肿瘤协作组（Eastern Cooperative Oncology Group，ECOG）活动状态（performance status，PS）评分作为重要指标，将患者的活动状态分为 0 ～ 5 分共 6 级，以此来对患者的体力情况做一简便、易行的评估标准。具体评分标准为：0 分，活动能力完全正常，与患病前活动能力无任何差异；1 分，能自由走动及从事轻体力活动，包括一般家务或办公室工作，但不能从事较重的体力活动；2 分，能自由走动及生活自理，但已丧失工作能力，日间不少于一半时间可以起床活动；3 分，生活仅能部分自理，日间一半以上时间卧床或坐轮椅；4 分，卧床不起，生活不能自理；5 分，死亡。ECOG-PS 评分 0 ～ 2 分的肝切除患者相较评分 3 ～ 4 分者，手术安全性更优，后者术后并发症发生率较高，应严格把握手术适应证。

（二）术前营养状况评估

除外患者一般状况的评估，术前营养状况的风险筛查也是极为重要的环节。体重指数（body mass index，BMI）指标简便易行，是评估营养状况的有利指标。血液实验室检查中的血浆白蛋白、前白蛋白和转铁蛋白也是评估营养状况的重要指标。目前我国针对腹部大手术营养风险的筛查主要采用欧洲营养学会推荐的营养风险筛查（nutritional risk screening，NRS）—2002 评分量表（表 6-1），该量表从疾病状态、营养状态和患者年龄 3 个层面综合评分，当评分≥3 分时，提示有营养不良风险，需行营养支持治疗，而对于评分＜3 分的患者拟接受重大手术治疗前，也需每周重新评估营养状况，以便根据情况开始营养支持治疗。

（三）重要器官功能评估

术前对重要脏器功能的评估是保障手术安全的必要条件，详细了解患者病史是重要脏器功能评估的基础，包括心血管系统、呼吸系统、内分泌系统、神经系统、泌尿系统、消化系统、血液系统及免疫系统等详细的病史，以及治疗相关疾病详细的用药史，如是否服用治疗高血压、心脏病等方面的药物（可乐定类抗高血压药物，华法林等抗凝、抗血小板类药物应停用或行桥接治疗）。实施肝切除术前建议行胸部 X 线或 CT、血气分析、肺功能、心电图及心脏超声等检查，必要时行 24h 动态心电图等检查。对于既往病史复杂的患者，可结合专科诊疗意见，进一步完善专科检查及术前准备工作，力争将患者术前各重要器官功能和整体情况调整至安全理想的状态。

表 6-1　NRS2002 营养风险筛查评分

疾病评分	髋骨骨折、慢性疾病急性发作或有并发症、血液透析、肝硬化、一般恶性肿瘤、糖尿病（1 分） 腹部大手术、脑卒中、重度肺炎、血液恶性肿瘤（2 分） 颅脑损伤、骨髓移植（3 分）
营养状况	BMI ＜ 18.5kg/m^2（3 分） 体重下降＞ 5%：3 个月内（1 分）；2 个月内（2 分）；1 个月内（3 分） 1 周内进食量较以前减少：25% ～ 50%（1 分）；51% ～ 75%（2 分）；76% ～ 100%（3 分）
年龄评分	年龄≥ 70 岁（1 分） 年龄＜ 70 岁（0 分）

（四）心理状况评估

随着术前对患者心理状况评估的重视程度日益增长，部分精神疾病成为手术相对禁忌证。但目前心理状况评估的方法和对精神疾病的处理措施尚未有公认的原则和方案。在这样的情况下，术前应更充分地向患者和（或）家属交代清楚疾病的性质和程度，可供选择的治疗方案，面临的风险及疗效、预后等，做到充分认知和知情同意，以取得信任和配合。尽管如此，严重的精神疾病和人格异常仍应列为肝切除术的禁忌证。

二、病灶情况评估

对患者病灶情况的评估是肝切除手术术前规划的重点工作，包括肝功能评分、肝储备功能量化评估、各种影像学检查、残余肝体积测算及三维重建手术规划等。

（一）Child-Pugh 肝功能评分

外科手术前准确评估肝功能，确定适当的肝切除范围，是确保手术安全、预防术后出现肝功能不全、小肝综合征等并发症的关键。Child-Pugh 分级标准是临床常用的肝功能评分标准（表 6-2），该标准纳入了腹水、肝性脑病、血清胆红素、血清白蛋白和凝血酶原时间 5 个指标，按不同标准将这些指标分为 3 层并分别计分，进一步根据分数总和将肝功能分为 A、B、C 3 个等级，以此衡量不同程度的肝功能损害。对于没有病毒性肝炎、自身免疫性肝炎、重度脂肪肝、酒精性肝病等疾病背景的患者，Child-Pugh A 级提示肝功能较好，能够耐受较大范围的肝切除，预留肝体积大于患者标准肝体积的 30% 即较为安全。对于肝功能 Child-Pugh A 级的肝硬化患者，则其实际肝储备功能和耐受切除范围的个体差异较大，需要进一步结合其他方法进行定量评估。对于肝功能已经轻度失代偿的 Child-Pugh B 级患者，所能耐受的肝切除体积极其有限。Child-Pugh B 级的患者经过保肝、支持对症等治疗后肝功能改善为 A 级者可以考虑手术，经治疗 Child-Pugh 肝功能评分接近 A 级且肝切除范围较小也可以考虑实施手术，但仅建议实施肿瘤切除术。而对治疗后仍不能转为 Child-Pugh A 级患者，则应放弃肝切除手术。Child-Pugh C 级表明肝功能严重失代偿，是肝切除手术公认的禁忌证。

表 6-2   Child-Pugh 肝功能分级标准

评分指标	分值		
	1	2	3
肝性脑病（分期）	无	1～2	3～4
腹水	无	轻度	中度以上
血清胆红素（μmol/L）	< 34.2	34.2～51.3	> 51.3
血清白蛋白（g/L）	≥ 35	28～34	< 28
凝血酶原时间（s）	≤ 14	15～17	≥ 18
分级标准	A 级：5～6 分；B 级：7～9 分；C 级：10～15 分		

（二）终末期肝病模型评分

终末期肝病模型（model for end-stage liver disease，MELD）评分，因其可对终末期肝病近期、中期死亡率进行有效的预测，使之成为肝切除术前 Child-Pugh 肝功能评分系统的有益补充。MELD 评分主要用于对非肝移植的终末期肝病短期、中期死亡率进行预测；同时可用于评价肝移植前患者等待供肝期间的死亡率及预测患者肝移植术后的存活率（自 2002 年开始，美国以 MELD 评分取代 Child-Pugh 分级作为肝源分配的依据）。MELD 评分越高，提示预后越差。当 MELD 评分 ≥ 40 分，住院患者 3 个月死亡率为 71.3%；MELD 评分 30～39 分，住院患者 3 个月死亡率为 52.6%；MELD 评分 20～29 分，住院患者 3 个月死亡率为 19.6%；MELD 评分 0～19 分，住院患者 3 个月死亡率为 6.0%。MELD 评分 < 9 分，住院患者 3 个月死亡率为 1.9%。MELD 评分系统的改良公式为 R=3.8ln[胆红素（mg/dl）] + 11.2ln（INR）+ 9.6ln [肌酐（mg/dl）] + 6.4（病因：胆汁性或酒精性 0，其他 1）。有文献报道，术前 MELD 评分 < 9 分，术后肝衰竭发生率较低。而术前 MELD 评分 > 11 分，则术后肝衰竭的发生率较高。MELD 评分系统在评价肝脏疾病的严重程度及判断预后方面具有重要的临床价值。

（三）肝储备功能量化评估

肝储备功能的评估也是肝切除术前决定手术规划的重要评估指标。肝储备功能是指肝应对生理负荷增加时可动员的额外代偿潜能，其大小主要取决于功能性肝细胞群的数量及其组织结构的完整性。在病理状态下，肝储备功能除了需应对机体代谢、免疫和解毒等功能需求，还需满足肝自身组织修复和再生的需要。Child-Pugh 肝功能评分系统应用虽广，但较为粗略，灵敏度、客观程度欠佳。由肝细胞摄取、经由胆汁排泄的荧光染料吲哚菁绿（ICG）的应用为肝储备功能的定量评估开辟了新途径，ICG 排泄试验成为评估肝储备功能最有价值的方法。临床上常用 ICG 15min 滞留率评估患者所能耐受的肝切除体积。应注意由于 ICG 由胆汁排泄，不适用于梗阻性黄疸的患者。

（四）手术规划

除了对肝功能评估外，肝剩余体积评估也是术前重要考量指标，基于手术规划的残余肝体积评估主要通过多排螺旋 CT、MRI 及三维重建等现代影像学手段，精确测量拟切除和预留肝实质的体积、脉管结构功能性流域并计算肝实质切除率，对合理选择手术方式和确定肝切除安全限量具有重要价值。安全肝切除的前提条件是保留足够量的功能性肝实质。

目前，临床上以肝储备功能的量化评估与肝实质体积的精确测量为基础，建立了个体化肝切除安全限量决策系统，这一系统对手术后肝功能不全具有一定的预测作用。标准肝体积（standard liver volume，SLV）是成人在生理状态下相对稳定的肝体积，其大小由人体表面积（body surface area，BSA）决定，代表健康个体具有充分功能储备和代偿潜能的理想肝体积。成人 SLV 估算目前多采用日本东京大学 Urata 公式：SLV（ml）$= 706.2 \times$ BSA（m^2）$+ 2.4$。BSA 采用 DuBois 公式计算而得：BSA（m^2）$= 0.007\,184 \times$ 身高（cm）$^{0.725} \times$ 体重（kg）$^{0.425}$，安全肝切除的标准则需参照肝切除后残余肝体积与 SLV 的比值加以衡量。对于无肝病背景患者，安全肝切除的极限为剩余 20% ～ 25% 标准肝体积，即 RRS > 0.2。

三、提高手术耐受

（一）肝功能的维护

在我国，接受肝切除术的患者大多数合并病毒性肝炎、肝硬化等基础肝病，急、慢性肝损害及梗阻性黄疸是常见表现。对于此类患者，首先应依据个体情况立即开始针对病因的治疗措施，例如合并病毒性肝炎患者，应及时检查 HBV-DNA 定量或 HCV-RNA 定量，并进行抗肝炎病毒治疗。胆红素水平较高的梗阻性黄疸患者，应通过 PTBD、ENBD 或 ERCP 等手段解除梗阻性黄疸。伴随胆道感染或因肿瘤坏死而引发感染的患者，也应配合抗感染治疗。肝硬化合并门静脉高压的患者也应常规对胃底食管静脉曲张的情况加以评估和保持足够警惕，并辅以保肝、抑酸等支持治疗。行白细胞、红细胞、血小板水平的检测，结合 CT 扫描评估脾的大小和脾功能是否亢进，术前存在重度食管胃底静脉曲张及严重的脾功能亢进（PLT < 50×10^9/L）的患者手术决策应格外慎重。除此以外，还应高度重视术前的保肝治疗。术前丙氨酸氨基转移酶（ALT）在正常值的 2 倍以上，需在术前给予保肝治疗。术前 ALT 是正常值的 2 ～ 10 倍，应在保肝治疗 1 周后复查，如果 ALT 显著下降，可按期手术，反之则应延期手术。若术前 ALT 高于正常值的 10 倍，应暂缓手术。目前临床应用的保肝药物种类较多，应用时可综合考虑药物的作用机制、处方剂量、配伍禁忌及不良反应，有选择地合理使用。常用的保肝药物包括：①抗炎类药物。甘草酸制剂针对炎症通路，广泛抑制各种病因介导的相关炎症反应，减轻肝的病理学损害，改善受损的肝细

胞功能；代表药物有异甘草酸镁注射液、甘草酸二铵肠溶胶囊等，该类药物具有较强的抗炎作用，疗效强，不良反应少，可以作为首选的基本保肝药物。②磷脂类药物。多烯磷脂酰胆碱可以促进肝细胞膜再生、协调磷脂和细胞膜功能、降低脂肪浸润。与抗炎类药物联合使用有助于发挥协调效应。③解毒类药物。通过提供巯基或葡萄糖醛酸，增强解毒功能，如谷胱甘肽、水飞蓟宾等。④利胆类药物。腺苷蛋氨酸作为甲基提供的前体，有助于防止胆汁淤积。熊去氧胆酸可增加胆汁分泌，促进胆汁排泄。上述两种药物可作为防治术后高胆红素血症的首选。不同抗炎、保肝药物的联合应用，有可能起到更理想的抗炎保肝效果。

（二）营养状态的改善

拟施肝切除手术的患者常合并慢性肝炎、肝炎后肝硬化、门静脉高压及梗阻性黄疸等，术前通常存在潜在的营养不良风险。术前营养风险筛查和营养评估可对此类患者加以识别，存在营养风险或营养不良的患者应从术前开始营养支持治疗以改善营养状况。营养支持治疗尽可能采取胃肠内营养方式，术前肠内营养可以降低术后并发症的发生率，加快术后胃肠道功能恢复及缩短住院时间。术前给予口服肠内营养制剂，可使胃肠道对肠内营养制剂有预适应，加快术后肝功能和胃肠道功能恢复，提高手术耐受力，保护肠黏膜屏障功能，降低术后感染的风险，缩短住院时间。目前提倡术前 3d 给予患者口服口感较好的整蛋白型肠内营养制剂，采用少量、多次口服的方式，可获得较好的效果。

对于合并肝硬化的患者，由于患者处于高分解代谢状态，营养支持应兼顾能量及各器官负担的平衡。方案中需要添加比正常人更多的蛋白质，对重度营养不良的患者，应考虑经胃肠道补充富含乳清蛋白的营养制剂，以满足蛋白质合成的需求。对少数不能耐受蛋白质从胃肠道摄入的患者，可给予恰当热氮比的静脉营养支持，并以支链氨基酸作为氮源，减轻肝的负担、抗分解代谢，刺激肝细胞再生，对肝性脑病也有一定的治疗作用。需要注意的是肝硬化患者往往存在糖代谢异常，因此，建议每天葡萄糖供给量应少于 $180 \sim 200g$，并参考葡萄糖（g）：胰岛素（U）＝（ $4 \sim 6$）：1 加用外源性胰岛素，以避免血糖波动增加脏器损害。此外，肝硬化患者须适量补充维生素 K 及凝血酶原复合物来改善患者的凝血功能。

对于存在梗阻性黄疸的术前患者，除了存在营养不良、分解代谢增加、负氮平衡及糖耐量异常等外，还可能存在营养要素缺乏（必需脂肪酸、脂溶性维生素、钙、磷等）、肠黏膜屏障损害、肠道菌群失调等，可能导致肠道生物屏障作用减弱，菌群易位，伴发肠源性感染和内毒素血症。因此，对于此类患者，首选肠内营养不仅更符合消化吸收的生理过程，维护肠屏障，减少肠道细菌易位，减少肠源性感染，还可刺激消化液和胃肠道激素分泌，促进胆汁排泄，增加内脏血流，有利于肝功能的改善和维护。同时可补充益生菌和益生元，以发挥增强免疫力、减轻炎性反应、保持良好肠道内环境的效用。如存在胆汁外引流时，应行胆汁回输，有效补充胆汁酸盐，并促进消化吸收、防止水和电解质的丢失。

（三）全身重要脏器功能的维护

肝切除术常伴随较大的手术创伤及较长的手术时间，术中出血或阻断肝门等情况也会造成血流动力学波动，良好的全身重要脏器功能状态成为确保手术安全实施的重要因素。

对于吸烟患者，应严格要求其戒烟并配合相应的呼吸锻炼，既往有呼吸系统疾病病史的患者可依据不同情况予以雾化吸入、稀释痰液、降低气道高反应性等治疗。合并高血压病患者，术前应密切监测并严格控制血压，适量补液扩容，为术中维持平稳的血流动力学状态做好充分准备。因冠状动脉粥样硬化性心脏病、心房颤动等心血管系统疾病服用抗凝药物者，应停药后酌情更换为低分子量肝素桥接治疗，还可酌情辅以营养心肌等治疗。合并糖尿病或空腹血糖异常升高的患者应常规监测多个时间点（包括早晨空腹、三餐后 2h、睡前等）的血糖值。对于糖尿病患者行肝切除术前应采用皮下或静脉注射胰岛素，将血糖控制在 7.8～10.0mmol/L。有研究表明，术前糖化血红蛋白与术后并发症的发生密切相关。

（四）消化系统功能的维护

关于术前胃肠道准备，根据加速康复外科理念和方法，对于胃肠道结构完整、功能未明显受损的患者术前不主张采用传统的方法行胃肠道准备。然而，研究表明，肝切除术前给予口服肠内营养制剂，可使胃肠道对肠内营养制剂产生预适应，加快术后肝功能和胃肠道功能恢复，缩短住院天数。可于术前 3d 给予患者口服口感较好的整蛋白型肠内营养制剂，采用少量、多次口服的方式可以获得较好的效果。慢性肝病患者多存在肠道屏障功能损害，有潜在的肠道菌群易位和内毒素血症，肝切除手术的创伤可加重上述损害。因此，术前应预防性使用抗生素，具体为在麻醉前 30min 静脉滴注抗生素。此外，肝硬化患者通常合并门静脉高压性胃炎或食管胃底静脉曲张，手术后应激状态会诱发上消化道出血，可在术前考虑给予患者 H_2 受体阻滞剂进行预防。

（五）贫血的纠正

术前贫血是指从确定手术到接受手术前的间隔期，患者单位容积外周血液中血红蛋白浓度、红细胞计数和（或）血细胞比容低于正常参考值的下限（表 6-3）。贫血在肝切除术前患者中并不少见，如未得到有效的治疗将可能影响患者的手术及其预后。有研究表明，术前贫血可增加手术风险、ICU 入住率、术后感染率，影响患者术后活动和功能恢复，增加术后并发症发生率和病死率、延长住院时间、增加疾病诊疗费用，即使是轻度贫血也是术后并发症发生率和病死率的独立危险因素。因此术前贫血的及时诊断和治疗非常重要。

表 6-3　贫血分级的 WHO 标准和中国标准

贫血分级	血红蛋白（g/L）（WHO 标准）	血红蛋白（g/L）（中国标准）
0 级（正常）	成年男性≥ 130 成年女性≥ 120	成年男性≥ 120 成年女性≥ 110
1 级（轻度贫血）	110～正常参考值下限	91～正常参考值下限
2 级（中度贫血）	80～109	61～90
3 级（重度贫血）	＜ 80	31～60
4 级（极重度贫血）	—	≤ 30

对所有拟接受肝切除术的患者，均应进行术前贫血评估，对于贫血患者应尽快明确病因并积极治疗，同时也应根据疾病、手术类型，权衡贫血与推迟手术的利弊。对于贫血的评估包括症状（运动耐力下降、心悸、气短、头痛、头晕、晕厥、厌食、恶心）、病史（急慢性失血、血液系统疾病、自身免疫性疾病、胃肠道吸收异常等）、药物应用史（非甾体抗炎药、抗血小板药物、抗凝药物、化学治疗药物、中药等）、家族史等。体格检查也应注意皮肤黏膜有无苍白，淋巴结、肝脾是否肿大等，必要时进行专科检查。实验室检查应包括血常规、肝功能、肾功能及凝血功能，还有铁代谢相关检查、血清叶酸和维生素 B_{12} 水平等。必要时请血液科、肾内科、输血科等相关科室会诊。术前贫血的治疗首先应针对引起贫血的原发疾病进行治疗，其次是对症治疗。根据疾病、手术类型的不同，术前贫血的治疗目标也不同。术前贫血的治疗包括营养支持治疗、吸氧以维持组织氧供，必要时按限制性输血策略输血等。对于缺铁性贫血、铁储存不足且预计失血量较大的手术患者，应考虑口服或静脉补充铁剂。对于叶酸或维生素 B_{12} 缺乏的患者，可口服补充叶酸、腺苷钴胺或甲钴胺。目前对术前应用促红细胞生成素还需要进一步进行风险和获益方面的研究，仅推荐用于需要避免输血的患者，而对于各种原因引起血液高凝状态，以及未控制的严重高血压患者，由于其可能的血栓栓塞风险，一般不予以应用。

第二节　肝脏手术术中管理

一、术中出血的控制

手术中控制肝出血的方法很多，如入肝血流阻断、保留肝动脉的入肝血流阻断、全肝血流阻断、区域性血流阻断等，肝血流预先控制理论不拘泥于某一种具体的阻断方法，而是强调对拟切除肝区域血流的预先控制，要结合术前影像学资料，判断病灶部位、肝拟切除区域，残余肝组织病变等情况，预先制订合理的血流控制方案及组合运用。在处理入肝血流时，根据拟切除肝组织的范围游离供血的肝蒂并予以阻断，一方面可以提前控制肝切除过程中肝断面的出血，另一方面也可以防止肿瘤的医源性播散，建议行鞘内解剖以避免因解剖变异而引起血管和胆管损伤。鞘内解剖的方法对术者手术经验和技巧要求更高，如果对肝门部的解剖不熟悉，反而会造成肝门区管道的损伤。因此，在肝硬化或肿瘤压迫而导致的肝门部解剖困难的情况下，可以改行鞘外解剖或用直线切割闭合器整体离断。单纯阻断门静脉血流能有效控制肝实质出血，又能避免肝缺血再灌注损伤。对于出肝血流的阻断，术者必须根据手术需要及自身经验有选择地进行，不必勉强行肝外分离，可在断肝过程中显露出肝静脉根部后连同少许的肝实质一并离断，必要时行前入路劈开肝实质后再处理，这样可以降低撕裂肝静脉引起出血和气腹状态下气体栓塞的风险。完全肝血流阻断时间必须精确掌握在肝可耐受缺血的安全时限内，以防止残余肝的严重缺血再灌注损伤，以免发生不可逆性肝损伤。

肝切除术中出血不仅受入肝血流的影响，也受到出肝血流的影响。控制入肝血流可以有效地减少肝动脉及门静脉损伤引起的出血，但由于肝静脉位置深在，管壁薄，分支多，解剖结构复杂，一旦出血则难以控制，尤其在腹腔镜辅助下操作时，如显露不佳则处理更加困难。近年来随着对肝解剖及病理生理的深入了解，先后出现了多种减少肝静脉出血的方法，如选择性肝静脉阻断、肝后下腔静脉的阻断及控制性低中心静脉压（central venous pressure，CVP）技术。控制性低中心静脉压技术是通过药物干预、容量控制、呼吸管理及体位调节等措施降低腔静脉及肝静脉系统压力以减少术中出血，已经在肝切除术尤其是腹腔镜辅助下肝切除术中得到广泛应用。将 CVP 降低至 $5cmH_2O$（$1cmH_2O= 0.098kPa$）以下，同时维持动脉收缩压＞ 90mmHg。这种状态不会导致全身低血压、低灌注，又可以降低肝静脉压力，显著减少离断肝实质时的出血量，通常不会发生难以控制的大出血，缩短手术时间。有研究认为，麻醉管理控制方式比阻断下腔静脉的方式降低中心静脉压的效果更好，且有利于术中维持低中心静脉压水平，但在减少术中出血量方面稍差，同时也指出下腔静脉阻断方法可能导致术后肺栓塞的风险增加。由于腹腔镜手术和机器人手术中需要 CO_2 气腹状态，CO_2 气腹可造成心率、外周血管阻力和中心静脉压升高，从而引发心排血量降低，增加发生气体栓塞或肝肾功能损害的风险。近几年国内对于腹腔镜和机器人辅助腹腔镜下肝切除术中应用麻醉管理控制性低 CVP 技术进行研究。研究结果表明，气腹状态下采用控制性低中心静脉压技术维持 CVP 在 $0 \sim 5cmH_2O$ 可以安全有效地减少术中出血，但需加强术中麻醉监测。由于控制性低 CVP 可能影响肝灌注，故对于术前肝功能较差的患者应慎用控制性低中心静脉压技术。

二、术中气体栓塞的预防

静脉气体栓塞通常是指气体由操作区域进入静脉系统并产生一系列临床症状，危及患者生命。早期的腹腔镜辅助下肝切除以局部切除为主，很少需要处理大血管，较少发生气体栓塞。随着机器人及腹腔镜微创技术的迅速发展，包括大范围肝切除和困难部位肝切除在内的复杂肝切除均可通过微创技术得以实施，气体栓塞的发生率也较以往明显升高。发生气体栓塞的因素主要有肝静脉系统与腹腔内气体压力差较大、操作部位与右心房的压力梯度较大、中心静脉压低、血容量不足、氩气等溶解度较低的气体进入循环等。气体栓塞对机体的影响与气体进入体内的总量和速度等因素有关。由于二氧化碳的溶解度较高，当少而慢的二氧化碳进入血管时大多可被机体吸收，对循环的影响较小。但当二氧化碳快速大量入血时则可引起低氧血症、高碳酸血症及酸中毒等，严重时气体可充满右侧心腔并通过右心室进入肺循环导致肺动脉栓塞，心搏出量、平均动脉压及肺动脉压下降，产生急性心力衰竭，导致患者心脏停搏甚至死亡等严重事件。

腹腔镜辅助下肝切除时二氧化碳气体栓塞问题重在预防，下腔静脉、肝静脉系统分支损伤均有可能形成气体栓塞，因此在解剖这些结构时应更加仔细，避免直接损伤或切开大血管分支。主干上筛孔出血可用纤丝速即纱覆盖压迫止血，对于大的裂口出血采用缝合止血更为确切。维持适宜的中心静脉压及输注液体量、呼气末正压通气等方法，以减少静脉与气腹之间的压力差。当气体栓塞发生时，应立即解除气腹，提高吸氧浓度，调整体位为左侧卧位，如果气体栓塞严重，可给予心脏锤击或按压，促使气泡碎片化，或直接采用右心穿刺的方法将气泡吸出，应用碳酸氢钠纠正酸中毒，应用血管活性药物提高心脏泵功能，维持正常的血压，必要时给予心外按压等措施或立即中转开腹。

三、术中输血

健康成人的血液总量约占体重的 8%，当患者急性失血超过全身总血容量的 15% 左右时，即可能难以维持体内循环系统的正常血容量，从而导致失血性休克。围手术期应维持患者的前负荷，当急性失血时酌情进行输血是一种广泛应用的治疗手段。对于输血指征的评估，除了常规监测失血量（如吸引器和纱布计量），重要脏器灌注或氧供指标（包括生命体征、尿量、血红蛋白、血细胞比容、血气、乳酸水平、酸碱平衡和电解质）、凝血功能（血小板计数、PT、APTT、INR、纤维蛋白原、血栓弹力图）、中心静脉压和肺动脉楔压等指标，还应动态评估液体反应性和无创心排血量，避免盲目输注血液制品引发的不良反应。

常见的输血反应和并发症包括非溶血性发热反应、变态反应和过敏反应、溶血反应、细菌污染、循环超负荷、出血倾向、酸碱平衡失调、输血相关性急性肺损伤和传播感染性疾病等。此外，还有研究表明围手术期异体输血还可能增加恶性肿瘤患者术后感染、肿瘤复发等发生率，从而影响其预后。其机制可能与输血导致术后早期的特异性和非特异性免疫抑制有关：输血使 T 淋巴细胞及其亚群、NK 细胞活性及单核巨噬细胞免疫功能受到抑制。此外，血液制品中血浆纤维结合蛋白能干扰淋巴细胞的转化过程，血液制品中的多种细胞因子也具有免疫抑制作用。由于机体的免疫应答受到抑制，肿瘤细胞生长活跃，可能造成肿瘤复发。

因肝血供丰富、生理解剖结构复杂，针对肝肿瘤的根治性手术通常难度较大、耗时长，术中不可避免会出现失血甚至大量失血，应避免无指征或指征不当的异体输血，尽量减少输血，提倡成分输血或自体输血，严格把握输血指征。肝切除术中主要输注的红细胞制品包括浓缩红细胞、红细胞悬液等，特殊情况下可采用洗涤红细胞、去白细胞红细胞、辐照红细胞等，建议采用限制性输血的策略，当血红蛋白＞ 100g/L 时无须输注红细胞，血红蛋白为 70 ～ 100g/L 时，根据患者心肺代偿功能、有无代谢率增高和有无活动性出血等因素决定是否输注红细胞。对于血红蛋白＜ 70g/L，术前有症状的难治性贫血患者或血红蛋白＜ 80g/L 并伴有症状（胸痛、直立性低血压、对液体复苏反应迟钝的心动过速或充血性心力衰竭）的患者，应考虑输注红细胞。对术前心肺功能不全、严重低血压或代谢率增高的患者应保持相对较高的血红蛋白水平（80 ～ 100g/L）以保证足够的氧输送。血小板制品包括手工分离血小板、机器单采血小板等，主要用于血小板数量减少或功能异常伴异常渗血的患者，术前血小板计数＜ 50×10^9/L，应考虑输注血小板。血小板计数在（50 ～ 100）× 10^9/L 时，应根据是否有自发性出血或伤口渗血决定是否输注血小板；如术中出现不可控性渗血，经实验室检查确定有血小板功能低下，输注血小板则不受上述指征的限制。血浆的输注主要用于围手术期凝血因子缺乏的患者，尽量采用内含全部凝血因子及血浆蛋白的新鲜冰冻血浆，当 PT 或 APTT ＞正常 1.5 倍或 INR ＞ 2.0，出现创面弥漫性渗血时，或急性大出血后输注大量库存全血或浓缩红细胞时，应考虑输注新鲜冰冻血浆。输入冷沉淀的目的是补充纤维蛋白原和（或）Ⅷ因子，纤维蛋白原浓度＞ 150mg/dl，一般不输注冷沉淀，如存在严重伤口渗血且纤维蛋白原浓度＜ 1g/L，或存在严重伤口渗血且已大量输血，无法及时测定纤维蛋白原浓度时可以考虑输注冷沉淀。急性大量血液丢失可能出现低血容量休克的患者，或患者存在持续活动性出血，估计失血量超过自身血容量的 30%，也可以考虑输注全血。肝切除患者大量失血时，除了输注血液制品，还需根据具体情况考虑应用纤维蛋白原、凝血因子Ⅷ浓缩物、凝血酶原复合物、重组活化凝血因子Ⅶ、氨甲环酸、钙剂等辅助药物。

考虑到异体输血可能带来不良反应及其对免疫抑制、术后感染和肿瘤复发的不良影响，肝切除围手术期应根据病情合理判定输血与否及选择输血方式，如非必要尽量不输血，输血可更多地考虑自体输血（即采用患者自体的血液），自体输血可以避免输注异体血的输血反应、血源传播性疾病。同时自体输血能够避免非特异性免疫抑制，促进术后康复，降低不良反应的发生率，提高患者的预后。目前常采用的自体输血方式有储存式自体输血、急性等容性血液稀释和回收式自体输血。储存式自体输血是在术前一定时间采集患者自身的血液进行保存，在手术期间输用。当患者身体一般情况好，血红蛋白＞ 110g/L 或血细胞比容＞ 0.33，无严重的心肺系统等基础疾病，无梗阻性黄疸、感染、凝血功能障碍等择期手术的患者均可实施自体血储备，尤其是术前预计术中出血量较大、极有可能需行术中输血的患者，应积极储存自体血制品。急性等容性血液稀释一般在麻醉后、手术主要出血步骤开始前，抽取患者一定量自体血在室温下保存备用，同时输入胶体溶液或一定比例的晶体溶液补充血容量，使手术出血时血液的有形成分丢失减少。待主要出血操作完成后或根据术中失血及患者情况将自体血回输给患者。该输血方式的适宜人群基本同储存式自体输血，血液稀释程度的把握一般依据血细胞比容≥ 0.25；术中必须密切监测患者血压、心电图、脉搏血氧饱和度、血细胞比容及尿量的变化，必要时应监测中心静脉压。回收式自体输血则是使用血液回收装置回收患者体腔积血、手术失血，经抗凝、洗涤、滤过等处理，然后回输给患者。回收式自体输血适用于预计出血量较大的良性疾病手术，如肝血管瘤切除术等。

第三节　肝脏手术术后管理

一、术后液体管理

围手术期容量负荷的精确调控十分重要，容量过少导致肝血流灌注不足或容量超负荷导致肝过度灌注都会造成肝损伤，尤其是大范围肝切除后残余肝体积偏小且处于边缘状态时，或肝硬化程度较重时，容量超负荷容易诱发小肝综合征甚至肝功能不全。肝切除术后基础补液量可控制在 30 ～ 50ml/kg（体重），并应根据患者的引流量、尿量、中心静脉压、血红蛋白、血细胞比容及乳酸水平等指标综合评估患者的循环容量、组织灌注水平及内环境状态，进一步精确调控液体输注量以及晶体溶液与胶体溶液比例，适当应用利尿药，维持液体出入量平衡。研究表明，适宜的液体量与肝胆疾病患者术后康复密切相关，可避免产生大量胸腔积液、腹水、感染等并发症。

二、营养状态管理

肝切除术后合理的营养支持可以加速术后康复并降低并发症的发生率。加速康复外科的理念也渗透到肝脏手术的围手术期管理措施中。研究表明，肝切除患者术后 24h 内开始肠内营养可以显著降低术后并发症的发生率，尤其是感染相关并发症的发生率。由于肝切除术后患者处于应激状态，早期肠内营养的存在而引发腹泻、腹胀等营养不耐受情况，因此应根据患者的情况个体化调整肠内营养应用方案。对于术前肝功能损害较重或手术范围较大、胃肠道耐受性较差的患者，可选用预消化的短肽型肠内营养制剂。肠内营养不足的部分，需由热量、热氮比及糖脂比适宜的肠外营养补充。患者围手术期的目标营养量是：每日热量 20 ～ 25kcal/kg（1kcal=4.184kJ），蛋白质 1.2 ～ 1.5g/（kg・d）。术后的高应激状态下，初始不要求给予全量的热量，应重视合适的热氮比（非蛋白热量：氮量）。普通肝脏手术非蛋白质热量（kcal）与氮量（g）的比例一般应保持在（100 ～ 200）：1；重症患者宜增加蛋白质供给量，比例可降至 80：1。糖脂比（糖：脂）保持在 6：5 较为适宜。在肠内肠外营养方案中，还可添加特殊的营养要素，如精氨酸、谷氨酰胺、ω-3 多不饱和脂肪酸及益生菌等，以增加自然杀伤细胞活力、调节机体免疫状态、调控应激产生的炎症因子等。

随着糖尿病发病率的升高，合并糖尿病的肝切除术患者也日渐增多。对于这类患者，围手术期营养治疗的原则是在实行个体化营养治疗的前提下，适当控制血糖。依据美国临床内分泌医师学会及美国糖尿病学会联合发表共识，血糖宜控制在 7.8 ～ 10.0mmol/L，保持液体出入量平衡，在维持电解质、酸碱平衡的同时，选择针对糖尿病患者的富含果糖、膳食纤维和单不饱和脂肪酸的特殊营养制剂，并逐步向正常饮食过渡。有胃排空障碍的患者可经空肠营养管实施。

三、疼痛管理

术后良好的镇痛效果可有效缓解患者的焦虑、烦躁及紧张情绪，提升休息和睡眠质量，可加速下床活动、呼吸功能锻炼及胃肠道功能恢复，减少术后并发症发生，加快机体整体功能的恢复。目前疼痛管理多主张预防、按时、多模式的镇痛策略，即在疼痛出现前采取镇痛措施以减缓术后疼痛的发生，其始于外科手术前，覆盖整个术中和术后，并依据疼痛评分按时、有规律地给予镇痛药物。多模式镇痛是指联合使用作用机制不同的镇痛药物或镇痛方法，使作用机制互补，镇痛作用相加或协同，同时由于每种药物的剂量减少，不良反应可相应降低，达到最大的镇痛效应/不良反应比。目前多模式镇痛方案主要有神经阻滞、椎管内镇痛、静脉镇痛（非甾体抗炎药/阿片类药物等）、口服给药、皮下或肌内注射给药及切口局部浸润等。建议首选硬膜外术后自控镇痛，但硬膜外术后自控镇痛不适用于凝血功能异常的患者，特别是血小板＜ 6×10^9/L 的患者。但考虑到实际情况，对于未行硬膜外镇痛的患者，术后采用自控静脉镇痛或腹横肌膜神经阻滞等方案：芬太尼 $8 \sim 10 \mu g$/ml 复合地塞米松和 5- 羟色胺 3 受体拮抗剂，以 2ml/h 速度静脉持续输注。48h 后，可根据患者的疼痛程度给予非甾体抗炎药，使患者运动和静止疼痛评分＜ 3 分。术后疼痛治疗后需进行评估，应及时采用视觉模拟评分法、数字等级评定量表、语言等级评定量表等对患者静息与运动时疼痛强度进行评估。同时评估治疗效果并积极治疗恶心、呕吐、瘙痒、腹胀等不良反应。还需注意阿片类药物的不良反应，减少阿片类药物使用量等。

四、血栓预防

接受肝切除术的患者原发疾病很多是恶性肿瘤，这类疾病会使患者机体处于高凝状态。另外，肝切除手术通常伴随出血，术后恢复过程中也会处于高凝状态，加之患者卧床时间较多，是血栓形成的高危因素。血栓形成，尤其是深静脉血栓形成，可能引起肺栓塞等严重并发症，预防性抗凝是降低这一严重并发症发生率的有效手段。具体措施包括：基础预防即早期活动，包括早期卧床时腿部运动及下床活动等。长期卧床不仅增加下肢静脉血栓形成的风险，还会产生其他不良影响，如胰岛素抵抗、肌蛋白丢失、肌肉萎缩、肺功能损害等。预防血栓的机械预防常用措施是穿着弹力袜或间歇性空气加压（IPC）等。预防血栓的药物主要有普通肝素、低分子量肝素、阿司匹林等。对于预防血栓的药物增加术后出血隐患的顾虑，有研究表明采用合理的药物预防性抗血栓治疗并未增加术后出血的发生率。

五、引流管管理

肝切除术后主要的管道包括鼻胃管、导尿管、腹腔引流管等，目前被广为接受的术后管道管理原则是尽量减少使用或尽早拔除管道，这将有助于减少感染等并发症的发生率，并减少对术后活动的影响，有助于患者术后心理障碍的康复。对于创面处理满意，估计不会出现出血或胆瘘的患者，术中可由术者依据综合情况慎重决定是否留置引流管。留置引流管的患者，如术中肝切除创面处理满意，肝功能情况良好，术后引流液清亮、引流量少的患者，进食半流质饮食后复查腹部影像未见明确积液时，可酌情尽早拔除腹腔引流管，以减少腹腔感染的发生率。胃管和尿管的留置也应遵循尽早拔除的原则。有研究结果显示，长期留置胃管患者发热、肺不张、肺炎、胃食管反流等并发症的发生率较高，而不留置胃管患者肺部并发症明显减少，排气及进食时间提前，腹部并发症的发生率未明显增加，未行胃肠道重建患者可不放置胃管或于手术结束时拔除，行胃肠道重建患者可根据引流情况于术后第 1 ～ 2 天拔除胃管；长期留置导尿管有增加尿路感染、延迟膀胱功能恢复等风险。建议对无前列腺基础疾病的患者，于术后第 1 ～ 2 天拔除导尿管。

第四节　肝脏手术术后常见并发症及处理

一、肝功能不全

　　肝切除术后肝功能不全的诊断标准尚未统一，国际上常用的是 50—50 标准，即术后第 5 天总胆红素＞ 50mmol/L，凝血酶原活动度＜ 50%，即应考虑肝功能不全的可能。该标准灵敏度和特异性分别为 69.5% 和 98.5%。国际肝脏外科学组（International Study Group of Liver Surgery，ISGLS）根据肝切除 5d 天后的 INR、高胆红素等检验指标，并结合肝功能、肾功能、呼吸功能，以及是否需要特殊评估和特殊临床治疗，将肝硬化患者肝切除术后肝功能不全严重程度分为 A、B、C 3 个等级。其中肝功能不全 A 级，凝血正常（INR ＜ 1.5），无神经症状，尿量正常即＞ 5ml/（kg·h），BUN ＜ 25.0mmol/L（150mg/dl），无尿毒症，动脉血氧饱和度＞ 90%，临床上不需要特殊处理。而肝功能不全 B 级，已出现凝血功能不佳（1.5 ≤ INR ＜ 2.0），开始出现神经系统症状（如嗜睡和意识混乱），尿量不足即 ≤ 0.5ml/（kg·h），BUN ＜ 25.0mmol/L，无尿毒症，尽管用鼻导管或面罩吸氧，但动脉血氧饱和度＜ 90%，这类患者通常需要行腹部超声和（或）CT、胸部 X 线片、痰、血、尿培养，颅脑 CT 检查等进一步检查评估；临床处置需要输注新鲜冰冻血浆和人血白蛋白，每日给予利尿药和无创呼吸辅助，并转至重症监护病房。肝功能不全 C 级为最严重阶段，凝血功能不佳（INR ≥ 2.0），出现严重神经症状和（或）肝性脑病，利尿药无法处置的肾衰竭，BUN ≥ 25.0mmol/L，有尿毒症症状；在高流量吸氧状态下仍然为严重的低氧血症（动脉血氧饱和度 ≤ 85%），在肝功能不全 B 级附加检查的基础上，还需增加颅内压监护；治疗上明确需要转至重症监护病房，并进行循环支持，气管插管、机械通气支持，体外人工肝支持，进而行挽救性肝移植。

　　肝切除术后肝功能不全重在预防。围手术期应针对各种诱发肝功能损伤的高危因素进行重点防控，这些高危因素包括残余肝功能体积不足或脉管结构不完整、术中大出血及血流阻断引起残余肝缺血再灌注损伤、术后腹腔和全身感染、术后内环境失稳态、肝血管性并发症、液体超负荷、水和电解质及酸碱平衡紊乱等。此外，除了手术中损伤重要的出入肝血管造成的血管性并发症引发肝功能损伤外，恶性肿瘤或其他易栓症合并血液高凝倾向，也可自发形成门静脉和（或）肝动脉血栓。药物性肝损害在手术后肝功能不全发生中的作用也不可忽视，应谨慎甄别并避免使用各种可能有肝毒性的药物，对于具备肝功能不全高危因素的患者，需要在临床药师指导下用药。一旦发生肝切除术后肝功能不全或肝衰竭，应早期诊断，尽早治疗，针对不同病因采取相应的综合治疗措施，并积极防治并发症，必要时进行肝移植治疗。首先要行 B 型超声、增强 CT 或 MRI 检查以排除肝血管和胆管病变，并针对性予以介入治疗或手术治疗。支持治疗中重要的是维持水、电解质、酸碱平衡和血流动力学稳定，为肝修复和肝功能恢复创造良好的内环境。合理的营养支持对肝功能恢复也很重要。当有凝血功能障碍和出血倾向时，需及时补充凝血因子。当常规治疗无效而肝功能恶化、有生命危险时，应在内科治疗的同时积极准备紧急肝移植。若供肝无法及时获得，可给予生物人工肝支持，为肝移植提供过渡治疗。

二、感染

发热作为评估术后有无并发症的指标很重要，术后有发热时，要立即查明原因并进行处理，使损害降低到最小限度。出现发热时为预防缺血再灌注损伤及术后发热引起的患者体力的消耗，给予激素、解热药及抗生素。同时寻找发热原因，应注意胸腔积液、导管热和离断面引流不全引起的发热。

肝切除术后感染性并发症的风险与患者的原发疾病，术前全身及肝功能状态，以及手术范围和术中失血等因素密切相关。肝切除术并发的感染是导致术后肝功能不全的重要诱因之一。感染的原因主要包括外源性感染因子（如术中脱落的细菌）、内源性感染因子（如胆管及肠管开放操作时带入的细菌），以及院内感染等。其中，胆汁中细菌阴性的肝切除术属于准无菌手术，而胆汁中细菌阳性的肝切除术则属于污染手术。明确胆汁中是否存在细菌，对于制订围手术期的抗生素治疗方案具有重要意义。

术后感染可分为手术部位感染和其他非手术部位感染。手术部位感染根据感染部位和深度，又可分为浅表切口感染（皮肤及皮下组织感染）、深部切口感染（筋膜及肌肉层感染）及器官（体腔）感染。其中，器官（体腔）感染的具体表现形式多样，例如肝切除术后可能出现腹腔内脓肿、胆囊炎、胆管炎、肝脓肿或术后肠炎等。若手术涉及开胸操作或胸骨正中切开，腹腔内的炎症还可能蔓延至胸腔或纵隔。手术部位以外的感染则包括肺炎、尿路感染、血管内导管相关感染等。

为预防术后感染，在术前、术中、术后进行系统的围手术期管理十分重要。术前控制潜在的感染病灶、维护肝功能、术中精细操作、避免过度失血是预防术后感染的重要措施。对于合并肝硬化，以及术中反复、长时间肝血流阻断的患者，应注重防治肠道菌群易位导致的内毒素血症。对于术前合并局部化脓性感染的患者，应在术前积极控制感染，并尽可能获取细菌学和药物敏感试验结果，以便为术后用药提供准确指导。术中适当放置引流管，并采用密闭引流以防止逆行性感染。保持离断面的良好血流，同时进行胆汁渗漏检查，这对于预防胆瘘至关重要。此外，由于腹水潴留可能引发腹腔内感染、扩散，因此腹水的管理也非常重要。在肝切除术中，通常会同时施行胆囊摘除术；若未摘除胆囊，则需警惕胆囊炎的发生。肝切除术后胆管炎是一种严重的并发症。若肝切除术中涉及胆道系统的手术，还需警惕有胆源性肝脓肿发生的可能。

术前预防性使用抗生素是为了防止术中污染部位发生感染。原则上，清洁手术仅在手术当日使用抗生素，而其他手术则使用抗生素约3d，应避免术后长时间使用抗生素。但污染手术和感染手术的治疗性用药不在此限。

对于肝切除术后合并腹水或胆瘘的患者，由于其容易并发感染，应加强腹水的细菌学监测，一旦发现细菌感染，需及时选用敏感的抗生素进行治疗。此外，还需定期对引流液进行细菌培养，明确其敏感抗生素。当发热等临床症状得到控制后，应尽早停用抗生素，以防止耐药菌的出现。另一方面，应该通过加强胃肠道的管理，控制肠道菌群易位和内毒素血症。

三、出血

肝切除术后出血可以发生在术后数小时或数日之后，常由术中止血不彻底、血管处置不当、肝断面部分肝组织坏死、继发感染、引流不畅而使创面积液感染，以及凝血功能障碍等引起。可以分为血管性出血、凝血功能障碍及继发感染出血等。血管性出血多发生在手术后 24～72h，突然自引流管流出大量鲜红色血液，经临床一般性处理及输血后，血压仍然下降、脉搏加快，诊断多可确立。此类出血多可归因于术中止血不彻底、术中血管处置不当、结扎缝合不确切、术后缝合线松解、血管钛夹松脱、血管断端高温凝断后再开放、肝硬化门静脉高压症时肝周韧带内开放的小血管处理不当。凝血功能障碍所引起的出血多发生在术后 3～5d，腹腔引流管引出大量不凝血，通常伴有不同程度的切口渗血和皮下淤血，实验室检查指标明确提示凝血功能障碍。此类出血多见于肝储备功能低下、手术范围较大、术后肝功能障碍、术中出血量过大、大量输注库存血等情况。继发感染出血多发生在术后 7～10d，出血发生前有感染的临床表现，出血量较小，可混有脓液或坏死的组织。其主要原因为肝断面残留无血供组织发生坏死合并感染，加之引流不畅，使局部感染继发血管结扎线脱落而引发出血。

肝切除术后出血应以预防为主，包括术前肝储备功能的全面评估、手术方案的合理规划、细致的手术操作、确切的结扎缝合、凝血功能的维护，以及局部感染的预防。当出现术后出血也应及时发现、果断处置。术后出血的最早期体征为血压下降、频脉、尿量减少等血容量丢失的生命体征变化。原来稳定的血压有所下降，尿量变少，经过几小时后，引流液呈血性。生命体征没有变化，但引流液变成血性较多见。还有的患者不表现贫血和血性渗出液，而以发热等为主要症状。血管性出血相对凶险，应以再次手术止血或介入治疗为主要处置方法，需准确把握时机，果断决策。怀疑有术后出血时，有必要观察不同时间生命体征和血常规的变化。引流液的浓度用肉眼可以判断，但测定血细胞比容则较准确。引流不一定十分有效时，用超声观察腹腔内潴留液的量也很有必要。可检测到肝表面、脾周围的低回声液体，其中也会有高回声的凝血块。膈肌附近有用超声观察不到的死角，故有必要进行增强 CT 检查。感染性出血尚未涉及主要血管时，以通畅引流、抗感染等非手术治疗为主，如进展至血管性出血时，也应果断决策实施介入治疗或再次手术止血。在确认发生腹腔出血后，应监测患者的生命体征、腹腔引流量的变化，多次测定引流液的血细胞比容；此外，用腹部超声观察的同时判断是否再开腹手术。即便此时也要避免输入浓缩红细胞，仅输入血浆直到血细胞比容降至 20% 以下。推断出血的程度不能一概而论，若 1h 出血 100ml 且持续 6h 以上，就应该再行开腹手术。另外，腹腔内大量的凝血块容易引起感染，有必要开腹去除。如再次手术，则需妥善处理出血点，清除感染坏死灶和腹腔积血，重置腹腔引流管。对于凝血功能障碍引起的出血，应依据实验室检查结果给予凝血酶原、纤维蛋白原、新鲜冰冻血浆、保肝药物、维生素 K 等措施改善凝血功能，若凝血功能尚未纠正，必须慎重考虑是否需要再次手术。

四、胆瘘

目前通行的肝切除术后胆瘘的诊断标准为术后 3 天及以后，出现腹腔引流液或腹腔内液体中胆红素增高（积液或引流液中胆红素水平大于同时检测的血清胆红素的 3 倍以上）。其基本的处理是进行良好的引流，这样才有可能避免致死的合并症。胆瘘分为术后立即出现的早发型胆瘘和术后 1 周左右出现的迟发型胆瘘。后者考虑为与感染相关的肝切离面的组织脱落所致。

术后早期出现的胆瘘，基本的处理是进行充分的引流。腹腔内潴留的胆汁容易引起感染，导致腹腔脓肿甚至败血症。考虑到肝离断面周围引流不畅且确认有液体潴留时，应立即行超声引导下的穿刺或开腹进行引流。

当出现胆瘘时应高度警惕其合并感染的可能性，对引流液标本应进行全面培养，对有发热等症状的患者还应同时进行血液培养，对有发热、寒战、白细胞计数升高、C 反应蛋白升高等感染指征的患者，在未获得确切病原学依据之前，可先应用广谱抗生素进行经验性治疗，待获得病原学证据后再根据药物敏感试验结果选择合适的抗菌药物。中度、重度感染者抗菌治疗应进行足量、足疗程的抗菌治疗，之后根据症状、体征及炎症相关指标确定停药时间。

如果引流情况良好，可以继续观察。当胆瘘持续超过 2 周时，胆汁漏出部位与皮肤之间可能会形成瘘管（胆瘘）。即使持续 1 个月以上，大多数情况下仍有可能自然愈合。对于持续时间较长且难以自行恢复的胆瘘（难治性胆瘘），可以考虑进行胆瘘区域的切除及胆道重建手术。

五、腹水

肝切除术后的患者尤其是合并肝硬化者，术后易出现腹水，腹水是导致术后腹腔感染等并发症的危险因素之一。首先应通过综合措施来改善和维护肝功能，纠正低蛋白血症。同时加强腹水的细菌学监测，如果发现合并细菌感染，应及时依据病原学选择敏感的抗生素治疗。另一方面，应通过加强胃肠道的管理，控制肠道菌群易位和内毒素血症。对于合并肝硬化的术后腹水患者，其一线治疗药物主要是螺内酯和呋塞米，初始剂量分别为 100mg/d 和 40mg/d，每日清晨顿服。在治疗过程中，如果体重增加 > 1kg/d 或体重增加 > 700g/3d，可按 5 ∶ 2 的比例翻倍增量 1 次。逐渐增量至最大剂量（螺内酯 400mg/d 和呋塞米 160mg/d）。而无外周性水肿的患者体重下降速度 > 0.5kg/d，合并外周性水肿的患者，体重下降速度 > 1kg/d，螺内酯和呋塞米的剂量减少至 50mg/d 和 20mg/d。如体重继续下降超过标准，单用螺内酯 50mg/d。在治疗过程中应注意及时复查血电解质和肾功能，防治电解质紊乱和肝、肾功能不全的并发症。

六、低白蛋白血症

血清白蛋白几乎完全在肝内合成。在我国实施肝切除的患者大多合并有病毒性肝炎、肝硬化等肝基础疾病，存在一定程度的肝功能损害。当施行部分肝切除后，残余肝体积绝对或相对不足可能严重影响血清白蛋白的合成，导致术后严重的低蛋白血症，并诱发一系列严重的并发症。在维护肝功能、保证充足均衡营养供给的基础上，如仍存在丢失较多、合成不足，仍不能达到理想的白蛋白水平时，外源性补充人血白蛋白是纠正肝切除术围手术期低蛋白血症的有效方法。也有学者认为使用等渗性白蛋白制剂，可有效稳定患者的血液循环、保障器官有效灌注，达到更好的治疗效果。

第五节　围手术期急性肝衰竭

急性肝衰竭是由于各种原因引起的肝细胞大量坏死或严重的肝细胞功能损害造成的临床综合征。其主要特点是患者既往无慢性肝病，迅速出现黄疸加深、肝缩小、肝臭、出血、脑水肿、肝性脑病、脑疝综合征、肝肾综合征、凝血酶原时间延长、胆碱酯酶降低、氨基转氨酶升高、血清胆红素升高等。围手术期急性肝衰竭短期内可合并多器官功能衰竭而死亡，属于危重症抢救病症之一。肝胆胰外科最常见的病因是肝切除术后残余肝体积相对或绝对不足，内毒素血症、休克、肝静脉淤血（如右心室衰竭、巴德–基亚里综合征），影响肝血流的肿瘤或肝及其血管创伤等。

一、临床表现

急性肝衰竭的临床特点为既往无肝病史，起病急，进展快，并发症多，病死率高。大多数患者发病时与无并发症的急性肝炎相似，但一般有高热、频繁呕吐、明显的肝臭、进展迅速的黄疸加重及意识改变。有的患者先出现精神症状，有的患者甚至至死无黄疸出现，给早期诊断带来困难。

1. 黄疸　短期迅速加深（最初尿色加深，$2 \sim 3d$ 后巩膜、皮肤黄染加重）；同时伴有血清胆红素水平急剧增加（每天增加 $> 17\mu mol/L$，血清总胆红素可高达 $171\mu mol/L$ 以上）；转氨酶升高；凝血酶原时间延长；黄疸持续时间长，患者乏力、食欲缺乏等症状加重。黄疸急剧加重的原因包括肝细胞广泛性坏死，肝功能受损导致胆红素代谢受阻；汇管区炎性细胞浸润和水肿致胆汁排泄通路受阻；胆管扭曲，上皮细胞通透性增加，导致胆汁排泄减少，从而造成血清间接胆红素和直接胆红素水平升高。

2. 出血倾向　肝合成各种凝血因子和纤维蛋白原减少，血小板数量减少，DIC 或消耗性凝血病等所致。可有皮下出血点、瘀斑、牙龈出血，甚至消化道出血，多为呕血或便血。

3. 腹胀　可能由内毒素致肠麻痹引起，患者腹胀明显。

4. 腹水　仅少数患者有腹水，但量少。

5. 肝臭　肝臭是一种腐烂苹果样的气味，可早于肝性脑病出现，这是由于由含硫氨基酸分解而来的硫醇不能被肝代谢，由患者肺排出所致。

6. 肝萎缩　急性肝衰竭患者的肝常迅速进行性缩小，以叩诊肝浊音界作为监测肝大小的一项非常重要的体征，进行性缩小即代表肝萎缩，临床可通过触诊和叩诊动态观察，但易受肠胀气的影响，床边 B 型超声检查常较为可行，肝萎缩进展较快提示预后不良。

7. 并发其他器官系统功能障碍

（1）肝性脑病：又称肝昏迷，是继发于严重肝病的神经精神综合征，是肝衰竭的主要临床表现，也是最重要的诊断依据，可在发病后 1 ～ 2d 出现。氮过度负荷、碱中毒、药物使用不当是其发生的主要原因。肝衰竭时代谢紊乱，如血中增多的游离脂肪酸、硫醇、酚、胆酸、芳香族氨基酸等均可能影响中枢神经；低血糖、酸碱平衡紊乱等也可影响脑。按肝性脑病的轻重程度可分为 4 度：Ⅰ度（前驱期），患者有轻度的性格改变和精神异常；Ⅱ度（昏迷前期），患者表现为嗜睡和行为不自主；Ⅲ度（昏睡期或浅昏迷期），患者表现为昏睡，但尚可唤醒；Ⅳ度（昏迷期），患者表现为昏迷，不能唤醒，对各种刺激失去反应，瞳孔散大、过度换气和循环障碍。在Ⅲ～Ⅳ期肝性脑病基础上，可发生脑水肿，从而加深昏迷、抽搐、呼吸不规则、血压升高、视盘水肿及脑疝。

（2）肝肾综合征：肝衰竭时出现少尿，甚至无尿，氮质血症，在实验室形态学上都无肾病的表现，称为肝肾综合征。急性肝衰竭时，急性肾衰竭的发生率为 70%，以少尿和肌酐升高为特征，早期大多数为功能性的，但有少于 1/3 的患者为器质性的，主要特征是肾小管急性坏死，尿中大量颗粒管型和细胞管型，肾衰竭是 ALF 死亡的第二大原因。临床上将肾衰竭分为两型：Ⅰ型通常是在有促发因素下发生，如严重的细菌感染，特别是自发性腹膜炎，一般在起病 2 周内死亡；Ⅱ型为中度的肾衰竭，能稳定一段时间（几个月），主要表现为顽固性腹水，如有感染、出血，可进展为Ⅰ型。

（3）肺水肿：主要是肺毛细血管通透性增加所致，呼吸加深加快，起初可引起呼吸性碱中毒，到后期可并发急性呼吸窘迫综合征。

（4）代谢紊乱：低血糖、低钙血症、低钾血症、低钠血症、低镁血症和酸碱紊乱很常见。

二、实验室检查

转氨酶可增高，ALT 及 AST 是指示肝细胞破坏、细胞膜通透性增加及线粒体损伤的敏感指标，但发生弥漫性肝坏死时可不增高。血胆红素增高，其值越高则预后越差。血小板计数减少，白细胞计数增多。血肌酐和尿素氮可增高，提示肾功能障碍。电解质紊乱、酸碱失衡，多为代谢性酸中毒，早期可能有呼吸性碱中毒或代谢性（低血清氯、低血清钾）碱中毒。出现 DIC 时，PT、APTT 延长，纤维蛋白原可减少，纤维蛋白降解产物增多。血氨和支链氨基酸 / 芳香族氨基酸（BCAA/AAA）比例：血氨正常值，酶法为 18.5 ～ 85.3μmol/L，扩散法为 34 ～ 100μmol/L。BCAA/AAA 比例正常为 3 ～ 3.55。ALF 患者血氨升高，BCAA/AAA 比例下降；若 BCAA/AAA ＜ 1 预示将出现肝性脑病，预后较差，但急性肝性脑病时血氨可正常。胆固醇：血清胆固醇正常值为 3.10 ～ 6.50mmol/L。ALF 患者血清总胆固醇水平下降，若＜ 1.5mmol/L 则表示预后较差。

三、监测

监测主要包括意识障碍、基础生命指标、血流动力学监测、内环境监测、肝功能监测、胆红素代谢监测、肝脏酶谱监测、凝血功能监测和颅内压监测。

正常值：总胆红素 $1.7 \sim 17\mu mol/L$，直接胆红素 $0.5 \sim 3.4\mu mol/L$，间接胆红素 $1.7 \sim 13.4\mu mol/L$。肝细胞破坏严重，血清胆红素进行性升高，以直接胆红素为主，谷丙转氨酶先升后降，形成"酶胆分离"现象，提示预后较差。谷丙转移酶（ALT）：国际推荐法，$5 \sim 35U/L$。天冬氨酸转移酶（AST）：国际推荐法，$5 \sim 40U/L$。谷丙转移酶（ALT）/天冬氨酸转移酶（AST）比值可以判读预后：$0.31 \sim 0.63$ 时，预后良好；$0.64 \sim 1.19$，与预后无关；$1.20 \sim 2.26$，预后极差。ALF 患者凝血因子合成减少，出现凝血功能障碍。PT $> 50s$，PA $< 20\%$，提示预后不良，是肝移植的指征。

四、治疗

急性肝衰竭疾病凶险，发展迅速，患者应收入重症监护病房，根据不同病因进行病原学治疗，诊断后应做好肝移植的准备，根据病情及时进行肝移植是挽救患者生命的必要措施，必要时人工肝支持。人工肝有助于清除肝衰竭造成的毒素蓄积，代偿部分肝功能，使部分肝衰竭患者得到恢复。也可作为患者度过急性期，寻求进一步行肝移植手术的过渡。人工肝可分为物理人工肝和生物人工肝支持治疗或采用二者的混合。

血浆置换是国内应用最多且最广泛的非生物人工肝治疗方法，能显著降低肝衰竭患者的病死率。血浆置换在清除毒物的同时丢弃了大量对人体有益的生物活性物质，如补体、纤维蛋白原、免疫球蛋白等。白蛋白透析吸附是另一个研究热点，以白蛋白为载体，通过透析和吸附选择性地清除体内代谢毒素，替代肝的解毒功能，但缺乏补充蛋白质、凝血因子等对肝合成功能的替代，疗效受到一定影响。同时及时发现和处理合并症。

1. 中枢神经系统　肝性脑病早期，避免使用镇静药。如果患者躁动明显，在严密监测下可以酌情使用速效的丙泊酚。进行头颅 CT 扫描以排除脑血管疾病。乳果糖也可以应用，但应监测有无肠管扩张从而影响肝移植。患者进展到ⅢB或Ⅳ级肝性脑病后，床头应抬高 $30°$，并进行气管内插管。癫痫活动性发作，可应用苯妥英钠和小剂量地西泮。密切监控患者颅内高压状态和有无脑疝发生。当证实颅内高压发生后，应给予甘露醇治疗，并给予过度通气，短期内控制颅内压力，但不建议预防使用。急性肝衰竭患者颅内高压后不应使用皮质激素来控制颅内压力。

2. 感染　严密监控有无感染迹象，一旦证实应立即给予抗感染治疗。预防性抗感染治疗虽可以减少部分急性肝衰竭患者发生感染，但目前认为对疾病的预后没有帮助。

3. 凝血功能异常　对凝血因子减少和（或）凝血时间延长的患者进行替代治疗是处理出血的唯一手段，在进行血管侵入性操作前必须进行。一般患者无出血征兆时无须补充新鲜冰冻血浆，但在凝血功能极度异常时（INR > 7）例外。常规使用维生素 K_1，也可以使用重组活性Ⅶ因子。

4. 消化道出血 ICU 的急性肝衰竭患者必须给予 H_2 受体拮抗剂或质子泵抑制剂或作为二线用药的硫糖铝，治疗与胃酸相关的应激性胃溃疡出血。

5. 血流动力学异常 / 肾衰竭 急性肝衰竭患者严格计算补液入量。持续模式的血液透析优于间断透析模式。血流动力学不稳定的患者应使用持续心排血量监测。当足量补液后仍不能将平均动脉压维持在 50 ～ 60mmHg 时，应使用系统升压药物，如多巴胺、肾上腺素、去甲肾上腺素等。

6. 能量代谢 急性肝衰竭时保持代谢平衡非常重要，反复监测血糖、血磷、血镁等指标。

第六节　肝细胞肝癌的围手术期辅助治疗

原发性肝癌是指肝细胞或肝内胆管细胞发生的恶性肿瘤，分别为肝细胞癌(hepatocellular carcinoma，HCC)、胆管细胞癌（cholangiocarcinoma，CC）和混合型肝癌，其中 HCC 占原发性肝癌的 90%（本节中的肝癌特指肝细胞癌）。肝癌是全球第 6 大常见的恶性肿瘤，死亡率居全球恶性肿瘤的第 4 位，我国每年肝癌的发病率和死亡率均占全球的 50% 以上。

手术是肝癌的重要治疗手段。20 世纪 60 年代至 90 年代，随着外科技术的发展，肝癌手术治疗后的生存率和无复发生存率均有明显提高。然而，20 世纪 90 年代至今，肝癌患者的复发率却没有明显升高。研究发现，早期 HCC 患者接受手术切除后，5 年生存率为 60% ～ 80%；手术切除和消融后的肿瘤 3 年复发率为 50%，5 年复发率为 70%。对日本两家治疗中心根治性肝切除 HCC 患者进行的回顾性分析结果显示，在第 1、第 2、第 3、第 4 年和第 5 年的复发率分别为 30.1%、51.6%、62.3%、68.9% 和 79%。本节主要概述 HCC 术后高危复发因素、术后辅助治疗、新辅助治疗的研究进展。

一、HCC 术后高危复发因素

1. 肿瘤大小 肿瘤大小在肝癌分期系统中是必不可缺的一项，提示肿瘤的大小对术前策略决断及预后判断具有重要作用。研究发现，肿瘤大小是影响术后长期生存的危险因素，但并不是独立危险因素，肿瘤直径大小与预后不良的关系主要归因于更大的肿瘤直径可能是肿瘤侵袭力增加和微血管侵犯的表现。

孤立性大肝癌是指一类仅有单个肿瘤结节的特殊类型的肝癌，其孤立性结节直径＞ 5cm，呈膨胀性生长，具有包膜或假包膜。研究发现，孤立性大肝癌的 5 年存活率和无瘤存活率与小肝癌类似而明显好于结节性肝癌，术后发生肝内和肝外转移率也明显低于结节性肝癌。

2. 肿瘤数目 肝癌的发生分为多中心发生和单中心发生。单中心发生的肝癌如术前已发现有多个肿瘤结节，则说明已发生了肝内转移。肝内转移癌细胞主要是通过门静脉途径进行播散。多中心发生的肝癌即使根治性切除，也易复发。通过基因组微卫星杂合性缺失等检测方法，可以更有效地评估多结节性肝癌的克隆起源方式。

3. 肿瘤有无包膜　肿瘤纤维包膜反映机体免疫功能状态及制约肿瘤进展的能力，肿瘤无包膜或包膜不完整通常提示肿瘤细胞具有向外扩展浸润生长的趋势。研究认为，HCC 无包膜或包膜不完整是肝癌术后复发的独立危险因素。

4. 外科手术切缘　关于肝癌手术切缘大小目前尚无统一的标准。我国的 HCC 患者大多数伴有不同程度的乙型病毒性肝炎、肝硬化，肝癌切除术不仅要考虑如何达到根治性切除肿瘤，同时还要保证残余肝功能以维持机体的生理需要。根据原发性肝癌诊疗规范（2019年版），肝切缘距肿瘤 > 1cm；如切缘距肿瘤 < 1cm，但切除肝断面组织学检查无肿瘤细胞残留，即切缘阴性。同时该规范指出，宽切缘的肝切除效果优于窄切缘的肝切除，特别是对于术前预判存在微血管癌栓的患者。

5. 静脉血管侵犯及微血管癌栓　静脉血管侵犯是影响肝癌复发转移的独立危险因素。微血管侵犯是肿瘤细胞通过瘤旁血管早期播散的方式之一，也是肝癌内部播散的关键机制之一。多中心研究证实，有微血管侵犯的肝癌患者预后更差。

6. 甲胎蛋白（alpha fetoprotein，AFP）　AFP 水平对肝癌预测、术后复发及长期生存具有重要意义，肿瘤侵袭性增高也可能与 AFP 的高表达有关。AFP 在体内的半衰期约为 4d，肝切除术后 AFP 水平会迅速下降，术后 AFP 水平升高可能预测新发肿瘤的形成。研究发现，循环肿瘤细胞高水平的 AFP mRNA 对肝癌术后转移的预测具有一定价值。Kanda 等认为肝癌患者血清 AFP 水平 > 100μg/L 则更易术后复发转移。Ma WJ 等报道，术前 AFP ≥ 400μg/L 与术后生存密切相关，术后 5 年总生存率为 40.8%。

二、肝癌的术后辅助治疗

肝癌术后的长期预后仍不尽如人意，因此如何通过辅助治疗预防复发是 HCC 患者的一个重要探索方向。现阶段常用的辅助治疗手段主要有抗病毒治疗 / 干扰素 –α、靶向治疗（如索拉非尼）、肝动脉化学治疗栓塞术（TACE）、系统化学治疗和中药槐耳颗粒等。然而，目前国内外指南中尚无统一、明确的推荐。

1. 抗病毒治疗　根据美国国立综合癌症网络（National Comprehensive Cancer Network，NCCN）指南（2020 年 V1 版《NCCN 肝胆癌临床实践指南》）和原发性肝癌诊疗规范（2019 年版），个体化应用抗病毒治疗对肝炎病毒导致的肝癌具有潜在获益，可减少术后复发。

2. 靶向治疗　基于索拉非尼的作用机制（抑制肿瘤细胞增生和抗血管生成作用）及其在晚期 HCC 中被证实的疗效，巴西 Jordi Bruix 等发起一项索拉非尼用于 HCC 术后辅助治疗的随机、双盲、安慰剂对照的 STORM 研究，目的是评估索拉非尼作为肝细胞癌患者经病理（R0 切除）或影像学（CR）证实的根治术后的辅助治疗的疗效及安全性。研究共纳入 1114 名经手术切除（900 例）或局部消融（214 例）的患者，1 ∶ 1 随机分配，分别接受索拉非尼或安慰剂 400mg，每天 2 次。通过分析意向治疗（intent to treat，ITT）人群（即在实验开始时录入到实验中的受试者）的有效性发现，索拉非尼组和安慰剂组的中位无复发生存期（mRFS）分别为 33.3 个月（95% *CI* 27.6 ～ 44.0）和 33.7 个月（95% *CI*

27.6 ～ 39.0），两组间无显著性差异。分析至少接受过一次研究剂量的人群的安全性发现，索拉非尼组最常见的 3/4 级不良反应为手足皮肤反应（154 例，28%），腹泻（36 例，6%）。中山大学肿瘤防治中心回顾分析了 42 例术后复发风险较高（存在门静脉癌栓、邻近器官侵犯或肿瘤破裂）的患者。患者被分为索拉非尼组（$n=14$）和最佳支持治疗（best supportive care，BSC）组（$n=28$）。两组基线：组织学分级、BCLC 分期、肿瘤大小、结节数目和 AFP 水平差异无统计学意义。无病生存期分别为 5.2 个月（95%CI，1.2 ～ 9.2 个月）和 1.8 个月（95%CI，0.6 ～ 3.0 个月），总生存时间两组间差异无统计学意义。

2020 年欧洲肿瘤内科学会（European Society for Medical Oncology，ESMO）报道，仑伐替尼用于 HCC 术后 AFP 高残留患者的辅助治疗中，61% 的患者获得 AFP 应答，且作为辅助治疗可以延长患者的无复发生存期（RFS）。

3.TACE 辅助治疗　TACE 治疗的目的，一方面，在手术后行 TACE 治疗可在残余肝保持较高的药物浓度，起到阻断肿瘤血供和侧支循环的建立，杀灭或抑制可能存在的残余癌细胞和癌前病变的作用；另一方面，在辅助性 TACE 治疗过程中行肝动脉造影及 CT 检查是目前早期发现残癌和早期复发的最敏感手段，可对术后残癌或早期复发灶进行及时的诊治，起到早期诊断、早期治疗的双重作用。近年来国内多项研究认为，术后 TACE/TACE+放射治疗可能提高 PFS，但需要更多的长期随访的随机临床研究数据证实。

2020 年 ESMO LANCE 研究发现，仑伐替尼联合 TACE 辅助治疗高危复发患者，相比单一 TACE 辅助治疗能降低术后患者 50% 的复发风险。

4. 系统性化学治疗　东京大学医学院 Hasegawa K 等开展的一项随机对照研究，探索口服尿嘧啶替加氟（UFT）术后辅助治疗的有效性。共入组 159 例肝癌术后患者，一组患者（$n=79$）术后 1 年内接受 UFT 300mg/d，另一组为单纯手术组（$n=80$）。主要研究终点为 RFS，次要研究终点为总生存期（OS），其他研究变量包括肝功能和复发类型。中位随访时间为 4.8（0.5 ～ 7.9）年，两组 RFS 曲线无显著差异（$P=0.87$），UFT 组的总生存时间稍劣于对照组（$P=0.08$）。UFT 组的 5 年无复发率为 29%，5 年生存率为 58%，对照组的 5 年无复发率为 29%，5 年生存率为 73%。此研究结果并没有证明肝癌患者术后使用 UFT 辅助治疗有生存获益。

第七节　肝移植术围手术期管理

肝移植术是外科领域最为复杂和最具挑战的手术之一。近 20 年来，随着肝移植外科技术的快速发展，围手术期管理的技术和理念也在不断更新和进步。终末期肝病患者病情危重，术前临床状况差，通常涉及多器官功能不全，围手术期风险大，肝移植手术操作复杂，手术时间长，创伤大，移植术中、术后均使用免疫抑制药，围手术期管理和康复较常规肝外科手术复杂，对外科医师、麻醉医师及围手术期管理团队而言都是巨大的挑战。肝移植术后早期腹腔出血、血管和胆管并发症、急性排斥反应、原发性移植肝无功能等致命性的并发症在围手术期的发生率均较远期高。因此，优化围手术期管理策略对提高肝移植术后患者的生存率具有重大意义。

一、营养评估和管理

肝移植术前营养状况与移植术后并发症的发生率密切相关，接受肝移植的患者通常为重症肝炎、肝硬化失代偿期或合并有消化道出血的患者，加之疾病的高代谢状态，通常使患者出现不同程度的代谢障碍和营养不良。此外，具有肝性脑病倾向的患者常采用低蛋白饮食，门静脉高压性胃病也会引发维生素缺乏、肠黏膜萎缩和条件致病菌感染，这些因素均可导致肝移植受体术前营养不良。由于原发疾病而引发的代谢异常使营养评估难以统一标准，目前较为认可的是欧洲营养和代谢协会推荐的主观评估标准和（或）人体测量参数。前者通过完整采集病史和仔细查体将营养状况分为营养良好、中度营养不良、重度营养不良，根据接受亲体肝移植或死亡捐献肝移植的不同，术前营养支持可提前 2 周至数月经口或鼻饲行肠内营养，不耐受者可联合肠外营养，肠外营养配方中应包含支链氨基酸、谷氨酰胺、维生素和多种微量元素。

二、术中液体及血液制品管理

肝移植术中总体原则是采取限制性液体策略及目标导向性液体策略，在维持有效组织灌注的前提下控制输液量和输血量，维持血流动力学、内环境和电解质的平衡，维持低水平的中心静脉压，保证灌注压或氧供、氧耗平衡。肝移植手术过程中各个阶段的病理生理特点不同，因此液体管理和输血的要点有所差异。在病肝切除阶段，由于外科解剖操作分离，部分移植受体既往有手术史，粘连严重，分离时较易出血，常伴有凝血功能障碍。此阶段可采取目标导向补液原则，补液特点是维持有效的组织灌注并以输注胶体溶液为主，保证中心静脉压维持在较低水平，必要时输注红细胞悬液和补充凝血因子。在无肝期，腔静脉的阻断人为导致脏器处于热缺血状态，在此阶段，建议少输或不输液体或红细胞等血制品，必要时加用血管活性药物以维持血压在正常范围。在血流开放后的再灌注阶段，由于肝素样效应使血小板包埋在供肝的窦间隙，凝血因子减少，严重的凝血异常并不少见。此阶段可通过床旁凝血监测，需适当补充凝血因子，进行目标导向的凝血功能纠正，还需避免因中心静脉压过高导致的肝淤血和再灌注不良。此外，还应注意预防术中体温过低。在肝移植期间，应通过温热的静脉输液和变温毯等上下气热设备维持中心体温≥ 36℃。

三、围手术期抗生素的应用

肝移植手术时间长、创伤大，术前应常规预防性使用抗生素，并根据手术时间在术中追加抗生素的使用。肝移植术后需常规预防性抗感染治疗，包括预防性抗真菌治疗和抗病毒治疗。此外，肝移植术后免疫抑制剂的使用虽然大大减少了急性排斥反应的发生，但可能增加感染的发生率，肝移植术后发生感染的病例可达 50% 以上，且大部分是细菌感染，外科并发症如胆瘘、急性肝动脉栓塞、胆管狭窄等均会导致不同程度的感染，同时器官移植捐献供体携带的潜在感染也不容忽视。因此，在密切监测移植肝功能的前提下，免疫抑制剂剂量最小化是预防移植术后感染的首要环节。此外，当伴发外科并发症时要积极处理、去除感染病灶，保持引流通畅，同时还要仔细评估器官捐献供体的潜在感染风险，并依据病原学及药物敏感性证据制订有效的移植术后抗感染方案。

四、免疫抑制剂治疗

肝移植术后免疫抑制方案主要是以钙调蛋白抑制剂为主，辅以抗增殖类免疫抑制剂的方案，根据肝移植前不同的原发疾病，部分受体使用激素或单克隆抗体诱导。免疫抑制方案的合理应用直接影响肝移植受体术后早期康复。免疫抑制不足会导致急性排斥反应，致使移植物失功能，免疫抑制过度则易引发感染、肿瘤复发、肾功能不全、围手术期死亡率升高等。因此，应在密切监测移植肝功能的前提下尽可能实现免疫抑制最小化、个体化。单克隆抗体的应用可以使免疫抑制剂的使用时间延后或减少使用剂量。

五、预防性抗血栓治疗

原发疾病导致的机体高凝状态，以及手术操作和创伤带来的血栓形成高危因素，使得患者在肝移植围手术期易发生血管并发症，如门静脉血栓形成、肝动脉血栓形成、腔静脉系统血栓、肺动脉栓塞等，导致移植物无功能甚至危及生命。推荐具有血栓形成中、高危因素的患者在手术后 2 ～ 12h 开始预防性抗血栓治疗，并持续用药至出院或术后 14d，静脉血栓形成高危患者除药物治疗外，必要时还应联合机械措施，如间歇性充气压缩泵或弹力袜等。

六、肝移植术后营养支持

肝移植术后应激及高代谢状态，使肝移植受体对营养的需求高于普通肝脏外科手术，通常肝移植术后受体每日所需能量为 30kcal/kg，蛋白质的摄入量为 1.5g/kg，糖脂比为 6 ∶ 4 或 5 ∶ 5 较为理想。早期营养支持的时机十分重要，能量负平衡与发生营养不良及血源性感染相关，可能直接影响肝移植预后，但当血流动力学尚未稳定，以及存在较为严重的代谢性酸中毒、电解质紊乱等情况时，应慎重开始早期营养支持。肠道功能正常者首选口服营养补充，不耐受口服营养补充者可考虑肠内营养，只有在肝移植受体不耐受肠内营养或肠内营养支持不能满足机体需求时，才可考虑辅以肠外营养。术后尽快恢复肠道功能是肝移植术后营养支持的重要治疗目标，缓泻药与加强活动等措施有利于加速肠道功能的康复。此外，由于肝移植患者术后应用皮质激素和免疫抑制剂，这些药物的应用均会加重手术应激等因素引起的血糖升高。高血糖是影响术后切口愈合等的独立危险因素，因此，任何形式的营养支持均应考虑强化胰岛素治疗，将血糖控制在 6.1 ～ 8.3mmol/L 较为理想，同时也应注意避免低血糖或血糖剧烈波动的发生。尽可能减少或早期停用糖皮质激素，减少环孢素或他克莫司剂量，或替换为吗替麦考酚酯和西罗莫司，也可以缓解包括糖尿病在内的代谢并发症。此外，应用糖皮质激素可导致食欲和食物摄入量增加，环孢素可抑制胆酸合成而影响胆固醇代谢，免疫抑制剂与低密度脂蛋白受体结合可提高低密度脂蛋白和胆固醇水平，这些均可能引起高脂血症。当确诊高脂血症时，首选控制饮食和增加锻炼，若效果不明显可选用降脂药物。

七、肝移植术后常见并发症

（一）原发性移植物无功能

原发性移植物无功能是肝移植术后早期最为严重的并发症之一，通常危及受体的生命，导致移植失败。虽然发生率不高，但一旦发生，通常只能行二次肝移植，否则病死率极高。原发性移植物无功能是多种病理过程共同作用的结果，其病因和发生机制尚未完全明确，可能与供体肝损害较重（包括较为严重的脂肪肝、术前血流动力学条件较差、应用大剂量血管活性药物、长期应用肝毒性药物或供肝获取时热/冷缺血时间过长等因素）有关，也可能与受体肥胖、体内预存群体反应性抗体、应激反应产生过量内毒素、某些原发病（如自身免疫性肝炎、恶性肿瘤）等因素有关。对于移植后数小时至数日内发生的急性肝衰竭，在排除免疫排斥反应、药物不良反应等原因后，应重点考虑原发性移植物无功能的可能。其临床特点为急性肝衰竭、血清转氨酶急剧增高、凝血功能障碍、多器官功能衰竭和血流动力学不稳定。肝穿刺活检病理表现为移植肝内广泛炎性细胞浸润、肝细胞气球样变和带状坏死。原发性移植物无功能的防治较为棘手，预防策略主要是尽量不应用高危边缘供肝，一旦发生，应尽早选择合适的供体再次行肝移植手术。

（二）术后出血

术后出血是肝移植手术最常见的并发症，可能的原因包括供肝修整时小血管分支处理不严密、病肝切除时腹膜后创面止血不严密、血管吻合不满意等；另外，受体肝功能不全，凝血因子合成不足，术中失血较多、凝血因子消耗过度、凝血功能障碍等也是术后出血的可能原因。术后出血的确诊主要依靠临床表现和生命体征变化。腹腔引流管持续出现大量血性引流液伴血压下降、心率逐渐加快，患者腹部超声可观察到腹腔内大量积液，出现休克等症状时，应考虑术后腹腔内出血。对于可疑手术因素导致的出血，应及时进行再次手术止血、清除腹腔内积血，对于因肝功能不全等因素引起的创面广泛渗血等，则需先维护肝功能和纠正凝血功能障碍、酸碱失衡等情况后再酌情考虑下一步治疗。

（三）血管并发症

肝动脉相关并发症包括肝动脉血栓形成和肝动脉狭窄等，随着肝移植手术技术的日益精进，肝动脉相关并发症的发生率逐步降低。当血管吻合不当、动脉内膜损伤、管径不匹配、成角扭曲或急性排斥反应发生时，较易形成肝动脉血栓。超声检查可明确发现肝动脉血流中断或填充物。肝动脉造影是最准确的诊断方法。预防肝动脉血栓的发生重在精湛的动脉吻合技术，包括供受体肝动脉直径匹配、吻合对位及无张力吻合等，并重视血管内膜的完整，一旦明确诊断为肝动脉血栓形成，应立即行肝动脉取栓、置管溶栓或手术重建。出现移植肝失功能或坏死，应再次行肝移植。肝动脉狭窄较少见，狭窄多位于吻合口处，若肝功能受损明显，可选择经皮腔内血管成形术，但在肝移植术后2周内行经皮腔内血管成形术，有造成吻合口破裂、出血的风险，应慎重选择。此外，内支架技术、血管内导管置入溶栓等应用也日趋成熟，部分肝动脉狭窄受体可应用介入治疗而避免再次手术。

常见的门静脉相关并发症包括门静脉血栓形成和门静脉狭窄。门静脉血栓形成可能与吻合不当、血管内膜严重受损及门静脉扭曲成角、凝血功能异常相关，当肝功能受损较轻时，可尝试介入手段取栓或溶栓治疗。若肝功能出现恶化，则应考虑手术取栓并重建门静脉，甚至再次行肝移植手术。门静脉狭窄通常发生于吻合口处，常与吻合技术所致吻合口成角、扭曲或缝线牵拉过紧等因素有关，术中发现时应重新吻合，术后可通过经皮腔内血管成形术行球囊扩张或放置支架。

移植肝流出道梗阻主要包括下腔静脉吻合口狭窄或血栓形成，导致肝血流回流障碍。主要成因还是术中吻合扭曲、成角，肝静脉预留过长，血管迂曲，肝体积不匹配引起下腔静脉受压等手术相关因素。临床表现从无明显症状到双下肢水肿、顽固性腹水甚至肝功能丧失等，血管超声或造影可明确诊断。此类并发症的防治重在预防，术中精细的吻合技术、匹配的血管口径及合适的位置等均是避免血管并发症发生的根本要素。术后下腔静脉血栓形成者，可行经皮腔内血管成形术或血管支架置入，并辅以尿激酶局部溶栓。溶栓效果不理想或严重狭窄导致肝衰竭时，再次行肝移植手术是唯一的选择。

（四）胆道并发症

胆道并发症是肝移植术后最常见也是处理最棘手的并发症类型，常影响受体长期生存质量，部分受体最终导致移植肝失功能，降低长期存活率。胆道并发症主要有胆瘘、胆管吻合口狭窄、胆管缺血性改变和胆管结石。胆瘘的主要原因包括胆道重建技术不良、胆道血供不佳、部分肝移植后肝断面渗漏或 T 管相关胆瘘等。应密切观察引流管情况，如考虑胆瘘诊断成立，可在超声或 CT 引导下行腹腔穿刺置管引流，或行 ERCP 置入胆道支架或鼻胆管引流。如胆瘘或腹腔感染情况控制不佳，则需再次手术修补胆道或行胆道重建等。胆道狭窄则可能由吻合欠佳、胆管血供不良等因素引起，胆道狭窄或梗阻后还可能继发结石、胆道系统反复感染等。MRCP 等影像学检查方法可以明确诊断。利胆等药物治疗，介入技术行胆道球囊扩张或放置胆道支架，手术行胆管再吻合等是胆道狭窄的治疗方法。但胆道并发症引发肝功能障碍较为严重的患者，再次行肝移植手术是唯一的选择。

（五）神经系统及精神系统并发症

肝移植术后常见的神经系统并发症主要包括癫痫、脑血管意外、脑白质病、周围神经病变、运动障碍、中枢神经系统感染等，需按专科疾病治疗。此外，肝移植后精神系统并发症也较为常见，主要表现为谵妄、妄想、幻觉、躁狂、焦虑、睡眠障碍及认知障碍等，常于术后 2 周内出现。免疫抑制剂不良反应或血药浓度过高、感染、术前肝功能不佳、术后电解质紊乱及神经系统并发症等可能是诱发精神系统症状的原因。当去除病因、心理因素及神经系统并发症后症状仍不能改善时，可考虑更换免疫抑制剂并减少糖皮质激素等药物的使用。

第八节 肝移植供体的选择和管理

据估计，美国每年约有 20 000 名潜在的脑死亡供体未被正确识别；此外，在器官供体中有 17%～25% 的供体因管理错误而流失。由于供体器官相对于等待肝移植患者的持续差异，因无法获得供体肝移植物，肝移植的全部潜在影响尚未实现。因此，优化供体的选择和管理已成为缩小这种差距的工作重点。对脑死亡供体生理学的更多了解，以及道德和人道供体管理协议的应用，可以有效地增加可用于移植的供体器官的供应，以满足对可移植肝移植物日益增长的需求。

一、脑死亡

（一）历史视角和定义

脑死亡后捐献政策最初在 1965 年 CIBA 基金会会议上提出的，此前有报道称脑死亡供体的肾移植成功，随后哈佛医学院于 1968 年提出了脑死亡诊断标准。这些核心标准——完全呼吸暂停、脑干反射消失和大脑反应迟钝，连同中枢神经系统功能不可逆转和永久性丧失的证据一起，经受住了多年的临床和法律审查，并且基本保持不变。

脑死亡的临床表现是脑水肿导致神经元缺血和死亡的结果，通常发生在外伤性脑损伤、脑血管事件、中枢神经系统肿瘤生长或中枢神经系统感染之后。在做出脑死亡的最终诊断之前，必须考虑复杂的临床状态的影响，如体温过低、休克、药物中毒、严重的代谢紊乱和神经肌肉阻滞的影响。

1981 年医疗顾问将关于死亡诊断的报告提交给医学、生物医学和行为研究中伦理问题研究总统委员会，关于护理无效的概念、脑死亡的精确时间及患者死亡的最终宣布进行激烈辩论，从而通过了《确定死亡：死亡判定的医学、法律和伦理问题报告》。该委员会的建议是，满足脑死亡标准应被视为满足患者整体死亡标准的同义词。随着医师和医院采纳该建议，对于无法从不可逆的中枢神经系统损伤中恢复的患者，通过终末器官和营养支持优化器官功能成为可接受的目标护理，并允许临床医师证明死亡，同时合法地用含氧血液灌注潜在的供体。这一具有里程碑意义的建议是在验证性测试相对简单的时代提出的，它促进了医学、哲学和法律上新颖的脑死亡的概念，从根本上改变了患者死亡的定义，持续的心脏循环和器官捐献的最终面貌。

（二）脑死亡的确认试验

用于确认脑死亡临床诊断的方法根据对生物脑电活动或脑循环的评估进行分类。

1. 电生理检查

（1）脑电图：记录已在实验模型中显示在完全脑缺氧 8min 后变得不可逆的等电位；然而，需要连续记录证明至少 30min 没有活动才能证明不可逆的生物电沉默和确认临床脑死亡。

（2）诱发脑电位：在充分刺激外周受体后诱发的脑诱发电位在脑死亡时无法检测到。

尽管脑电图和诱发脑电位都是非侵入性的，并且可以在床边进行，但诱发脑电位与镇静药的潜在中枢神经系统作用无关，而脑电图活动则不然；事实上，应在脑电图检查之前停用镇静催眠药物，以防止不准确或过早的脑死亡诊断。

2. 脑循环检查

（1）多普勒超声：经颅多普勒超声检查显示脑底部有无动脉血流；此外，随着脑灌注的减少，可以检测到特征性的经颅多普勒超声血流模式，表明即将发生循环停止。据报道，经颅多普勒超声检查的准确率高达 95%。

（2）闪烁扫描：通过使用 $^{99m}Tc-$ 二亚乙基三胺五乙酸或 $^{99m}Tc-$ 六甲基丙胺肟示踪剂进行核医学脑血流扫描来评估脑灌注。脑灌注的丧失由静脉注射示踪剂的颅内摄取不足证实。闪烁扫描可在某些机构用作床边检查，据报道准确率超过 98%。

（3）血管造影：虽然不是床边模式，但血管造影是证明无脑血流最准确的方法，被认为是诊断的金标准。至少注射 2 次造影剂，注射时间间隔 20min，必须显示颅内动脉没有充盈才能确认脑灌注丧失。

（三）生物伦理学问题

尽管在过去的 5 年里，医学界已经开始接受并更好地理解脑死亡的生理特征和诊断，但伦理问题和争议仍然存在，主要是在非专业领域。围绕脑死亡诊断的误解和伦理冲突体现在脑损伤患者护理方面两个反复出现的问题：①区分持续植物人状态与脑死亡的概念；②有能力成功地提供危重脑死亡患者的心肺支持。这两种情况都呈现出看似矛盾的概念，可能让悲伤的家属难以理解。尽管统一死亡判定法案为美国医师在患者符合脑死亡标准时宣布死亡提供了指导原则，但使用姑息治疗和伦理学的独立意见可能会帮助重症监护病房团队照顾潜在供体，以传达和帮助患者家属了解脑死亡诊断的含义。

（四）脑死亡状态下的生理学改变

潜在器官供体的脑死亡过程和随后的综合神经功能丧失引起的生理紊乱会导致严重的血流动力学和代谢异常，并可能导致有价值的器官功能丧失。该过程由大量持续的促炎细胞因子释放（"自主神经风暴"）促成，并可能对多个系统的功能产生负面影响。

脑死亡对心血管的影响常表现为血管扩张性和低血容量性休克（大脑机制无法维持有效的外周血管阻力）、心律失常、肌力和变时性反应受损、灌注不足，以及随之而来的血流动力学不稳定。神经元坏死导致的纤维蛋白溶解因子的释放可引起严重的凝血功能障碍，并伴有自发性出血，这可能进一步加剧低血容量性休克。最终，80% ～ 85% 的供体将需要进行有创血流动力学监测和血管升压药支持以维持器官灌注。

潜在的呼吸系统并发症很多，可能包括伴有毛细血管破裂的肺动脉高压和富含蛋白质的液体渗漏到肺间质中，导致神经源性肺水肿、吸入性肺炎和呼吸机相关性肺炎。

神经内分泌变化通常与下丘脑 - 垂体轴功能障碍有关。尿崩症是脑损伤相关抗利尿激素缺乏的结果，可进一步加剧低血管阻力、低血容量。腺垂体功能失调伴甲状腺和皮质醇依赖性通路受损可导致线粒体功能障碍、无氧代谢和乳酸酸中毒。尽管一些学者已经证明静脉注射甲状腺素、胰岛素和类固醇替代物可以稳定供体的生理特征，但以热失调为特征的中枢病理生理变化可能导致不可逆的体温过低，这与酸中毒一起会加剧凝血功能障碍、心律失常和心搏骤停。总之，脑死亡供体在生理上非常脆弱，需要精心呵护。一旦考虑器官捐献，则重点是兼顾所有器官的维护需求，包括稳定血流动力学指标、保护肺换气功能、纠正尿崩症和凝血障碍、保持合适的体温等，以最大限度保持待捐器官的功能与活动。因此，在进行辅助供体治疗时，器官恢复应尽快进行，以避免潜在的供体损失。

二、供受体匹配

当供体表现出生理紊乱或不理想的特征时，为特定供体选择合适的受体对于成功的结果至关重要。一旦确定了潜在的供体，则需检测包括患者年龄、体型、血型和医疗/手术史等多项指标，特别强调药物和酒精使用史、肝胆疾病、感染和恶性肿瘤史。应评估死亡原因、住院时间、肝功能研究结果、血流动力学和肺功能。拥有全部或几乎所有"理想"参数的供体，例如年龄 < 50 岁、血流动力学稳定且需要极少或不需要血管升压药，以及没有腹部创伤、全身感染、恶性肿瘤或慢性疾病的情况很少见。为此，肝移植供体评估已演变为对供体、对特定受体适合程度的分析。此过程涉及"两管"或"三管"齐下的方法，包括使用以下方法。

（一）供体风险指数

供体风险指数（donor risk index，DRI）旨在帮助临床医师制订客观的供体 – 受体配对适用性确定方法。这个概念考虑了受体的疾病严重程度（即代谢需求）和潜在疾病，并允许评估供体的供体质量和合并症，因为它们可能会影响特定的受体。使用此工具可以考虑到被认为不适合一个受体的供体可能适合另一个受体的可能性，因此降低了丢弃任何肝移植物的可能性。

（二）器官检查

尽管将 DRI 与移植物适用性的替代指标结合使用，但在检查肝移植物之前，对供体的评估是不完整的。实验室数据、药物滥用史、供体体重指数和手术史等信息可能有助于了解肝移植物质量；然而，只有目视检查才能让外科医师做出最终决定。

（三）供体肝活检

最后，取供体前经皮活检或术中活检可以帮助医师确定移植物的适用性。最常见的适应证包括排除可疑病变内的恶性肿瘤、评估脂肪变性的程度或在病毒性肝炎的背景下对纤维化进行分级。应由经过培训并有相应资质的病理科医师在移植前进行评估。

（四）器官供体的身份确认和知情同意

如上所述，成功的器官捐献发生在不到 1/3 的潜在供体身上；大多数潜在供体因身份识别程序不完善、医疗机构管理不善、家属或验尸官拒绝而未成功捐献。尽管葡萄牙、挪威和比利时等几个欧洲国家已将器官捐献原则从现行的"知情同意"改为"推定同意"（它假定每个人都同意在死后捐献器官，除非生前明确表达不愿捐献），但这一概念并未在美国获得青睐。因此创建了其他场所来促进器官捐献：① 通过 1986 年的综合和解法案，要求医疗保险和医疗补助接受机构参与当地器官获取组织（organ procurement organization，

OPO）相关的供体转介系统，用于评估所有住院死亡器官恢复；②通过必要的请求立法，医院要求死者家属考虑将器官捐献；③建立国家资助的机动车登记处；④实施 OPO ——推动地方基层倡议。尽管付出了巨大的努力，提出了众多的合作举措，但在过去的 10 年中，每年可用的已故供体的数量与供体数量高峰时期（2007 年；8065 名供体）相比并没有增加多少。因此，无论所有供体死因如何，都应进行供体评估。

三、扩展标准供体

如前所述，DRI 的概念迫使移植界尝试量化不太理想但可用的供体移植物的特征。这些肝移植物通常被归类为扩展标准供体移植物，并根据以下一项或多项已知会影响受体结局的标准进行评估：供体的年龄、脂肪变性程度、创伤史或存在化学药品中毒、病毒或细菌感染，以及供体恶性肿瘤。

（一）老年供体

在肝移植经历的早期，50 岁以上的潜在供体经常被拒绝。有据可查的是，与使用"高龄"供体进行肝移植相关的是全身性慢性血管疾病和实质异常（如脂肪变性）的发生率增加。老年供者动脉粥样硬化血管的病理状况，包括肝动脉钙化斑块的存在，可能是肝动脉血栓形成等并发症的来源。此外，老年供体的高血压和糖尿病患病率更高。供体年龄较大、全身性疾病和中度至重度脂肪变性的组合可能对早期移植物存活产生不利影响。最后，高龄供体与未确诊的恶性肿瘤（如肾细胞癌和前列腺癌）的发生率较高有关。由外科医师对所有腹部器官进行细致的术中检查，特别是对高龄供体，可以防止供体恶性肿瘤的意外传播。

不可否认年龄较大的供体器官会增加移植风险，但仅根据供体年龄并不能判定移植结果。目前，高龄并不是器官捐献的障碍。关键概念是供体的生理年龄。有报道表明，肝移植的过程和结果不受供体年龄的影响，从而克服了关于肝捐献年龄上限的争议。

（二）脂肪肝

肝脂肪浸润的特征是肝细胞内出现大小不一的脂肪空泡，散布于整个细胞中，严重时可融合为一大空泡，将细胞核挤向一侧，形似脂肪细胞。脂肪变性的定量评估基于含有细胞质脂肪夹杂物的肝细胞的百分比。严重脂肪变性移植物（＞60% 肝细胞与大泡脂肪）与原发性移植物无功能的发展有关，不应使用。尽管与非脂肪性移植物相比，原发性无功能移植物仍是一个问题，但使用具有中度脂肪变性（30% ～ 60%）的肝变化更大。鉴于等待名单死亡率的紧迫问题，仔细考虑使用这些移植物是合理的，特别是在没有其他重要风险因素的情况下。现在已经知道，与非脂肪性肝移植相比，使用轻度脂肪变性（＜30%）的肝与更差的结果无关。

（三）肝外伤或其他病变

获得性局部良性肝实质病变，如单纯囊肿、血肿和单纯外伤，并不排除潜在供体进行肝移植恢复。对于肝门结构或腔静脉缺血性肝实质损伤的供体，移植可能是不可行的，除非可以修复或切除病变并保留足够的未受损实质。

（四）细菌或真菌感染

多达 60% 的已故供体存在细菌或真菌感染或定植，主要影响呼吸道和泌尿道。此外，15% 的供体患有肺炎，10% 供体的血培养阳性。具有受体死亡率的细菌和真菌感染已被广泛记录；然而，对供体和受体进行充分的抗生素治疗可以防止感染传播。如果治疗得当，即使移植了有细菌或真菌感染供体捐献的肝脏，与移植健康供体的肝脏相比，肝移植受体的术后并发症和存活率并无显著差异。因此，全面随访并与 OPO 和移植团队之间协同合作，为接受可能有感染的供体的器官移植受体进行评估和治疗。

（五）病毒感染

1. **乙型病毒性肝炎**　乙型病毒性肝炎（HBV）核心抗体（cAb）阳性供体的移植物可用于患有 HBV 相关肝硬化的受体。它们的使用不会影响移植物或患者的存活；然而，HBV 疾病仍有复发的可能性。这种风险可以通过使用乙型病毒性肝炎免疫球蛋白（HBIg）和抗病毒治疗来降低。移植给无 HBV 感染的受体而造成 HBV 传播的风险较高，并且不会因使用 HBIg 而降低，因此不建议作为无 HBV 感染者的供体。因暴露（无 HBV 肝硬化）而具有预先存在的 HBV 抗体（IgG HBcAb 阳性）的受体也可以安全地接受来自 IgG HBcAb 阳性供体的移植物，前提是给予预防。因此，HBcAb 阳性供体移植物最理想的用途是用于接受移植后抗病毒治疗的 HBV 感染受体。

2. **丙型病毒性肝炎**　在美国，约 5% 的潜在器官供体有丙型肝炎病毒（HCV）暴露的血清学证据；这些供体中有 50% 是通过聚合酶链反应获得的 RNA HCV 阳性。将 HCV 抗体阳性供体的肝移植到 HCV 抗体阳性受体中似乎不会加速复发性 HCV 的短期或中期发病率或死亡率。与 HCV 抗体阴性供体的移植物移植相比，肝移植受体的除外，患者或移植物的存活率或复发性 HCV 疾病的发生率、时间或严重程度没有差异。建议在移植前对移植组织学研究结果进行分析，因为实验室数据通常不可靠；只有很少或没有纤维化和轻微炎症的器官才应考虑移植。

3. **人类免疫缺陷病毒**　目前，禁止使用来自感染了人类免疫缺陷病毒（HIV）的供体的器官的禁令正在生效。去年，美国国会提出了两项法案，如果通过，将取消对这些器官的禁令——特别是用于 HIV 阳性受体。如果法案获得通过，估计每年将进行约 1000 次额外的移植手术。

4. **恶性肿瘤**　具有未经治疗的低级别基底细胞或鳞状细胞恶性肿瘤，以及原位癌（如宫颈癌）和没有颅外转移证据的原发性脑肿瘤的潜在供体可以考虑。在评估具有较远实体器官肿瘤病史的供体时，应考虑到肿瘤的生物学行为、诊断时的分期和分级，以及无病间隔的持续时间。在评估有肺癌或乳腺癌病史的供体时必须谨慎，因为这些供体已被证明显示出不可预测的转移潜力和晚期复发。一般而言，当可以证明 5 年无病生存时，潜在供体可以被视为治愈；然而，在恢复期间仔细评估孤立性肿块或淋巴结病是必不可少的。2002年器官共享联合网络（United Network for Organ Sharing，UNOS）的报道显示，有 488 例具有远距离恶性肿瘤病史的供体进行了 1276 例移植手术，疾病传播率为 0。

四、增加死亡供体的数量

在过去 3 年中，新技术被引入以试图减少可用的已故供体移植物与等待肝移植的患者数量之间的持续差距。以下部分将讨论那些已被证明或有望取得成功的方法。

（一）劈裂式肝移植

劈裂式肝移植已发展成为一种手术获取技术，允许从一个已故的供体肝产生两个功能性同种异体移植物。最初由 Bismuth 和 Houssin 于 1984 年设想为减少肝移植，使用劈裂式肝移植实现了两个目标：潜在地减少成人和儿童受体对活体供体的需求，以及更有效地使用已故供体的肝脏器官；然而，正确的供体和受体选择对于获得最佳结果至关重要。1999年，Busuttil 和 Goss 列举了劈裂式肝移植候选供体的标准，这些标准在如今的肝移植中仍然是重要依据，随着经验的不断积累，劈裂式肝移植成人和儿童受体中得到了更广泛的应用，有经验的移植中心甚至取得了不亚于全器官肝移植的预后结果。

（二）多米诺肝移植

肝移植受体的肝移植物已成功地重新用于移植。这些受体可以在非常特殊的情况下（多米诺骨牌或序贯肝移植）作为活体供体。除了标准供体要求外，多米诺肝移植的条件包括：①功能齐全的供体肝；②肝外遗传缺陷。家族性淀粉样多发性神经病是一种常染色体显性遗传病，涉及转甲状腺素蛋白的遗传缺陷，转甲状腺素蛋白主要由肝产生并沉积在肾、胃肠道、心肌和神经组织中。肝移植是一种广泛接受的治疗方法，这些患者的肝移植可用于55 岁及以上的受体，因为与淀粉样蛋白沉积相关的症状发展的潜伏期约为 20 年。多米诺肝移植的另一个适应证是枫糖尿病。枫糖尿病是一种常染色体隐性遗传病，由支链 α 酮酸脱氢酶缺乏引起。未识别或未治疗的病症会导致支链 α 酮酸积累和危及生命的脑水肿、髓鞘形成障碍和终生认知障碍的相关风险。支链 α 酮酸脱氢酶是位于肝（约 30%）、肾（约2%）和骨骼肌（约 60%）中的线粒体内膜的多亚基酶复合物。由于这种解剖分布，已经确定枫糖尿病患者从作为支链 α 酮酸脱氢酶替代疗法的肝移植中获益。相反，正常的非枫糖尿病患者保留了超过 70% 的肝外支链氨基酸代谢，因此枫糖尿病患者的移植肝已被移植（多米诺肝移植）到非枫糖尿病受体中。预后结果可以接受，并且没有饮食受限或支链氨基酸代谢不足的报道。

（三）肝细胞移植

肝细胞移植是实体器官肝移植的一种新型、侵入性较小的替代疗法，可为急性肝衰竭和先天性以肝为主的代谢紊乱患者提供合成和肝细胞功能。辅助或"桥接"肝移植，以降低急性肝衰竭的死亡率，为肝细胞移植的进展开创了先例。由于许多肝机制存在冗余，据估计，输注 10% ～ 20% 的功能性肝组织就足以逆转各种肝酶缺乏症。在患者的整个生命过程中与实体器官肝移植相比，免疫抑制和相关并发症减少。然而，长期肝细胞功能受到慢性排斥和肝细胞休息萎缩的限制。在大多数情况下，患者受益于反复肝细胞移植，以提供持续的最低代谢功能阈值。

1. 供体选择　与实体器官移植一样，供体肝年龄 > 60 岁且有高度脂肪变性（ >

60%）、广泛冷缺血（＞10h）、肝内或肝外恶性肿瘤、生化实验室检测的肝细胞功能障碍、传染性感染；或一般来说，不可接受的高供体风险指数并不适用于最佳肝细胞移植。在实体器官移植的解剖分离或缩小程序后，肝的残余部分是肝细胞移植的理想选择，通常每克捐献的肝组织产生最高百分比的活肝细胞。先前确定的所有相同的供体管理原则，以及使用威斯康星大学（UW）解决方案和冷却至约4℃的器官保存标准做法，优化了成功分离肝细胞、冷冻保存和后处理的潜力，再灌注肝细胞功能。供体近亲的特殊研究同意书以及与肝细胞分离实验室的合同协议是分配供体肝的任何部分用于临床肝细胞移植的先决条件。一个完整的或部分供体肝可以为多个受体提供足够的肝细胞功能。

2. 肝细胞分离、产量和冷冻保存　在无菌条件下通过既定的协议进行标准器官保存和恢复后的肝细胞分离。整个肝的平均产量为每克肝组织可分离出（3～20）×10^6个肝细胞，但该平均值受到上述不合适条件的负面影响。

3. 肝细胞移植程序　对于临床移植，肝细胞是ABO相容的，已证明其具有高效的氨代谢能力和细胞色素P450酶活性，产率＞50%。将肝细胞重悬至灌注液（类似新鲜冰冻血浆的稠度）后，术中通过肠系膜下静脉、脾静脉或肠系膜上静脉进入受体门静脉系统，或者可以通过肝静脉或脾静脉进入门静脉系统。研究表明，移植输注的肝细胞可存活于受体肝、脾及腹膜后等部位。在任何单次给药期间，患者接受约5%（高达10^8/kg体重）的肝细胞体积以降低门静脉血栓形成和门静脉高压继发门静脉血流量减少的风险。除非发生血栓并发症，否则不需要抗凝。进行重复移植以实现必要的"移植"和代谢功能。肝细胞输注后，门静脉压力暂时降低，但随后应正常化。应进行融合后肝多普勒超声检查以确保门静脉血流通畅和正常化。可以在后续进行协议MRI或铟-99核素扫描，以证明脾或肝中存活的肝细胞群存在。与胰岛细胞移植不同，没有可以在受体中测量肝细胞功能的生化标志物。

4. 早期疗效　与实体器官肝移植的丰富经验相比，迄今为止接受肝细胞移植的患者数量相对较少，因此没有可比的长期随访。9个月后，移植肝细胞功能趋于恶化，导致需要进行实体器官肝移植。尽管急性或代谢性肝细胞功能障碍的许多酶促过程和后遗症被暂时逆转，但肝细胞移植还不是目前确定的治疗方式。未来，转基因肝细胞或多能干细胞可作为多种肝病的治疗方法。

5. 心脏死亡后的捐献　心脏死亡供体（donation of cardiac death，DCD）以前被称为无心搏供体，可根据马斯特里赫特标准进行分类。在马斯特里赫特标准第1类中，在医院外的地点宣布死亡，潜在的供体在没有复苏的情况下被送往医院；在马斯特里赫特标准第2类中，意外发生心搏骤停，复苏不成功；马斯特里赫特标准的第3类是在移除呼吸机支持后预期的心搏骤停；马斯特里赫特标准的第4类是脑死亡供体的意外心搏骤停；修改后的分类包括马斯特里赫特标准的第5类，重症监护病房中的意外心搏骤停患者。第1类、第2类和第5类被认为是不受控制的捐献，这需要通过死后心肺复苏或体外氧合的体外循环来维持器官灌注和快速冷却。第3类和第4类被认为是受控制的捐献。尽管不受控制DCD同种异体移植物的使用稳步增加，现在占肝移植的5%，但在美国，使用不受控制的DCD

同种异体移植物的情况很少，大多数 DCD 病例属于马斯特里赫特标准的第 3 类。因此，DCD 指的是马斯特里赫特标准中的第 3 类。

DCD 是一种完全不同的器官获取技术，它基于心肺标准而非神经系统死亡标准。不符合死亡的神经学标准，但对无康复希望的患者可以成为器官供体。家属自主决定退出生命支持后，器官获取机构可协商捐献并征得同意。与来自脑死亡供体（donor of brain death，DBD）的同种异体移植物在诱导循环停止和冷藏之前经历正常器官灌注不同，来自 DCD 供体的同种异体移植物经历更长的热缺血时间，从停止生命支持开始，由非移植团队的医师确定患者循环和呼吸停止、反应逐渐消失，必须等待至少 2min，但不超过 5min，观察是否恢复自主呼吸和循环，强制等待期结束后，医师重新评估患者的循环、呼吸和反应是否永久消失。若是，则宣布死亡，等待期结束并宣布死亡后可迅速获取供体器官。这个过程中，供体经历了进行性加重的缺氧、低灌注和心停搏。因此，在一段不同的热缺血期（即从终末拔管到开始冷藏）后，开始获取和冷藏。这种热缺血时间会增加移植物功能延迟、原发性移植物无功能和缺血性胆管病引起的长期胆道并发症的风险。

在早期的报道中，与 DBD 肝相比，DCD 肝的结果令人无法接受。然而，明智的供体和受体选择，以及获取技术的进步提高了 DCD 移植物和患者的存活率。现在原发性移植物无功能的发生率 < 15%。尽管文献中的建议各不相同，但最佳的供体相关特征包括年龄 < 50 岁、无脂肪变性、热缺血时间 < 30min。胆道并发症的发生率随着热缺血时间 > 30min 而显著增加。最佳受体相关特征包括年龄 < 50 岁、体重指数 < 30kg/m²、丙型肝炎病毒状态为阴性和 MELD 评分。此外，应尽一切努力将 DCD 同种异体移植物的冷缺血时间限制在 8h 以内。文献报道 DCD 与 DBD 肝受体之间的移植物和患者存活率存在很大差异。然而，通过仔细考虑和优化供体和受体相关特征，DCD 同种异体肝移植后的结果可以与 DBD 同种异体肝移植的结果相似。

6. 机械灌注　扩展标准供体肝移植中的不利特征通常是相乘的而不是相加的。例如，扩展标准移植物的缺血耐受性降低会危及冷藏期间的器官活力，并可能加剧其他风险因素的负面影响。器官灌注，类似于肾移植的灌注，已被开发用于限制缺血性损伤，可能是通过限制黏附分子和主要组织相容性分子的上调；已知两者均介导缺血性移植物损伤。实验模型已经证明，通过充氧机器灌注进行的保存可提高薄壁组织的活力并减轻血管损伤。

目前正在研究使用低温氧合机械灌注来降低冷缺血对扩展标准供肝（如 DCD 供肝和脂肪变性肝脏）的损害，该技术可能会预防 DCD 供肝受体发生缺血性胆管病，还需开展更多试验来评估该技术对 DCD 供肝受体结局的短期和长期影响。

7. 受损的肝　不应将肝受创伤的供体排除在肝移植候选供体之外。这类供体肝应促使移植团队调查供体的死亡原因和住院过程，以排除重大事件，如血流动力学不稳定、氧饱和度下降或不受控制的出血，这些事件表明移植物长期受损。血肿和裂伤必须根据具体情况进行评估，以确定损伤程度。尽管浅表或局部创伤性病变通常不排除移植，但肝门结构、肝静脉或腔静脉的损伤必须能够在不损害移植物的情况下进行修复。具有缺血实质的供体肝需要特别仔细检查以评估伤害的原因和程度。局部缺血的移植物可能是可以挽救的，而弥漫性缺血的移植物则不应使用。在所有肝损伤病例中，必须有足够的未受损肝实质在再灌注后恢复和发挥功能。

五、器官捐献的绝对禁忌证

尽管在扩大肝移植受体的供体池方面取得了上述进展，但捐献的绝对禁忌证仍然存在。它们涉及具有高死亡率的传染性病原体的存在或严重免疫抑制受体的严重衰弱疾病，包括供体真菌血症、分枝杆菌感染和具有耐药菌株的播散性多部位细菌感染，还包括不太常见但可能致命的朊病毒相关感染，例如克雅病。

如前所述，禁止使用来自 HIV 感染者的器官，以及分别在 HBV 阴性或 HCV 阴性受体中使用 HBVcAb 阳性或 HCV 抗体阳性供体的器官。自 2002 年引入核酸检测以来，该检测越来越多，且该检测准确、有效地缩短供体最近可能被感染的"窗口期"，但传统的抗体检测仍然呈阴性。事实上，截至 2009 年，美国的供体 HIV 传播率为 0.002%。然而，特异性仍然存在问题。据估计，每年有 141 个器官因 HIV 核酸检测结果呈假阳性而被弃用。

第 7 章

胆道疾病围手术期管理

1987 年由法国外科医生 Philippe Mouret 首次成功实施腹腔镜胆囊切除术，标志着现代微创外科的开始。我国是在 1991 年开始引进腹腔镜的，腹腔镜胆囊切除是最普及、最经典的腔镜手术，已基本替代开腹手术，成为治疗胆囊良性疾病的金标准。随着腹腔镜技术的进步，腹腔镜在胆道外科的应用，除腹腔镜胆囊切除术外，腹腔镜胆总管切开取石术、先天性胆总管囊肿切除术的开展也较为普遍，但对于胆道恶性疾病，如胆囊癌根治术、肝门部胆管癌根治术等，由于其手术过程复杂，涉及肝门淋巴结清扫或联合肝叶、肝段切除，部分情况下，需要联合肝尾状叶切除等，手术难度高，开腹手术也很具挑战性，传统腹腔镜下胆道肿瘤根治术常难以完成。可以说是胆道外科的微创化治疗开展最早，但进展缓慢，应用范围有限。

da Vinci 机器人手术系统凭借其独特的灵活性和稳定性，为复杂胆道手术，特别是胆道恶性肿瘤的微创手术提供了全新的治疗手段，很多医院相继开展了机器人胆道恶性肿瘤的微创根治性手术。周宁新等于 2011 年报道在机器人辅助下行胆道恶性肿瘤手术 58 例，2 例中转开腹手术，术后发生并发症的 8 例，死亡 2 例。周宁新等认为，机器人系统可完成涉及胆道恶性肿瘤的各种类型手术。刘荣等于 2015 年报道在机器人辅助下行Ⅲ型肝门部胆管癌根治术，术中联合半肝及尾状叶切除、肝十二指肠韧带骨骼化。目前大部分肝门部胆管癌、肝外胆管癌等复杂胆道手术，刘荣等都选择在机器人辅助下手术，并取得了较好的疗效，显示出机器人手术在血管精细解剖、血管重建、淋巴结清扫、Roux-en-Y 胆肠吻合等方面较传统腹腔镜手术的明显优势。

第一节　胆道手术术前准备

胆道系统从毛细胆管开始至胆总管的末端，在解剖和功能上是一个整体，肝内胆管和肝外胆管之间并无明显的差别。但是，由于肝内、外胆管所处的位置与邻近的组织器官的不同，在疾病情况下可能有明显不同的表现，特别是在进行外科处理时，肝内胆管和肝外胆管的疾病在手术途径、治疗方法等方面可能迥然不同。因此，从临床上需要明确肝内、外胆管的范畴。肝内胆道疾病的治疗通常需要进行肝切除术，可参考肝脏手术的围手术期管理。而肝外胆管末端的疾病则通常需要行胰十二指肠切除术，可参考胰腺疾病、梗阻性黄疸的围手术期管理。术前评估包括一般状况、营养状况和重要器官功能等方面，不再赘述，本部分着重论述围手术期病灶评估。

一、病灶情况评估

对患者病灶情况的评估是胆道手术围手术期的重点工作，需要关注部分特殊检查。

（一）经皮经肝穿刺胆管置管引流术

既往胆管引流依靠剖腹手术完成。PTBD 是在经皮经肝胆管造影（percutaneous transhepatic cholangiography，PTC）基础上发展而来的。随着床旁超声的广泛应用和导管技术的发展，经皮经肝穿刺胆管置管引流术可以不依赖胆管 X 线造影完成，而部分机构仍选择双重引导以提高操作安全性，从而使该技术变得更加简便、安全、实用。PTBD 主要适应证：①阻塞性黄疸；②不能切除的肿瘤；③胆石症。PTBD 常作为一种抢救措施或晚期肿瘤的姑息性治疗方法，故绝对禁忌证很少，公认相对禁忌证有严重出血倾向、肝内多发转移癌及大量腹水。PTBD 是有一定创伤的操作，许多情况下作为危重时的抢救手术，因而存在一定的并发症发生率和死亡率。报道中常见的主要并发症有胆瘘、胆汁性腹膜炎、败血症、胆管出血、腹腔出血及膈下脓肿等。随着超声引导技术的普及，目前并发症发生率明显降低。

（二）经皮经肝胆管造影

经皮经肝胆管造影是胆道系统的一种直接造影方法，超声显像引导 PTC 推动其进一步应用。尽管影像学的进步使其部分用途被取代，仍有部分情况应考虑 PTC，尤其适用于已经置入胆道引流管的患者经引流管造影，如阻塞性黄疸了解阻塞部位和病变范围；肝内胆管结石，了解结石的数量、分布，胆管有无狭窄或扩张；先天性胆管囊状扩张或胆管狭窄；胆道手术后，仍有胆管梗阻症状；以及其他疑似胆道疾病、逆行胆管造影、MRCP 不能明确诊断的患者。应注意禁忌证：①对造影剂过敏者；②凝血机制严重障碍，有出血倾向（如需穿刺造影）患者；③大量腹水或肝、肾衰竭患者。肝内胆管扩张＜4mm 或不扩张，超声引导穿刺的成功率很低，故作为相对禁忌证。

PTC 围手术期存在部分并发症，包括腹腔出血、胆瘘、胆汁性腹膜炎，胆道感染导致败血症、中毒性休克等严重并发症。在 PTC 检查中，当推注造影剂压力较高时，感染性胆汁可进入血流导致败血症。为预防感染，在 PTC 术前、术后合理应用抗生素十分重要。因此对梗阻较严重或合并感染的患者，应先进行胆管穿刺置管引流，然后再进行造影检查。

PTC 和经内镜逆行胆胰管成像（ERCP）的直接胆道显影，其成像清晰、细致入微，可观察到胆道系统的全貌，曾是诊断胆道疾病（特别是胆管疾病）的"金标准"，并视为衡量各种间接性诊断方法的标准。然而，此两种方法均是侵入性检查，本身即可对患者造成创伤及带来相应并发症。同时，造影方法只能显示胆管内腔的改变，而不能反映肝和胆管外周的改变，随着其他影像方式的进步其重要性也逐渐被取代。

（三）CT 及 MRI 评估

常规的肝、胆、胰区的 CT 断层扫描，可以显示有中等程度以上扩张的肝内、外胆管系统，通过对各层面上胆管影像的辨认和重建，可以获得胆管系统的大致情况；当采用胆影葡胺增强对比时，可获得清楚的胆管截面的影像。然而，CT 检查受到呼吸干扰及扫描精度的影响，存在一定漏诊、误诊的可能性。静脉胆道造影技术需要将造影剂排至胆管内，因此当有梗阻性黄疸、胆管炎、胆管扩张的情况下，亦同样会影响 CT 造影的检查结果。

磁共振成像（MRI）在肝脏病变的检查上虽然比常规 CT 有更高的分辨力，但对于胆道疾病的检查，常不如 CT。磁共振胆胰管成像（MRCP）不需要造影剂对比，不仅能显示胆管的病变，同时亦能显示胰管，故更有助于对复杂病情的诊断，在部分情况下已可以取代胆道造影，但该检查对患者一般状态有一定要求，需患者配合及长时间憋气等才能完成，同时检查时间较长，故不适用于部分虚弱、危重患者。

胆管癌的诊断比较困难，绝大多数患者在疾病进展和扩散到胆道以外之前都无症状。临床表现取决于肿瘤的大小和位置。胆管癌最常见的症状是黄疸，高达 90% 的患者会出现眼结膜黄染、尿液颜色深黄等黄疸表现。然而，这种情况通常不会早期表现出来，直到肿瘤长大到足以阻碍胆道引流。其他常见症状包括疲劳、体重减轻、瘙痒和腹痛，但这些症状相对非特异。另外，有些患者是在血液检查发现异常后诊断的，血清碱性磷酸酶和胆红素水平升高是胆管癌患者最常见的实验室异常。临床上高度怀疑患者为胆管癌时，医师应高度警惕患者的这些特异性的症状和体征。对于怀疑为胆管癌或影像学异常的患者，建议进行彻底的评估。美国国立综合癌症网络（National Comprehensive Cancer Network，NCCN）对肝外胆管癌的最新指南建议采用腹部计算机断层扫描（即腹部 CT）或 MRI 来评估血管侵犯，同时可以行 MRCP 检查。胸部 CT 可以排除其他转移性疾病。实验室检查包括肝功能测试，肿瘤标志物，如糖类抗原 19-9（CA19-9）和癌胚抗原（CEA）。CA19-9 对鉴别良、恶性胆道狭窄的敏感度和特异度分别为 76% 和 92%。据报道 CEA 对胆管癌的敏感度和特异度差异很大，分别在 33%～84% 和 33%～100%。因此，血清 CA19-9 或 CEA 升高可能有助于确定肝细胞癌的诊断，但指标正常并不能确定排除该疾病。此外，CA19-9 和 CEA 水平已被证明与可切除性、肿瘤分期和总体生存率相关，在作为预后标志物时甚至比诊断检查更有价值。横断面影像对于诊断胆管癌和做手术计划时是必不可少的。通常，胆管癌是在患者出现腹痛或其他的非特异性症状后才被首次诊断出来并进行影像学评估。对于疑似胆管癌患者，建议利用高质量的多排螺旋计算机体层摄影（MDCT）做对比增强影像或 MRCP 进行检查和评估。最常采用的影像学检查是 MDCT，因为它在大多数医疗机构都能进行，并且在确定肿瘤的可切除性方面具有 60%～90% 的总体准确性。值得注意的是，据报道 MDCT 确定门静脉侵犯的准确性为 96%，确定肝动脉侵犯的准确性为 93%，使用 Bismuth-Corlette 分类确定肿瘤纵向扩展的准确性为 96%。然而，MDCT 确定结节或腹膜转移的准确性要低得多。最重要的是，在放置胆道支架之前，建议进行横断面成像，以便对原发病灶进行更全面的评估。

MRI 和 MRCP 越来越多地应用于胆管癌，因为它可以更容易地确定肿瘤的分期范围，并能更好地显示胆道树状结构，从而有助于制订更全面的手术规划。MRI 也更适合于研究各种类型的软组织成分，包括胆管、血管和对附近肝实质的侵犯。胆管癌通常表现为胆管壁增厚和不规则，肝内胆管上游扩张。胆管癌在 MRI T_1 加权像上表现为轻度至中度低信号，特别是与邻近肝实质相比，T_2 加权像上表现为等强度或轻度高信号。据报道，MRI 检测胆管癌的灵敏度为 90%，可能高于单独的多层螺旋 CT。此外，研究表明 MRCP 在诊断胆管癌方面与 ERCP 相当，侵入性胆道造影在很大程度上已被放弃作为诊断工具，取而代之的是 MRCP 或其他非侵入性成像方式。如果术前减压或组织活检是必要的，则 ERCP 或 PTC 和引流（PTBD）在评估肿瘤位置的同时可以进行胆道减压和引流。ERCP 和 PTC 在获得组织诊断的能力方面已被证明具有相似的敏感度和特异度（分别为 75% ～ 85% 和 70% ～ 75%）。尽管活检阴性并不能排除胆管癌，鉴于相似的诊断能力，ERCP 或 PTC 仍是一种有效诊断手段，通常取决于医师的选择。超声内镜检查术结合细针穿刺抽吸术也被用于胆管癌患者的原发肿瘤和区域淋巴结活检。据报道，65 例内镜超声引导下的细针穿刺抽吸术的准确率高达 91%，在高达 20% 的腹部造影阴性患者中可以发现转移淋巴结。然而，在一些研究中发现经腹腔的细针穿刺抽吸术与较高的腹膜转移率有关，因此，除非考虑非手术治疗，否则应避免使用细针穿刺抽吸术。

（四）经 T 管逆行胆道造影

这是胆道外科最常用的胆道造影术，旨在发现胆道系统手术后存在的病变，如肝内外胆管残留结石、胆管狭窄、胆管梗阻、胆道的解剖学变异等，经 T 管逆行胆道造影是发现肝内胆管结石和肝胆管狭窄的主要手段，所以行胆管探查和引流的患者，手术后 2 周左右，在拔除 T 管之前，均应常规做一次逆行胆道造影。

造影剂一般使用有机碘溶液，如泛影葡胺等，不宜使用无机碘溶液，如 12.5% 的碘化钠溶液，因后者对胆管的刺激性强，造影后常有不良反应，如上腹痛、发热等，重者诱发急性胆管炎，甚至引起胆道出血。

需要施行胆管探查和引流的患者，多半是曾患有胆管炎、胆管梗阻、胆管结石等，有的患者曾做过胆道手术或胆肠吻合，故胆汁的细菌含量高，造影剂的激惹，可以激发急性胆管炎乃至胆源性脓毒症。原来无急性胆管炎的患者，放置 T 管后，很快便会出现菌胆症，细菌在引流管表面的生物膜上增生、繁殖，逆行胆道造影时，有时可能发生菌血症。因此，临床上强调：①逆行胆道造影应在胆道感染已经得到控制后施行；②造影时应避免压力过高、造影剂用量过大；③最好能在 X 线荧光屏监视下施行，以能充盈肝内胆管各分支即可；④造影前一天开放 T 管引流，造影后开放 T 管引流 1 ～ 3d；⑤ 原有较重的胆道感染和肝内胆管有梗阻性因素（结石、狭窄）者，造影前后应用抗生素。造影压力应控制在 2.94kPa（30cmH$_2$O）以下。

为了获得良好的胆道造影照片，应注意一些技术细节，如：①应有正位和斜位投照的照片，以区分右肝前、后段的病变。②造影剂浓度为 15% ～ 30%，胆管扩张者宜用较低浓度和较大容量；对胆管管径较细者则用 30% 的浓度。③避免混入空气气泡。④最好在 X 线荧光屏或电视监控下注药，使整个胆道系统得到均匀的充填；平卧位时，左肝管的位置平面较高，故常有因技术上的因素而不充填，需要时应用左侧斜卧位；肝内第 2 级以上胆管常有充盈不良，应采用头低位注药并转动患者体位投照，之后，再采用头高位以观察造影剂经胆总管下端排入十二指肠。⑤曾做过胆肠吻合术和 Oddi 括约肌切开术者，造影时宜用腹部加压和头低位，以增加肝内胆管充填。

在一份良好的 T 管胆道造影照片上，包含着诊断胆道疾病的全部信息，如胆道的形态和解剖学变异，病变的部位、性质和可能解决的途径等。T 管胆道造影通常和 CT 断层扫描的发现结合起来观察，可以确定病变的位置和性质，以及最理想的手术途径。

二、术前肝功能维护

具有持续的慢性梗阻性黄疸患者，多为恶性肿瘤患者，预期将接受复杂的手术切除治疗，特别要重视手术前的全面处理。黄疸是临床上最突出的表现，胆汁不能进入肠道内，影响脂溶性物质吸收，导致维生素 K 缺乏，使依赖维生素 K 的凝血因子（凝血酶原和因子 Ⅲ、Ⅶ、Ⅸ、Ⅹ）的合成缺乏，凝血酶原时间延长，当肝细胞储备功能尚好时，注射维生素 K 后，可使凝血酶原时间恢复正常。梗阻性黄疸的后期，因肝功能受到广泛损害，由肝细胞合成的凝血因子 Ⅴ 缺乏，此时虽使用维生素 K 治疗，但凝血酶原时间仍不能恢复至正常。梗阻性黄疸患者手术时常易发出血并发症，而其他的凝血因子缺乏、肝硬化、门静脉压力增高均是诱发因素。此外，梗阻性黄疸时，在胰腺、胆道、肝脏施行手术过程中易出现纤维蛋白溶解活性增高及手术野广泛渗血现象。因此，在梗阻性黄疸患者拟施行重大手术时应充分备血，以提供部分的凝血物质。重度梗阻性黄疸患者若在手术前能降低黄疸，有利于肝脏的恢复，降低手术后并发症发生率。具体策略各有利弊，针对不同疾病的减黄时间目前尚无定论。

对于有明显黄疸的患者，可能需要在手术切除前处理胆道梗阻，以减轻症状和降低围手术期的风险。在黄疸和明显胆道梗阻的情况下，肝切除会增加术后并发症的风险，因此需进行术前管理。由于有手术相关不良事件的风险，不主张对所有肝癌患者进行常规经皮胆道引流，但如果可以减少患者手术并发症的风险则推荐经皮胆道引流。研究表明，黄疸和高胆红素血症患者经皮穿刺引流术可减少术后并发症，但没有研究表明可降低手术死亡率或提高总生存率。目前尚未确定适合手术的最佳血清胆红素水平，也不清楚胆管癌中术前胆道引流的最佳持续时间。胆汁引流应保留给临床上有明显黄疸或手术前有明显胆道梗阻的特定患者。

三、肝内门脉支栓塞

残余肝体积（future liver remnant，FLR）在肝切除术后小于总肝体积的 20% ～ 30% 的患者，术前应考虑 PVE。PVE 通常采用经皮肝穿刺入路，将导管插入门静脉系统，随后将栓塞材料注入所需的静脉分支以阻塞血流。常用的栓塞材料包括纤维蛋白胶、聚苯胺泡沫、明胶海绵、金属线圈或氰基丙烯酸酯。PVE 主要用于接受右肝或扩大右肝切除术的患者，因为与右肝相比，左侧部和尾状叶在切除后更可能出现 FLR 不足。一项大型系统综述报道，至少 91.6% 的 PVE 患者接受了 5 ～ 8 段的栓塞治疗。PVE 已被证明可以增加那些因肝恶性肿瘤而进行大范围肝切除术前肝实质正常的患者的残余肝体积，并且大多数慢性肝病患者也被证明可以获得明显的益处。术前行 PVE 的患者的术后发病率和死亡率与 FLR 足够的患者相当，两组接受肝切除术的肝恶性肿瘤患者的长期中位生存率相当。此外，FLR 不足时，术前接受 PVE 的患者术后肝衰竭发生率低于未接受 PVE 的患者。慢性肝病患者可能特别受益于 PVE，因为这些临界 FLR 患者在术前接受 PVE，术后并发症的发生率同样可能降低，肝切除术后住院时间缩短。外科医师应特别考虑对胆管癌肝切除术后残余肝体积不足的患者进行 PVE。

四、营养不良

慢性梗阻性黄疸患者均有不同程度的营养不良，表现为明显消瘦、低蛋白血症、贫血，与其食欲缺乏、消化吸收不良、摄入量不足等因素有关。胰头癌的黄疸患者表现得更为突出。长期的蛋白质营养不良，导致体内蛋白质成分如肌肉、心肌酶、抗体等的耗损与欠缺，患者在手术后容易发生感染、伤口愈合不良、切口裂开、伤口处的肉芽组织生长延缓。临床上随着梗阻性黄疸患者体重下降，患者的总血容量亦减少，其减少程度往往与体重不成比例。长时间的营养不良，身体组织的耗损较多，组织分解代谢时生成较多的内生水，故发生水潴留、组织间水肿、腹水、稀释性低钠、稀释性低钾等代谢性改变。梗阻性黄疸患者常有严重的低钾血症。

术前梗阻性黄疸患者的全身血管床呈收缩状态，以适应减少了的血容量，维持近乎正常的血流动力学，以及一定的血压水平和组织器官灌注；但在麻醉后，血管床扩张，加之失血，有效循环血量便会锐减，可发生组织低灌注、缺氧及休克。梗阻性黄疸时肾对缺氧性损害甚为敏感，易发生肾小管坏死及手术后急性肾衰竭。梗阻性黄疸患者术后发生急性肾衰竭者，常见曾在手术中或手术后出现过低血压者。梗阻性黄疸患者易在术中出现低血压和术后急性肾衰竭。

因此，改善梗阻性黄疸患者的营养状况对降低手术并发症发生率和死亡率具有重要意义。术前 1 周左右的营养支持可以提高机体的免疫功能和纠正体内的能量状态。患者往往难以通过胃肠道摄入足量的营养，静脉内途径营养补给常是必要的。如有低蛋白血症和贫血，可术前输血，增加血细胞容量，提高血浆渗透压，减轻组织间水肿，提供合成抗体、酶等蛋白质基本原料，但也要避免过分增加心脏的负荷。

五、感染与内毒素血症

感染性并发症是梗阻性黄疸，尤其是与胆道疾病相关的梗阻性黄疸手术后经常遇到的问题，术后感染可能是该类患者致死的原因。梗阻性黄疸时胆汁培养的细菌阳性率明显升高，故亦是胆道手术后细菌污染的来源，胆汁中的细菌主要是大肠埃希菌等肠道细菌。

胆盐在肠道内有调节菌群种类和减少内毒素吸收的作用，胆汁酸能抑制小肠和结肠内的细菌生长，因而临床上常口服胆盐制剂或引流的胆汁作为手术前准备。口服乳果糖可使肠道内容物酸化，抑制肠内细菌繁殖和减少内毒素吸收，临床应用有一定效果。手术前恢复胆汁向肠道内引流是防止肠内细菌繁殖过旺和外移的最有效措施，也是部分机构推崇 ERCP 减黄的重要原因。

第二节　胆道手术术中、术后管理

一、术后并发症的早期识别

外科手术是一个连续的过程。很多先进的指南和经验结合目前广泛应用的微创技术，使一些有严重合并症的患者术后也可以获得较好预后。事实证明，并发症的预防、识别和早期治疗与术前准备或手术技术一样重要。术后并发症是一个很重要的健康问题，据统计术后并发症每年可导致全球 300 万～ 1200 万人死亡。术后并发症是患者死亡的主要原因之一，因此预防、及时识别和治疗术后可能出现的任何潜在的致命并发症的措施至关重要。正因为以上原因，高危手术患者进入 ICU，历来被认为是降低围手术期死亡风险的关键。在大多数情况下手术风险较低，但越来越多的证据表明手术后的并发症是导致患者死亡的一个重要原因。在所有接受手术的患者中，约有 10% 的患者存在并发症的风险，这种情况占所有术后死亡的 80%。识别高风险的患者以及入住 ICU 是否能够获益，仍然是一个重大的挑战。目前现有医疗资源分配不平衡。鉴于医疗费用较高和缺乏有力的证据，最近人们对择期手术后常规入住 ICU 提出了质疑。是否入住 ICU 不仅要考虑手术的类型，还要考虑对并发症的有效、早期检测。对于接受低风险手术、无器官功能障碍、发病率较低的患者来说，入住 ICU 并不会导致死亡率的差异。对于这些患者，ICU 以外的监测系统足以检测出并发症，并能对有此类问题的患者在早期进行抢救。其中有些问题与手术过程没有直接关系，而是与患者的合并症有关。广泛的肝切除术，特别是在激进的化学治疗周期后的广泛肝切除术、十二指肠切除术等，这些手术需要在输液和血流动力学方面进行优化，早期发现感染性并发症，对疼痛、出血和凝血异常进行控制，在预防静脉血栓栓塞和术后呼吸衰竭方面进行"精准"管理。目前，关于患者入住 ICU 的益处还没有明确的共识。将入住 ICU 与死亡率联系起来是一个复杂的问题，而且我们也必须考虑到患者的安全、高质量和更有精确性的治疗。

ERAS 是包括整个手术及术后的一种特殊的多模式管理方法，其中术后治疗措施是为了降低由手术应激带来的分解代谢反应，加速患者康复。它最初是针对结直肠癌手术提出的，后来被扩展应用在十二指肠切除术、肝切除术、食管胃手术、根治性膀胱前列腺切除术等手术的术后患者。ERAS 的几个关键要素包括术前对患者进行全面的评估和准备；术中选择最佳的麻醉和微创手术方式，以减少手术创伤；术后对恶心、呕吐和疼痛等症状充分管理，并鼓励早期活动，尽快恢复正常饮食。

二、镇痛

镇痛是 ERAS 策略的基石之一。诸如早期动员等措施需要最大限度地控制疼痛。在这方面，对疼痛的控制至关重要，对能够交流的患者可采用视觉模拟评分法和口头数字量表；对于不能交流的患者可使用行为疼痛量表和重症监护观察工具，针对不同患者应使用恰当、有效的量表，以及疼痛指示行为量表。

在开腹手术中，硬膜外镇痛已被证明可以有效地减少术后肠梗阻的发生率和持续时间。这是因为硬膜外局部麻醉药产生的交感神经阻滞且避免了全身性阿片类药物的使用。局部麻醉药和阿片类药物的组合可以提供良好的疼痛控制。使用输液泵给药比使用传统输液效果要好。硬膜外麻醉的生理效应可以改善普通外科、泌尿外科和血管外科手术后的呼吸和循环，这一点已被荟萃分析和随机对照试验所证明。

非甾体抗炎药作为辅助治疗有助于减少阿片类药物的使用。目前，镇痛策略主要的趋势是不使用阿片类药物。

三、液体治疗

梗阻性黄疸患者手术中应保持良好供氧，维持稳定的血流动力学状态，避免发生低血容量和低血压。患者皆应留置导尿管，以适时观察尿量。术后机体出现一系列反应，如组织损伤产生分解代谢，为保持循环血容量，机体释放激素和炎症介质以促进水和电解质平衡，收缩血管、维持血压，并为代谢和细胞功能提供底物；体温下降以尽量减少氧气消耗，血液重新分布。有研究证明，液体过量会影响吻合口的愈合。此外，也有报道称，当患者术后没有保持液体平衡时，肠梗阻和一些导致住院时间延长的术后并发症也有发生。一般来说，当术后液体入量累计超过 2.5L，术后并发症发生率就会增加。梗阻性黄疸患者手术时应特别注意术中及术后补充血容量。手术复杂和有广泛的剥离面的患者，术后 48h 内在腹腔及腹膜后区常有大量渗出，这些潴留在第三间隙内的液体量，临床上常难以准确估计。目前，人们认为适度自由输液的方案比限制性方案更安全。适度自由输液有一个缓冲时间，旨在达到正常血容量，然后是一个维持期，一旦患者恢复口服营养，就应降低液体入量。应针对患者应用个体化输液方案，输液量取决于手术的类型、失血量、合并症等。一般来说，30 ～ 60ml/h 的平衡盐液是可以接受的，一些监测方法的应用，包括平均血压、心脏指数、心脏收缩（搏动）、容积变化或脉搏波变化和多普勒超声等，加上缩血管药物和正性肌力药物，将有助于确保器官有效、足够灌注的同时保持液体平衡。这些方法的应用目的是保持液体平衡。

四、抗生素预防

有效的抗生素预防应确保血清和组织中达到一定的抗菌药物浓度，此浓度应超过手术开始前 30 ～ 60min 在手术部位发现的最可能的最低抑菌浓度。在手术时间延长或血容量损失 50% 的情况下，需要进行第二次用药。

五、预防静脉血栓栓塞性疾病

静脉血栓栓塞和肺血栓栓塞症是接受不同腹腔、盆腔手术的患者经常发生的严重并发症。据报道，PTE 的发病率为 1.6%，致命性 PTE 的发病率为 0.8%。根据临床风险因素，可以将患者分为高风险、中风险或低风险的静脉血栓栓塞症。然而，大多数患者缺乏预防措施是由于对出血的恐惧造成的。应用弹力袜可以有效预防并足够安全。小剂量低分子量肝素和磺达肝癸钠已被认为可以显著降低静脉血栓栓塞症的风险。已推荐使用依诺肝素钠40mg/24h（静脉注射）、达肝素钠 5000U/24h（静脉注射）和磺达肝癸钠 2.5mg/24h（静脉注射）。对于病态肥胖的患者，需要增加剂量。

六、胃管、引流管

通常腹部手术患者的术后管理要求使用鼻胃管，以避免口服摄入液体和营养物质，直到术后肠道梗阻解除。然而，这种观念近年来受到质疑。实验和临床研究表明，传统的限制口服的做法并没有科学依据。目前，人们一致同意避免常规使用鼻胃管。已经开发出有效的技术来减少术后肠道梗阻，术后尽早恢复口服营养可能会改善术后患者的预后。目前的建议是在最初的 24h 内尽早进食（6h 后可进行耐受性测试），目标是在第 3 天前暂停静脉输液。

建议尽早拔除引流管。引流管通常与不稳定的缝合线相关。它们在盆腔手术的前 24h 有用，但在 48h 后没有临床优势。

七、尽早活动

限制活动带来了很多问题：增加胰岛素抵抗，产生更大的血栓形成风险，骨髓再生能力下降。在无贫血和血流动力学稳定的情况下，早期动员患者活动有助于减少肺部并发症、血栓形成等。然而，良好的疼痛控制是必需的。建议术后 8h 动员患者活动。

第三节　胆道手术后并发症处理

肝门部胆管癌和晚期胆囊癌患者多伴有由梗阻性黄疸引起的肝功能不全，在大范围的肝切除术或肝胰十二指肠切除术后容易发生肝功能不全或包括肝功能不全在内的多脏器功能不全，导致此类手术的围手术期死亡率一直处于较高水平。因此，术后管理的关键是要预防肝功能不全所引起的并发症，做到早发现、早处理。

一、腹腔脓肿

胆管癌大范围肝切除后的感染是肝功能不全的重要原因，对术后感染的管理非常重要，早期发现腹腔内脓肿并对其进行适当的处置对预防术后肝功能不全具有重要意义。在胆管癌手术中，大部分手术需要利用消化道进行胆道重建，但是多数情况下术前胆汁细菌培养呈阳性。术后引发创口感染或腹腔脓肿的细菌多数为术前胆汁培养呈阳性的细菌。造成脓肿的原因有胆肠吻合口漏，肝断面渗出液引流不充分，胰腺断面胰漏等引起感染，引流管逆行感染等。治疗包括手术治疗和抗生素治疗。如果腹腔脓肿范围广泛，应积极开腹手术，进行彻底的腹腔清洗和引流。将引流液进行细菌培养，确定敏感的抗生素。此外，要定期对引流液进行细菌培养，掌握其敏感的抗生素。如果发热等临床症状得到控制，应尽早停用抗生素，以防出现耐药菌。对于术前留置 PTBD 导管的患者，在术前就应进行胆汁细菌培养，若培养结果呈阳性，则在术后可针对此细菌给予敏感性高的抗生素治疗。

二、肝管－空肠吻合口瘘

如留置在吻合口附近的引流管流出胆汁样的引流液，提示可能存在肝管－空肠吻合口瘘。应注意与来自肝离断面末梢胆管的胆瘘相鉴别。测定引流液胆红素含量，若引流液中胆红素含量达到 85μmol/L（5mg/dl）以上，则提示可能存在肝管－空肠吻合口瘘。疑有吻合口瘘时，应尽快经术中留置在肝内胆管的引流管进行造影，通过造影对吻合口瘘进行确诊，同时还可以明确吻合口瘘的程度以及其与引流管的位置关系。

处理：在瘘口附近放置闭式引流管进行持续吸引，保证胆汁引流通畅，同时注意经肝或经空肠留置胆汁引流管的通畅，保证肝内胆管的减压。另外，如果吻合口瘘漏出的液体引流不畅，将导致腹腔积液，甚至腹腔脓肿，患者出现持续的发热和腹痛、白细胞和 CRP 水平升高，此时应积极通过腹部超声及增强 CT 检查以明确诊断，对积液和脓肿进行引流，如果积液和脓肿范围广泛，应立即开腹进行彻底的腹腔清洗和引流。如发现瘘口较大且肝内胆管引流管脱落，应尽早开腹进行再次吻合。

三、腹腔内出血

术后腹腔内出血是胆道外科手术后严重的并发症，腹腔内出血的原因包括肝创面和结扎部位的出血，不伴有肝功能不全、吻合口瘘和感染。腹腔内出血常于术后几天内发生，多数患者全身状况比较良好，如能及时进行开腹止血手术和经导管动脉栓塞术，可挽救患者生命。

术后出血合并术后肝功能不全和吻合口瘘，多发生在全身状况不良的重症患者，同时伴有感染。常于手术后 10d 以后发生。通常表现为先出现术后肝功能不全，继而并发吻合口瘘，在全身状况恶化后出现大出血。即使能够止血，由于出血而引发的肝功能不全也将使病情进一步恶化，死亡率很高。

由于大量出血而引发休克的患者，在抗休克的同时，应立即血管造影和经导管动脉栓塞术，或立即开腹手术止血。手术后 1 周以内，腹腔内的粘连尚不严重，此时多选择紧急开腹手术止血。在开腹手术止血的同时，还可以清除腹腔内积血和胆汁、胰液，对腹腔进行冲洗。手术后 1 周以上，腹腔内粘连严重，通常先进行紧急血管造影以确定出血部位，随后进行紧急经导管动脉栓塞术尝试止血。对于合并有肝功能不全或吻合口瘘的患者，因其全身情况很差，应先进行紧急血管造影和经导管动脉栓塞术。即使止血成功，如局部感染不能控制，也需要及时考虑开腹手术治疗。

四、消化道出血

消化道出血包括两种。一种是继发于胆道外科术后并发症的消化道出血，如假性动脉瘤破裂，大出血通常表现为从腹腔引流管引出血液，有时也可表现为消化道出血。在出现全身情况差合并快速大量出血时，往往预后很差。此时应紧急实施血管造影和进行 TAE 等止血术。另外，肝功能不全、多器官功能衰竭时并发消化道出血，预后极差。救治的关键在于预防术后肝功能不全和多器官功能衰竭的发生。另一种是与一般消化道外科手术共通的消化道出血，包括胃十二指肠溃疡、吻合部溃疡；急性胃黏膜病变；吻合口出血。少量出血可采取非手术治疗，必要时使用内镜下止血。

五、肝功能不全

早期肝功能不全的判断尚无统一的标准，通常需要结合病情和辅助检查来综合考虑。血清胆红素值的上升对判断肝功能不全有一定的提示作用，但因为肝切除术后的血清胆红素的值受肝储备功能、术式（胆道重建和合并切除的有无等）、术中出血量、是否合并感染等的影响，所以不能作为纯粹的反映肝功能障碍程度的指标。在临床上可能有效的治疗肝功能不全的方法包括特殊的氨基酸制剂、ATP–MgCl$_2$、前列腺素、乳果糖、高血糖素 – 胰岛素疗法、血液透析及血浆交换等。

第四节 急性梗阻性化脓性胆管炎

急性梗阻性化脓性胆管炎（acute obstructive suppurative cholangitis，AOSC）为胆管结石、胆道蛔虫或其残骸阻塞胆管继发胆道细菌感染所致，是胆道疾病中常见的急危重症，病情进展迅猛异常，可出现暴发性休克，常伴有 DIC、多器官功能障碍综合征、多器官功能衰竭或多系统器官功能衰竭，死亡率高达 37.6% ～ 50.0%。

一、病理生理

正常情况下，由肠道内经门静脉系统进入肝的少量细菌可被肝的单核巨噬细胞吞噬，即使正常的防御机制不能防止细菌进入胆汁或细菌逆流入胆道系统时，若胆汁排泄通畅，也完全可以清除细菌。

胆管梗阻后，胆道压力升高，梗阻以上部位的胆管扩张，管壁增厚，胆管黏膜充血、水肿，炎性细胞浸润，胆汁排泄不畅，胆汁中的细菌繁殖而致胆管炎。细菌进入血流与胆道压力有关，当胆道压力＞ 15mmHg 时有胆血反流的可能，当胆道压力＞ 18mmHg 时，血培养阳性率明显高于胆道压力较低者。细菌及毒素进入血液循环后通过补体系统、血管缩缓肽系统、纤维凝血系统的作用而导致胆源性败血症、休克、微循环障碍、机体器官缺血缺氧，最终导致多器官功能衰竭。

二、临床表现和诊断

最初表现为腹痛、寒热、黄疸的 Charcot 三联征，体温和白细胞计数升高明显，病情进一步发展，患者出现烦躁、谵妄、嗜睡等精神症状和冷汗、皮肤湿冷等外周循环不良的表现，即 Reynolds 五联征，此为 AOSC。这预示机体出现胆源性脓毒症，处于休克状态。若不积极行胆道减压引流，势必导致更为严重的多器官功能障碍或衰竭而死亡，预后严重。

诊断：有胆道梗阻，出现休克（动脉收缩压＜ 70mmHg）或有以下项中的两项者，可诊断为 AOSC：精神症状；脉搏 > 120 次 / 分；白细胞计数 > 20×10^9/L；体温 > 40℃或 < 36℃；胆汁为脓性且伴有胆道压力明显增高；血培养阳性或内毒素水平升高。B 型超声检查是最常用的简便、快速、廉价、无创伤性的辅助检查，必要时可行急诊 CT 平扫。

三、监测

入院后应立即进行监测，连续动态观察，包括精神状态、皮肤、温度、色泽、血压、脉率、尿量，以及中心静脉压、肺毛细血管楔压、动脉血气分析、动脉血乳酸、血小板计数、凝血酶原时间、血浆纤维蛋白原等。

四、处理

1. 治疗原则和时机　早诊断，早治疗，及时做胆道减压及引流术；选择高效敏感抗生素，如第三代、第四代头孢菌素；手术以简单有效、解除梗阻并充分引流为目的，力求尽快缩短手术时间，减少手术创伤。

严密观察患者对抗休克治疗的反应，是决定采取何种治疗时机的重要依据：对于已确诊的 AOSC 患者，经非手术治疗病情无明显好转或加重，应在出现休克前采取手术治疗，即使是老年患者也不应成为手术禁忌指征，越早治疗效果越好；对已经出现休克的患者不应急于手术，应先给予抗休克治疗，病情一旦稳定或好转，就是手术的有利时机；积极的抗休克、支持治疗等术前准备同样是手术安全的保证；对于有反复多次胆道手术史，以及老年患者有多种内科合并疾病的，不应过分强调术前准备及过多进行术前检查，否则可能丧失手术时机，导致病情恶化乃至死亡。

2. 手术方式　包括胆管切开引流术、内镜下鼻胆管引流术、内镜下十二指肠乳头括约肌切开术、内镜下胆管内支撑管引流术、经皮经肝穿刺胆管置管引流术。老年、危重不能耐受手术者，可作为首选对象。

3. 控制感染　控制感染也是 AOSC 伴多器官功能衰竭治愈的另一个重要原则。细菌种类主要为革兰阴性杆菌及厌氧菌，根据抗生素在胆汁中的浓度及对细菌的敏感性的研究，胆道感染应选用对革兰阴性杆菌敏感、兼顾球菌及厌氧菌，并在血液及胆汁中呈高浓度的药物。在获得胆汁细菌培养结果前，应选用广谱高效抗生素及抗厌氧菌抗生素，然后根据胆汁细菌培养及药物敏感试验结果，及时改用敏感抗生素。

4. 支持治疗　AOSC 伴发多器官功能衰竭的患者，由于胆道梗阻及感染因素，可出现肝、肾、心脏、肺等多器官功能障碍，患者营养状况极差，同时由于应激反应，机体处于严重高分解代谢状态，患者存在严重营养不良和代谢紊乱，使机体免疫力降低，应及时、正确给予深静脉营养支持治疗，同时补充血浆、白蛋白及丙种球蛋白，以促进正氮平衡、改善循环、抗休克及增强机体抵抗力。

5. 肾上腺皮质激素　在针对 AOSC 伴发脓毒症休克的治疗中，对于充分液体复苏和使用血管升压药后仍难以治疗的休克患者，可给予小剂量的糖皮质激素以改善中毒症状并逆转休克。

第五节 胆道肿瘤的辅助治疗

胆管癌虽然只占所有人类恶性肿瘤的 2%，但仍是最常见的原发性胆道肿瘤。肝门部胆管癌是一种病因不明的疾病，多见于东南亚，在西方国家相对少见。手术切除胆管至切缘病理呈阴性是长期生存和潜在治愈的最佳手段，但许多患者在诊断时由于局部晚期或转移而无法切除。最新研究发现了新的治疗该类患者的方法，包括术前 PVE 和胆道引流、新辅助化学治疗和随后的移植，以及放射治疗联合化学治疗。总之，目前肝门部胆管癌的治疗取决于肿瘤的范围，治疗方法包括手术切除、肝移植、PVE 和放射治疗联合化学治疗。随着人们对肝门部胆管癌认识的提高，进一步的研究有望改善这类罕见肿瘤的预后。

一、化学治疗

单纯化学治疗和放射治疗对胆管源性肿瘤的治疗效果较完全手术切除差。因此，化学治疗通常局限于：①不能手术切除的肿瘤患者；②等待合适的供体期间；③切除后病理提示高复发转移风险（如切除边缘阳性或淋巴结转移）时作为辅助治疗。由于胆道恶性肿瘤的患者数量少（其中包括胆囊癌在内的不同恶性肿瘤），目前有关胆管癌化学治疗方案的主要研究有限。然而，大多数研究表明，多药联合治疗比单药治疗具有优越性。早期的研究涉及氟尿嘧啶（5-FU）的治疗，该药物联合其他药物如多柔比星、丝裂霉素和顺铂可提供 5～12 个月的中位生存期。然而氟尿嘧啶的有效率低于 40%，这导致对其他化学治疗药物的评价不足。目前治疗肝门部胆管癌的方案主要包括吉西他滨，单用吉西他滨的客观应答率为 8%～60%，中位总生存期为 6.3～16.0 个月。针对吉西他滨与其他化学治疗药物联合治疗晚期胆管癌的随机对照试验显示，在进展时间和无进展生存率方面有改善。回顾性研究也表明，手术切除后接受以吉西他滨为基础的辅助化学治疗的患者的总体生存期比单纯手术的患者更长。目前也有一些靶向药物的相关研究，但仍处于早期临床试验阶段。肝门部胆管癌的化学治疗需进一步前瞻性临床评估，特别是新辅助化学治疗在切除肿瘤前缩小肿瘤方面可能发挥作用。

二、放射治疗

放射治疗同样用于胆管源性肿瘤的治疗，通常与辅助化学治疗同时进行。然而，有关结果的数据喜忧参半。一项早期的前瞻性试验表明，放射治疗在切除肿瘤后的辅助治疗和不能切除的疾病的姑息治疗中，与未接受放射治疗的患者相比，生存率没有提高。此外，在考虑到其他变量时，只有 R0 切除被认为是一个重要的预后因素，继续支持手术作为治疗肝门部胆管癌的主要治疗手段。小型的回顾性研究将辅助放射治疗与单纯手术进行比较，其中一些患者的生存率有所提高，而另一些患者则没有。一项对 63 例腹腔镜下切缘阳性患者的回顾性分析显示，与单纯手术相比，接受辅助放射治疗的患者预后更好。此外，接受术中和术后联合放射治疗的患者生存率最高。为了进一步阐明放射治疗作为外科辅助治疗的作用，特别是对于切除边缘呈阳性的患者，SWOG S0809 前瞻性 Ⅱ 期试验目前正在招募患者，以评估手术切除后接受吉西他滨 / 卡培他滨化学治疗和放射治疗的患者的生存益处。此外，与化学治疗一样，关于肝门部胆管癌使用新辅助放射治疗的数据有限，需要进一步的前瞻性研究来确定任何潜在的生存益处。

第 8 章

加速康复外科在胰腺外科的应用与探索

20 世纪 60 年代，腹腔镜技术开始试用于胰腺疾病的诊断与治疗，因胰腺的结构和功能较为复杂，腹腔镜在胰腺外科领域的发展相对缓慢。早期腹腔镜仅用于胰腺手术的可切除性评估等诊断性的简单手术操作，后来随着腹腔镜技术和设备的进步、加速康复外科理念的应用，腹腔镜技术才越来越多地应用于胰腺的治疗性手术，如腹腔镜下胰腺假性囊肿内、外引流，急性重症胰腺炎经前、后入路腹腔镜下坏死组织清除，腹腔置管灌洗引流等。超声刀等能量器械、直线切割闭合器、外科血管夹的出现，推动了胰腺肿瘤切除等复杂胰腺手术的开展。

第一节　胰腺癌微创手术

尽管化学治疗和放射治疗等综合治疗方面取得了一定的进展，但胰腺癌切除术仍是治疗胰腺癌的关键。在 20 世纪后期，微创手术，即腹腔镜手术和机器人手术逐渐进入临床应用。虽然微创手术最初的适应证是良性的疾病，如阑尾炎或胆石症，但它逐渐扩大，应用到胃肠道癌症等恶性疾病。微创手术的优点，如减少术后疼痛、减少伤口并发症和术后早期恢复，使微创手术成为一个有吸引力的治疗癌症的选择。根据日本内镜手术学会最近的一项全国性调查，目前超过 60% 的结肠直肠癌使用微创手术进行治疗。即使是开放胰腺手术，由于腹膜后位置、解剖复杂、靠近大血管，对外科医师来说也是一个挑战，但现在微创胰腺切除术正在临床实践中。对于良性或低度恶性肿瘤，在围手术期微创胰腺切除术比开放胰腺切除术更有优势。根据一项关于微创胰腺切除术的全球调查，90% 的参与调查的外科医师认为微创胰腺切除术对患者具有整体优势。因此，微创胰腺切除术在胰腺癌治疗中的应用可能会使胰腺癌这一难治性疾病的患者受益。

一、胰腺癌微创手术的历史

在腹腔镜检查成功应用于多种肝胰胆管手术（如胆囊切除术、胆总管切开术和肝切除术）后，腹腔镜胰腺切除术也被引入。1994 年，Gagner 等报道他们于 1992 年进行的首例用于慢性胰腺炎的腹腔镜胰十二指肠切除术。1996 年，Cuschieri 等描述了首例慢性胰腺炎腹腔镜远端胰腺切除术。微创胰腺切除术最早可追溯至 1997 年，当时 Gagner 等人首次报道了一系列腹腔镜下胰腺切除术。2003 年，Giulianotti 等人首次报道了机器人辅助胰腺切除术，包括 3 例机器人辅助胰十二指肠切除术和 3 例机器人辅助远端胰腺切除术。2007 年，Fernández-Cruz 等人发表了首项包含肿瘤学结局的腹腔镜胰腺远端切除术系列病例研究，描述了 13 例腹腔镜胰腺远端切除术治疗胰腺癌的病例。他们还首次报道了将 Strasberg 等人提出的根治性顺行模块化胰腺脾切除术应用于腹腔镜手术中，整体切除左侧胰腺癌。

　　1994 年，Gagner 等报道了第一例腹腔镜下胰十二指肠切除术，1996 年，首次报道胰腺肿物剜除术。1996 年，Cuschieri 等首次报道腹腔镜下胰腺体尾部联合脾切除术。刘荣等于 2002 年在国内较早开始腹腔镜下胰腺手术的尝试，2007 年完成北方地区第一例腹腔镜下胰十二指肠切除术，2010 年完成国际首例后腹腔镜下胰腺手术，2011 年在国际上较早完成单孔腹腔镜下胰腺手术。随着近 20 年来腹腔镜技术的发展，在胰腺外科已经能够用腹腔镜完成胰十二指肠切除、全胰腺切除、胰腺体尾部切除等各种复杂手术。但是，腹腔镜胰腺手术复杂，特别是腹腔镜胰十二指肠切除、保留脾血管的胰腺体尾部切除等，存在手术时间长、腹腔镜下血管分离及消化道吻合重建困难等诸多难题。

　　da Vinci 机器人拥有手腕样 7 个自由度的操作手臂，高清、稳定的 3D 视野，还能自动滤除器械的颤抖，克服了常规腹腔镜的不足，更有利于需要进行精细操作的复杂胰腺微创手术的开展。2002 年，Melvin 等报道第一例机器人辅助胰体尾切除术，随后 Napoli 等报道 55 例机器人辅助胰体尾切除病例，无中转开腹及死亡患者，但术后并发症发生率为 61.8%，胰瘘率为 52.7%，无 C 级瘘情况，4 例出现术中输血，1 例二次手术。经过对 10 例手术前后手术时间［（421.1±20.5）min 和（248.9±9.3）min］的对比，作者指出 10 例手术为 da Vinci 机器人学习曲线的截止点。经过学习曲线后，机器人手术在手术并发症的发生率、手术时间、术中出血量及淋巴结清扫等方面均有明显改善。Waters 等报道的 77 例机器人辅助胰体尾切除术与腹腔镜远端胰腺切除术的对比，前者手术时间延长（298min vs 222min），但出血量明显减少（279ml vs 661ml），脾保留率达到 65%，而在腹腔镜组保脾率仅为 29%。机器人辅助胰体尾切除组未发生胰瘘，腹腔镜下胰体尾切除组胰瘘发生率为 11%。笔者所在团队于 2011 年开始行机器人辅助胰体尾切除术，他们发现有腹腔镜基础的医师可以很快掌握机器人辅助胰体尾切除术，而且机器人辅助手术时间要明显短于腹腔镜手术，保脾，特别是保留脾血管的胰体尾切除手术（Kimura 法）的成功率也明显高于腹腔镜手术。对于胰体尾恶性肿瘤，机器人在重要血管的精细解剖、淋巴结清扫等方面较腹腔镜具有明显优势，能较好地完成根治性顺行模块化胰体尾切除术，甚至能完成联合腹腔干胰体尾脾切除术（Appleby 术，刘荣团队已完成 3 例）。机器人辅助胰体尾切除术较腹腔镜手术具有明显优势，而且机器人手术的学习曲线短。随着机器人设备和技术的普及，机器人手术有望成为胰体尾切除的首选手术方式。

　　2001 年 Giullianotti 完成世界上首例 da Vinci 机器人胰十二指肠切除术，并在 2009 年报道 da Vinci 机器人辅助胰腺手术 134 例，包括胰十二指肠切除术 60 例，其中机器人胰十二指肠切除术平均手术时间为 331min，住院时间为 9.3d，中转开腹 14 例，并发症发生率为 26%，围手术期死亡率为 2.2%。截至 2017 年，已经有多家医疗中心报道机器人辅助胰十二指肠切除手术。Giullianotti 教授已经完成超百例机器人辅助胰十二指肠切除手术，刘荣团队已经完成 650 例（2018 年 7 月前）机器人辅助胰十二指肠切除手术，为国际最大宗病例报道。数据表明，机器人在胰腺外科的应用是可行的、安全的，且机器人辅助胰十二指肠切除术后并发症发生率及死亡率与开放手术相近，在减少出血及淋巴结清扫等方面较开放手术有显著优势。尽管目前一系列研究显示，机器人辅助胰十二指肠切除术较开放手术及传统腹腔镜下胰十二指肠切除术具有更好的短期效果，特别是相比腹腔镜下胰十二指肠切除术，在手术时间、术中出血量、住院天数、围手术期死亡率等方面具有明显优势，但在胰瘘的发生方面，两者未见明显差异。有学者认为，对比腹腔镜下胰十二指肠切除术，机器人辅助胰十二指肠切除术具有更低的手术中转率，更容易施行联合血管切除的胰十二指肠切除。而且随着机器人设备、器械的发展和术者经验的积累，机器人辅助胰十二指肠切除术的优势将会更明显。

二、胰腺癌微创手术的现状

微创胰腺切除术具有良好的围手术期结局，如失血少和住院时间短，已使其成为临床实践中公认的胰腺癌治疗选择。根据美国国家癌症数据库的研究，在 2010—2012 年接受胰十二指肠切除术（pancreaticoduodenectomy，PD）的 8213 例胰腺癌患者中，有 10%（828 例）的患者接受了腹腔镜胰十二指肠切除术。在针对胰腺腺癌的美国国立综合癌症网络（National Comprehensive Cancer Network，NCCN）指南中，微创手术被描述为等同于开放手术，作为可切除疾病的治疗选择。日本《胰腺癌临床实践指南》建议使用腹腔镜远端胰腺切除术治疗胰腺癌，除非存在多脏器浸润或需要联合血管切除术。然而，日本该指南指出，在临床实践中不建议将腹腔镜胰十二指肠切除术常规用于胰腺癌，应在临床研究中进行，这是因为在指南发布之时，日本健康保险不允许胰腺癌患者行腹腔镜胰十二指肠切除术。

已发表的对比微创远端胰腺切除术和开放性远端胰腺切除术的围手术期结果的文章提示，两者的手术时间、术后并发症发生率和死亡率相当，但是微创远端胰腺切除术与较少的失血量和较短的住院时间相关。有两项使用法国和美国全国性数据库的研究和荟萃分析均提示微创远端胰腺切除术后的术后并发症较少。在肿瘤学结果方面，一些大型队列研究显示微创远端胰腺切除术可以显著提高 R0 切除率。然而，在这些研究中，由于体积大的肿瘤或靠近大血管的肿瘤倾向于需要开放手术而不是微创手术，因此选择偏倚可能会影响结果。对胰腺癌微创和开放远端胰腺切除术进行比较研究的荟萃分析还显示，R0 切除率、收集的淋巴结数目、辅助化学治疗和总体生存率相当。

在 PD 的围手术期结果方面，微创胰十二指肠切除术和开放性胰十二指肠切除术的围手术期并发症发生率和死亡率相似，但微创胰十二指肠切除术与手术时间更长、失血量少和住院时间短有关。在比较微创和开放性胰十二指肠切除术治疗良性和恶性壶腹周围疾病的荟萃分析中，微创胰十二指肠切除术还与手术时间更长、失血量少和住院时间短有关。尽管微创和开放性胰十二指肠切除术的死亡率相当，但医院住院手术量低与微创胰十二指肠切除术的死亡率增加有关。根据微创胰腺切除术国际循证指南建议，微创胰十二指肠切除术应在有经验的大中心开展。

在肿瘤学结局方面，微创和开放性胰十二指肠切除术显示出相当的 R0 切除率和长期总体生存率，但微创胰十二指肠切除术可收集更多的淋巴结。对微创和开放性胰十二指肠切除术进行比较的随机对照试验和高质量非随机研究的荟萃分析也显示，微创胰十二指肠切除术中收集的淋巴结数量更多。放大的高分辨率图像和微创手术的精心操作可能有助于淋巴结清扫。

根治性顺行模块化胰腺脾切除术通常在微创远端胰腺切除术中用于胰腺癌。与传统的胰腺脾切除术的从外侧到内侧的方法相比，根治性顺行模块化胰腺脾切除术中腹膜后内侧的内侧到外侧的解剖可以提供更好的腹腔镜观察。

尽管胰腺癌的微创胰腺切除术在肿瘤学上似乎与开放性胰腺切除术相当，并且可能具有更好的围手术期结局，但目前的证据是基于回顾性研究。有必要进一步开展随机对照研究等前瞻性研究。越来越多的证据表明，新辅助治疗在可切除或边缘可切除的胰腺癌中是有用的，而对于原发性、不可切除的胰腺癌，进行外科手术的病例数也在增加。然而，新辅助治疗后或作为转换手术进行微创胰腺切除术的可行性尚未确定，需要进一步研究。成像技术和手术设备的进一步发展也将提高手术程序的精度。例如，尽管缺乏触觉，但微创胰腺切除术凭借三维放大成像系统的应用可能使外科医师准确地定位肿瘤或血管。术后胰瘘是与胰腺手术并发症最相关的。一项随机对照研究表明，吻合器加固可能会减少远端胰腺切除术后的术后胰瘘。

第二节　胰腺癌手术后的加速康复

加速康复概念的目标是减少手术创伤应激，使患者胃肠功能等尽早恢复术前状态。有趣的是，手术的主要影响是诱导应激反应机制，其中包括一种胰岛素抵抗的状态。这种胰岛素抵抗的程度随着手术程度的增加而增加，如与腹腔镜下胆囊切除术相比，开放性结直肠切除术胰岛素抵抗的程度要高得多。胰腺手术，尤其是胰十二指肠切除术是手术范围和难度最大的胃肠道手术之一，因此预期的手术压力巨大。尽管胰腺手术的死亡率较低，在大样本中心 PD 术后住院死亡率 ≤ 1.6%，但并发症发生率仍然很高，近期与胰腺手术相关的标杆数据研究提示的并发症发生率高达 73%。因此，在胰腺手术使用术后加速康复来改善术后结局具有广阔的潜在空间。

在术前、术中和术后，需要大量的物品来组成增强的康复方案。如表 8-1 所示，在 2019 年更新的针对 PD 的建议中，有 27 个项目属于 PD 的加速康复方案。

表 8-1　胰十二指肠切除术加速康复项目的摘要

推荐意见：

1. 咨询　专门的多媒体术前咨询

2. 预康复　术前 3 ～ 6 周进行预康复计划

3. 胆道引流　避免术前引流，仅当胆红素＞250μmol/L、胆管炎或新辅助治疗时

4. 戒烟戒酒　手术前至少 4 周戒烟和戒酒

5. 营养　术前营养干预严重者体重减轻。营养状况评估基于 BMI 和体重减轻程度

6. 免疫营养　不推荐

7. 禁食和碳水化合物　术前禁食固体食物 6h，禁饮 2h。麻醉前 2h 可口服碳水化合物饮品

8. 麻醉前用药　不使用抗焦虑药、对乙酰氨基酚和单剂量加巴喷丁

9. 血栓预防　伴随的化学和机械血栓预防

10. 抗生素预防和皮肤准备　在切皮前 60min 内单次静脉注射抗生素。术中胆汁培养若术前行胆道支架置入术、胆汁培养结果呈阳性，术后应治疗性应用抗生素，使用酒精制剂和伤口保护剂

11. 硬膜外镇痛　硬膜外镇痛用于开放性 PD

12. 术后镇痛　多模式阿片类药物保留镇痛

13. 伤口导管　腹膜前伤口导管可替代硬膜外镇痛用于开放性 PD

14. 术后恶心、呕吐的预防　所有患者均应接受术后恶心、呕吐的预防，有多种术后恶心、呕吐危险因素的患者应联合使用镇吐药

15. 低温　主动升温以保持体温＞ 36℃

16. 术后血糖控制　在不引起低血糖的情况下，应尽可能保持血糖水平接近正常

17. 鼻胃管　术后无鼻胃管

18. 液体平衡　避免液体过载

19. 吻合口周围引流管　低危患者在 72h 内尽早拔除引流管

20. 生长抑素类似物　不系统地使用生长抑素

21. 尿管　早期导尿管拔除

22. 胃排空延迟　没有公认的预防策略。早期发现并处理腹腔内并发症，有助于降低其发生率在胃排空延迟延长的情况下进行人工营养

23. 刺激排便　使用口香糖、阿维莫泮或莫沙必利

24. 饮食　术后根据耐受情况正常饮食

25. 活动　早期积极活动

26. 微创手术 PD　只推荐在经验丰富的大手术量中心进行腹腔镜 PD

27. 随访　定期随访，持续反馈

　　尽管有上述推荐，但在临床应用当中总体依从性有限，限制了 ERAS 广泛应用的可行

性。近期研究提示，平均总体依从性为 62%，尤以术后管理依从性更为不理想。加速康复方案中的每一项都很重要，但总体依从性是影响临床结果的主要因素，总体依从性增加与预后改善相关，PD 总体顺应性超过 70% 与总体并发症发生率和住院时间（length of stay，LOS）显著减少有关。当着眼单个因素影响时，避免术后鼻胃管和早期活动是独立的因素，与 PD 后转归改善有关。

第三节　胰腺癌 ERAS 具体策略

胰腺癌围手术期 ERAS 的应用可有效减轻患者手术应激反应，促进康复，直观的表现为住院时间缩短和再入院率降低。高度的依从性要求患者充分参与并需要多学科团队的配合。目前主要在短期并发症中观察到了这种改善，对长期结果和肿瘤生存及生活质量的扩展仍有待更精确的研究。具体策略如下。

一、胰腺癌 ERAS 术前策略

（一）术前辅导

术前就诊是告知患者手术和麻醉情况的最佳时机。目前没有发现关于 PD 术前咨询的专门研究，部分涉及术前咨询的相关研究表明，术前咨询可以减少恐惧和焦虑，并对患者康复和出院产生积极影响。多媒体信息似乎优于口头信息。

建议：患者应接受专门的术前咨询，最好使用多媒体信息材料，而不仅是带有或不带有教育小册子的口头信息。

（二）预康复

新的证据表明，在大手术前避免肌肉减少症和内脏脂肪组织的损失可能有助于改善术后结果。因此，包括体育锻炼、营养补充剂和减轻焦虑策略在内的多模式康复计划可以优化患者的身体成分和身体功能。结直肠手术的预康复计划可提高患者的功能状态，降低术后发病率并缩短住院时间；但目前缺乏 PD 手术后的证据。然而，在最近对接受胃肠道大手术的高危患者进行的一项随机对照试验中，预康复增强了有氧代谢并减少了术后并发症。为有效起见，应至少在手术前 3 ～ 6 周启动预康复计划。

建议：在大手术前 3 ～ 6 周开始的康复计划似乎可以减少术后并发症并保持功能状态，但需要更多的数据来证实其对 PD 患者的益处。

（三）术前胆道引流

越来越多的胰腺导管癌患者需要新的辅助化学治疗，在这些特殊情况下，胆道引流是必须进行而非可选择的。多达 12 项荟萃分析评估术前胆道支架置入术相关的并发症，发现术前引流与术后并发症增加有关，包括伤口并发症，但对死亡率没有影响。研究发现，不论是经皮引流还是内镜支架置入术，术前胆道引流术的并发症发生率均更高，尽管术后死亡率没有差异，但这些研究偏倚风险较高。因此，目前关于术前胆道引流仍无定论。比较一致的观点是，对于胆红素水平＜ 257μmol/L（15mg/dl）的无症状患者，应在没有预先内镜支架置入术的情况下进行切除术。而与内镜下引流相比，经皮胆汁引流似乎更差，因为它在术后并发症方面没有明显优于其他选择，同时会给患者带来明显的不适。就术后并发症而言，术前使用塑料支架和金属支架进行胆道引流均无优势。

建议：术前胆道引流会增加术后并发症发生率，但不会改变死亡率。因此，除非需要减压（胆红素 ≥ 257μmol/L、胆管炎、瘙痒），应避免术前胆道引流。

（四）术前吸烟和饮酒

研究表明，吸烟分别是原发性胃排空延迟和 C 级胰瘘的重要预测因素。随机对照研究也发现，术前 4 ~ 8 周戒烟可使并发症的绝对风险降低 20% ~ 30%。然而，一项短期（15d）戒烟的随机试验显示总体并发症发生率无显著差异。使既往吸烟者受益所需的最佳戒烟时间仍不清楚。

饮酒与术后并发症的增加有关，如手术部位感染、肺部并发症、住院时间延长和入住重症监护病房。大量饮酒与术后死亡率增加有关，而低至中度饮酒似乎不会增加术后并发症发生率。对于胰十二指肠手术的单变量分析显示酒精和胰瘘之间没有相关性。术前戒酒显著减少术后并发症发生率，但 30d 死亡率和住院时间不受影响。

总结和建议：建议术前至少戒烟 4 周，以减少伤口愈合并发症和呼吸系统并发症。中度饮酒者戒酒的益处尚未被记录。

（五）术前营养

根据病前自我报告的体重，体重减轻 5% 已被证明是并发症的重要预测指标。大多数胰腺恶性肿瘤患者在手术前体重明显减轻。这强调了补充营养的需要，应试图在复杂操作之前恢复基线营养状态。营养干预（肠外营养、肠内营养或口服 / 啜食）通常推荐给计划进行大手术的体重显著减轻的患者，这些干预通常会引起体重增加。术前营养支持可降低并发症发生率或促进康复，但这一点仍未得到证实。最近对几种已建立的营养不良筛查工具的评估表明，这些评估对胰腺手术结局缺乏预测能力。

建议对体重减轻 < 15% 或 BMI ≤ 18.5kg/m^2 的患者进行营养支持。这可能会改善他们的感受。对于中度体重减轻的患者，欧洲临床营养与代谢协会指南在 2006—2017 年推荐术前营养支持。对于术前需要营养支持的营养不良患者，建议通过鼻胃管或鼻空肠饲管进行肠内营养，而不是全肠外营养。在严重的情况下，为了使患者在手术时处于足够的营养状态，可能会推迟手术。

建议：对体重严重下降的患者进行术前营养干预（如鼻胃管或鼻空肠饲管），而不是仅有一般措施（即体重减轻 < 15% 或 BMI > 18.5kg/m^2）。无须根据入院时自我报告的病前体重和体重秤来计算 BMI 和体重减轻以外的术前营养评估。

（六）围手术期口服免疫营养

胰腺癌患者通常具有高水平的促炎细胞因子，以及营养不良和恶病质。通过调节围手术期炎症反应的潜力，在多项荟萃分析中，含有精氨酸、谷氨酰胺、ω–3 脂肪酸和核苷酸的免疫营养与胃肠道癌症大手术后并发症发生率和住院时间短有关。然而，研究异质性很高，给药的最佳时机存在争议。关于胰腺手术中免疫营养的具体证据很少。最近评估了不同免疫营养素组合在腹部大手术中的潜在益处。与对照组相比，免疫营养减少了83项RCT中7116名患者的总体并发症和感染并发症（证据等级低级至中级）。值得注意的是，在排除了高偏倚风险的试验后，这些影响就消失了。非行业资助的试验对整体并发症没有表现出积极的影响，而行业资助的试验报告了很大的有利影响。

建议：不推荐免疫营养。

（七）术前禁食和术前碳水化合物治疗

欧洲肠外肠内营养学会指南建议在麻醉诱导前6h进食固体食物，诱导前2h内饮用透明液体。需要排除误吸危险因素的患者，例如胃出口梗阻或严重神经病变的糖尿病患者。应该强调的是，大多数研究都排除了胃十二指肠病变患者。术前碳水化合物的摄入旨在改善代谢调节，以在手术前使肝糖原储存饱和，从而避免因隔夜禁食引起的糖原耗尽状态。这是通过在手术前一天晚上和手术前2h口服富含碳水化合物的溶液来实现的。术前摄入碳水化合物的安全性是公认的，可有效改善术后胰岛素抵抗，减轻口渴和焦虑。糖类饮料既安全又便宜，可以避免脱水，但对术后并发症的显著影响仍有待证明。

建议：对于没有危险因素（即胃出口梗阻、糖尿病伴神经病变）的患者，术前6h内禁食固体食物，术前2h内禁饮。碳水化合物负荷是安全的，可能会产生一些有益的影响。

（八）麻醉前用药

减少患者焦虑的一个关键策略是全面的术前沟通和教育计划，使患者了解手术过程并积极参与到术后康复过程中。对于正在接受手术开始前硬膜外导管置入操作的患者，可静脉注射小剂量的咪达唑仑（1～2mg）以缓解焦虑，其残留影响小。

在手术前开始多模式镇痛策略的目的是减少对阿片类药物的需求及其不良反应，如镇静、恶心和呕吐。可以在手术前以片剂或可溶性溶液形式给予对乙酰氨基酚1g。除非有禁忌证（胃肠道不良反应、哮喘或肾功能不全的风险），否则非甾体抗炎药通常是ERAS通路中多模式镇痛的一部分。可选择非选择性COX 2抑制剂和选择性COX 2抑制剂，对血小板功能无影响，降低胃炎发生率和肾功能不全。在手术患者中使用加巴喷丁已显示出在急性疼痛缓解方面的益处。普瑞巴林也可用于术前镇痛治疗，尽管最佳剂量尚未确定。一般使用单剂量75～300mg普瑞巴林可使阿片类药物需求减少24h。但老年人或肾功能不全患者慎用。

推荐：应尽可能避免使用抗焦虑药，尤其是老年人，以避免术后认知功能障碍。保留阿片类药物的多模式麻醉前药物组合了1g对乙酰氨基酚和单剂量的加巴喷丁。如果患者肾功能良好，在术后启用非甾体抗炎药或选择性COX 2抑制剂。

（九）抗血栓预防

PD是术后深静脉血栓形成和肺栓塞的独立危险因素。其涉及大多数患有静脉血栓栓塞和并发症的高危老年癌症患者。相关指南更新建议对接受腹部大手术且具有高风险特征的肿瘤患者进行长达4周的系统性术后血栓预防。低分子肝素或普通肝素治疗应在手术前2～12h开始。最近的Cochrane综述报道了围手术期低分子肝素、普通肝素和磺达肝癸钠在死亡率、静脉血栓栓塞结果和出血（轻微或严重）方面没有差异。由于依从性（每天给药 1 次），低分子肝素更可取。建议额外使用压力袜和间歇性气动加压装置。肥胖、年龄 > 75 岁和腹腔感染是晚期普通肝素的危险因素。

建议：低分子肝素或普通肝素可降低静脉血栓栓塞并发症的风险，应在手术前 2 ～ 12h 开始应用，并持续到出院。建议在胰腺癌行 PD 后延长血栓预防（4 周）。同时，使用硬膜外镇痛需要严格遵守安全指南。

（十）抗生素预防和皮肤准备

据报道，PD 后手术部位感染的发生率为 7% ～ 17%。手术部位感染增加住院时间、再入院率和成本。此外，手术部位感染也可能会延迟术后治疗（如辅助化学治疗）。建议对 PD 患者进行抗生素预防以减少感染并发症。美国外科医师学会和外科感染学会建议在手术切口前 60min 内静脉注射单剂量头孢唑林（第一代头孢菌素）。手术期间应每 3 ～ 4 小时提供一次额外剂量，以确保足够的血清和组织浓度。对 β– 内酰胺类药物过敏的替代方案是克林霉素 / 万古霉素和庆大霉素。

PD 患者的手术部位感染主要与手术期间的胆汁污染有关，尤其是术前胆道引流后的患者。术前胆道引流是手术部位感染的一个独立危险因素，并且与胆汁细菌增多有关。有回顾性研究建议使用基于术前胆汁培养的特定抗菌药物预防，这一建议在随后的 RCT 研究中得到证实，支持基于胆汁培养的靶向预防。几项研究报道了术中胆汁样本中的细菌与手术部位感染细菌之间的一致性。肠球菌和肠杆菌是最常见的分离病原体，但肠球菌通常对常见抗生素（青霉素和头孢菌素）具有耐药性。有报道称，与标准预防性抗生素相比，哌拉西林或哌拉西林 – 他唑巴坦可显著降低手术部位感染；也有研究提示，万古霉素和哌拉西林 – 他唑巴坦与壶腹周围肿瘤 PD 患者的手术部位感染较少相关。尽管有这些结果，但由于证据水平低，不推荐应用系统性广谱抗生素预防。针对肠球菌所致的胆汁污染应用抗生素治疗在 PD 患者中仍存在争议，因为很难证明手术部位感染细菌是否导致定植或感染。有研究建议延长围手术期抗生素使用时间，直到获得微生物培养结果。如果胆汁微生物培养结果呈阳性，则调整治疗并持续到第 5 天或第 10 天，这与手术部位感染降低有关。然而，它与抗生素耐药性、抗生素结肠炎和更高成本的风险增加有关。由于回顾性设计和异质性，证据水平仍然很低。

一项大型多中心队列研究报道称，不同机构在围手术期抗生素预防、胆汁中的微生物类型、伤口感染培养和抗生素耐药性方面存在很大差异。建议在 PD 期间常规进行术中胆汁培养以适应术后感染的抗生素治疗；建议根据每个机构的特定微生物学数据重新评估 PD 的抗生素预防。

建议：单剂量静脉注射抗生素应在皮肤切开前 60min 内给药。根据药物半衰期和手术持续时间，重复的术中剂量是必要的。不推荐术后使用"预防性"抗生素，但在胆汁培养结果呈阳性时可能被认为是应用抗生素的指征。胆管内置入支架的患者应常规进行术中胆汁培养。

关于皮肤准备，几项随机对照试验比较了氯己定和碘基防腐剂，结果无显著差异。建议首先使用醇基制剂而非水性制剂以降低手术部位感染的发生率。没有证据支持含乙醇的氯己定优于碘和乙醇皮肤制剂。已有部分证据支持环形伤口保护器等装置的应用。WHO 指南建议在清洁 – 污染的腹部外科手术中使用伤口保护装置。然而，在资源匮乏的情况下，由于伤口保护装置的可用性和相关成本，不应将伤口保护装置使用优先于其他防止手术部位感染的干预措施。

建议：建议将乙醇制剂作为皮肤准备的首选。伤口保护装置可能有助于降低手术部位感染的发生率。

二、胰腺癌 ERAS 术中策略

（一）硬膜外镇痛

胰腺手术既可在单纯全身麻醉下完成，也可联合硬膜外镇痛。根据 Cochrane 评价，胸段硬膜外镇痛对腹部大切口的镇痛效果优于静脉注射阿片类药物；胸段硬膜外镇痛降低腹部大手术后胃肠道功能障碍的发生率。此外，与静脉注射阿片类药物相比，胸段硬膜外镇痛由于镇静减少和镇痛改善可改善肺功能。除了提供有效的镇痛作用外，胸段硬膜外镇痛在阻滞期间还可以阻滞部分神经内分泌应激反应。这有助于在术后即刻提供早期喂养，使蛋白质分解代谢减少和蛋白质合成改善。胸段硬膜外镇痛的主要不良反应是尿潴留、运动阻滞和低血压，可以通过将低剂量的局部麻醉药与小剂量的阿片类药物联合使用来减少上述不良反应。尽管血管内容量正常，但部分患者仍可能发生低血压，应允许使用低剂量的血管活性药物来恢复后负荷和血压。否则，单纯依靠静脉输液会出现液体超负荷。在胰腺手术中使用胸段硬膜外镇痛的一系列研究表明血流动力学不稳定很常见，并导致并发症发生率增加。必须权衡这种风险与拥有胸段硬膜外镇痛的益处。

对于脊髓麻醉，没有胰腺手术的具体数据。除了全身麻醉外，还可以使用局部麻醉药与阿片类药物的组合进行脊髓麻醉。

建议：胸中段硬膜外麻醉具有良好的术后镇痛效果，并具有代谢效应，可减少手术的分解代谢。正确放置导管，输注低浓度的局部麻醉药并结合低剂量的阿片类药物可提高疗效，并减少由于交感神经阻滞引起的运动阻滞和低血压的不良反应。如果可以维持 MAP 并避免液体过量，术后 48～72h 的胸段硬膜外镇痛运行似乎显示出最大的益处。

（二）伤口导管和腹横肌平面阻滞

在开腹手术中，通过导管的持续伤口浸润是硬膜外麻醉的合理替代方案。一项对 9 项 RCT 的荟萃分析报道称，腹部手术中硬膜外导管和伤口导管在疼痛控制方面没有差异。包括 29 项 RCT 的另一项荟萃分析报道了腹膜前导管和肋下导管比皮下导管能更好地控制疼痛。替代局部麻醉技术，例如腹横肌平面阻滞，与避免阿片类药物有关。目前，尚无关于在加速康复环境中使用腹横肌平面阻滞进行胰腺手术的研究，故暂无法得出在 PD 中使用腹横肌平面阻滞的建议。

建议：通过腹膜前导管持续伤口浸润是开放性 PD 硬膜外镇痛的替代方法。

（三）避免体温过低

体温过低，定义为核心温度 < 36℃，可能会导致严重的术后并发症，例如失血增加、

心律失常、发病率增加、死亡率增加和伤口感染。低温可能会导致血管收缩和免疫力受损，从而增加患者对伤口感染的易感性。虽然暴露于寒冷的手术室环境和麻醉药引起的体温调节控制受损会导致体温过低，但其他预后因素包括患者年龄、体重指数、发病率和手术时间。

随机试验和荟萃分析均表明，轻度低温与接受腹部和其他非心脏手术的患者的不良结果相关；麻醉时间和 CO_2 体积是腹腔镜手术患者围手术期体温过低的独立危险因素。

术前接受至少 30min 强制空气对流加温的患者，与按需接受加温毯的患者相比，低温暴露的程度显著降低。大多数研究表明，30min 的平均预热时间足以减少术中体温过低。此外，在手术前后延长全身加温可能会带来额外的益处。在接受大型开腹手术的患者中，与接受常规术中强制空气加热的患者相比，手术前 2h 和手术后 2h 的加热与显著减少失血和降低并发症发生率相关。可穿戴循环水装置可能比强制空气加热系统传递更多的热量，但漏水是一个问题。

建议：就主要不良结果而言，临床相关的低温从 36℃ 开始。如果患者的口腔温度 < 36℃，则应在麻醉诱导前启动主动加温（强制通风或循环水服装系统）。术中应积极加温和采取支持措施，继续保持体温 > 36℃。术后体温 > 36℃ 的患者应从麻醉恢复室转出。

（四）微创手术

2016 年国际肝胆胰协会最新共识会议得出结论，腹腔镜胰十二指肠切除术仍处于研究阶段，应实施系统培训计划。2016 年欧洲内镜外科协会临床共识会议认为由经验丰富的外科医师进行腹腔镜胰十二指肠切除术是可行和安全的，但是仅在选定的病例和高手术量中心进行。最近，几项来自经验丰富的中心的单中心随机对照研究比较腹腔镜胰十二指肠切除术与开放 PD（OPD）后的术后结果：一项研究发现腹腔镜胰十二指肠切除术的中位住院时间明显缩短，术中失血量显著减少，手术时间明显延长；另一项研究发现腹腔镜胰十二指肠切除术的 C3 级并发症结果明显更好，住院时间和手术持续时间具有可比性。来自荷兰的多中心 LEOPARD 由于腹腔镜胰十二指肠切除术的安全问题提前停止，并且发现功能恢复的时间无差异。美国全国住院样本数据集的回顾研究发现医院手术量的增加与术后并发症发生率显著降低相关。倾向评分匹配研究发现，腹腔镜胰十二指肠切除术、机器人辅助 PD 和 OPD 在主要发病率、死亡率和住院时间方面没有差异。目前没有评估在 ERAS 方案中接受机器人辅助胰十二指肠切除术的研究。

建议：腹腔镜胰十二指肠切除术应仅在经验丰富、手术量大的中心进行。目前评价机器人辅助胰十二指肠切除术的证据不足，需要来自大手术量中心的前瞻性研究。

三、胰腺癌 ERAS 术后策略

（一）预防术后恶心呕吐

术后恶心呕吐（PONV）对手术结果的不利影响包括脱水、电解质失衡、伤口裂开和住院时间延长。手术类型作为 PONV 的危险因素具有争议，但对于具有 3 个或更多其他危险因素（女性、非吸烟状态、PONV 或晕车病史及术后使用阿片类药物）的患者，PONV 的发生率为 60%～80%，而仅有 10% 的没有危险因素的患者会发生 PONV。

　　文献中很少有关于 PD 患者 PONV 的数据，大多数建议借鉴了结直肠手术、非心脏手术和腹腔镜手术相关的研究。一项对接受 ERAS 方案的 PD 患者的比较研究表明，在术后第 1 天或第 2 天早期活动、应用甲氧氯普胺和拔除胃管可降低 PONV 的发生率，其中留置鼻胃管是最重要的因素，提示机械刺激可能会增加咽或迷走神经反射。与开腹手术相比，腹腔镜手术的 PONV 发生率更高。地塞米松联合咪达唑仑显著降低腹腔镜下胆囊切除术后恶心呕吐的发生率，在腹腔镜手术后早期（4～6h），地塞米松在预防术后恶心方面优于昂丹司琼，而这两种药物在预防呕吐方面的效果相同；$5-HT_3$ 受体拮抗剂联合地塞米松在预防腹腔镜手术后 PONV 方面明显优于单独使用 $5-HT_3$ 受体拮抗剂。术后使用阿片类药物与 PONV 之间存在很强的剂量 - 效应关系。研究表明，在使用 $5-HT_3$ 受体拮抗剂进行单一药物预防情况下，仍有 23% 的接受基于芬太尼的静脉自控镇痛患者在全身麻醉后出现PONV。长时间的麻醉和术中使用地氟烷被确定为独立的危险因素。

　　建议：所有患者都应接受 PONV 预防。有 2 个或多个 PONV 危险因素（即女性、非吸烟状态、PONV 或晕车病史及术后使用阿片类药物）的患者应接受两种镇吐药的组合作为预防。有 3～4 个危险因素的患者应接受 2～3 种镇吐药。

（二）术后镇痛

1. 对乙酰氨基酚　对乙酰氨基酚可在每 4～6 小时定期给药时有效，最大剂量可达每 24 小时 4g，肝功能障碍患者应减少剂量。静脉途径的替代方案是口服或直肠给药，可减少医疗费用。

2. 非甾体抗炎药　环氧合酶 COX 1 非甾体抗炎药（双氯芬酸、布洛芬）和 COX 2 非甾体抗炎药（帕瑞昔布），均可用于镇痛、抗炎和减少阿片类药物用量。选择性 COX 2 抑制剂的主要优点是它们不会显著影响血小板功能而导致出血。目前没有研究比较不同非甾体抗炎药在胰腺手术中的疗效。由于非甾体抗炎药胃肠道不良反应和肾血流量减少，故建议在胰腺手术的 ERAS 方案使用前明确是否存在肾损伤。值得注意的是，没有关于接受非甾体抗炎药术后治疗的患者发生吻合口瘘风险的胰腺手术数据。

3. 静脉阿片类药物（吗啡和氢吗啡酮）　吗啡或氢吗啡酮患者自控镇痛泵仍广泛用于胰腺手术。尽管研究提示胸段硬膜外镇痛与较低的复合麻醉术后并发症相关，但其临床应用比例仅约为 10%。

4. 利多卡因　越来越多地在术中输注利多卡因，以减少术中和术后阿片类药物的用量，以及抗炎作用和改善术后肠道功能的恢复。最佳剂量和维持输注的时间尚未在胰腺手术中得到验证。

5. 右美托咪定　右美托咪定是一种具有中枢作用的 α_2 肾上腺素能激动剂。其具有多种作用，可提供术中镇痛、镇静和减少术后吗啡用量。它对大脑的影响复杂，可减少麻醉药物的用量。目前仅在手术期间用作滴定输液。术后应用的主要不良反应是镇静和心动过缓，并且是剂量依赖性的。

6. 氯胺酮　氯胺酮低剂量输注被用于大手术是因为其镇痛作用而不是其麻醉特性。更大的剂量会增加术后认知问题的风险，尤其是在老年人中。

建议：应遵循联合应用不同镇痛方法和不同作用机制的镇痛药物多模式镇痛的策略，以获得完善的镇痛效果，并减少不良反应。

（三）术后血糖控制

加速康复方案的几个要素，例如术前碳水化合物治疗而不是隔夜禁食、术后疼痛持续硬膜外麻醉、早期进食和活动可降低术后胰岛素抵抗，从而降低高血糖风险。术后早期高血糖［定义为血糖 > 7.8mmol/L（140mg/dl）］与 PD 术后并发症显著相关。尽管高血糖变异性可能与术后并发症风险增加无关，但术后早期血糖变异性高和血糖值高的患者出现并发症的风险增加。

一项前瞻性队列研究报道，术前高血红蛋白 A1c（hemoglobin A1c，HbA1c）水平与术后血糖水平显著升高有关。与 HbA1c 水平正常的患者相比，HbA1c 水平高的患者总体并发症的发生风险几乎增加 3 倍。虽然这种关联不支持因果关系，但术前 HbA1c 水平可能有助于识别腹部大手术后血糖控制不佳风险较高的患者。

在对接受胃肠道手术的患者进行的一项队列研究中发现，术后 48h 内峰值血糖水平 > 13.9mmol/L（250mg/dl）与 30d 再入院率增加有关，而术前 HbA1c 水平 > 6.5% 与较少的术后并发症和较低的再入院机会相关。

围手术期高血糖可能会增加腹部外科患者手术部位感染的风险。一项对接受肝和胰腺手术（包括 PD）患者的随机研究发现，与血糖 7.7 ～ 10.0mmol/L 相比，围手术期胰岛素强化治疗的目标血糖（为 4.4 ～ 6.1mmol/L）可降低手术部位感染的发生率。与中间胰岛素治疗组的患者相比，强化治疗组的住院时间更短，术后胰瘘的发生率也更低。

与改善手术患者临床结局相关的术后早期最佳血糖水平仍不清楚。与适度控制血糖相比，强化胰岛素治疗会导致更高的低血糖发生率和更高的死亡率。

建议：目前的数据支持血糖升高与糖尿病患者和非糖尿病患者的不良临床结局存在关联。围手术期的最佳血糖目标尚不清楚。在不影响患者安全的情况下，应尽可能将血糖水平维持在接近正常的水平。围手术期治疗建议减少胰岛素抵抗从而不引起低血糖。缺乏强有力的证据来支持严格的血糖控制。

（四）留置胃管

对胃切除术或腹部手术患者的几项荟萃分析表明，选择性留置胃管与住院时间缩短、口服摄入加快和肠道功能更早恢复有关。鼻胃管插管会给患者带来不适，并与腹部和结直肠手术中呼吸道并发症发生率增加有关，而它作为减少吻合口瘘的一种方式在腹部手术中被证明无效。

大多数关于 PD 术后留置胃管的研究都是回顾性研究。由于研究涉及 ERAS，住院时间缩短、胃排空延迟发生率降低、肠道功能恢复加快以及饮食恢复的改善，可能是由 ERAS 理念引入的围手术期管理的多种优化措施共同作用的结果。目前最大宗的回顾病例研究提示，留置鼻胃管与住院时间延长、术后流质饮食和固体饮食的开始进食时间延迟有关，并且与胃排空延迟独立相关。与之前的指南保持一致，手术期间留置的鼻胃管应在麻醉结束前拔除。

建议：手术后留置鼻胃管不能改善预后。

（五）液体平衡

大量观察性研究报道，术中和（或）围手术期输液增加与PD后并发症发生率增加相关。围手术期输液过多会导致间质液转移，随之而来的肠壁水肿引发炎症反应，吻合口稳定性降低，可能主要影响胰–肠吻合。多项观察研究均描述了与术中和（或）术后液体超负荷相关的胰瘘发生率增加。

荟萃分析未能发现限制性液体方案对PD术后结果（胰瘘、胃排空延迟、并发症、住院时间或死亡率）的影响。然而，每项研究对限制性方案的定义不同，有些研究仅适用于术中或术后，使得结论的普适性值得商榷。同样，有RCT研究表明胰腺切除术的患者限制性液体管理和自由液体管理在主要围手术期并发症方面没有差异。较新的随机试验纳入ERAS方案的患者，比较使用或不使用心排血量目标导向治疗算法的液体治疗，发现住院时间、术中晶体溶液用量和并发症数量显著减少。目标导向的液体治疗与ERAS方案联合使用时的附加价值仍存在争议。

总结和建议：在加速康复方案内避免患者液体超负荷可能改善预后。借助术中和术后监测的目标导向液体治疗与减少围手术期液体给药和潜在改善结果相关。

（六）吻合口周围引流

对比胰腺癌切除术后腹腔内引流与否的RCT研究未能得出一致结论。在术后胰瘘低风险患者中（术后第3天引流管中的淀粉酶值＜5000U/L）早期拔除引流管与胰瘘、腹部和肺部并发症的发生率显著降低有关。因此，一种更具选择性的、个体风险分层的术中引流管放置方法可能是合理的。术后第1天腹部引流液的淀粉酶对术后胰瘘的发生具有高度预测价值，并且可能有益于决定是否早期拔除引流管。通过对低风险患者（胰瘘风险评分0～2分）可采取无引流管理，针对中/高风险患者（胰瘘风险评分3～10分）采用引流依赖方案，在淀粉酶水平低(第1天，＜5000U/L)时术后3d内尽早拔除引流管或由外科医师决定，这种策略可能使并发症发生率、术后胰瘘发生率显著降低，住院时间明显缩短。没有发现数据支持在此决策过程中使用脂肪酶水平。

由于胰腺手术中非引流方案的数据存在争议，在获得更明确的数据之前，可能会推荐对术后胰瘘低风险患者采用术后引流和早期拔除引流管的保守方法。此外，关于术后引流管疼痛控制暂无相关研究。

建议：关于胰腺手术中的无引流方法存在相互矛盾的证据。对于手术引流中淀粉酶含量术后第1天＜5000U/L的患者，建议在术后72h内尽早拔除引流管。

（七）生长抑素类似物

关于胰腺术后是否应接受生长抑素类似物，此前有大量的RCT及荟萃研究。目前来看，接受或未接受生长抑素类似物的患者围手术期死亡率无显著差异。大多数试验没有提到这些具有临床意义的胰瘘的比例，但在纳入明确区分具有临床意义的瘘管的试验时，两组之间无显著性差异。笔者得出结论，生长抑素类似物可能会减少围手术期并发症发生率，但不会降低围手术期死亡率。然而，由于系统评价中研究质量的异质性，应谨慎对待这些结果。大多数研究无法对胰腺质地和导管大小的变异性进行亚组分析。

建议：不推荐系统地使用生长抑素类似物来减少具有临床意义的术后胰瘘，因为试验结果尚未得到验证。

（八）尿管

如果使用胸段硬膜外镇痛，大多数患者将在术后第 1 天排尿困难，并且需要留置尿管。经尿道或经皮耻骨上导尿之间的选择应基于患者的舒适度、停用难度和并发症。

建议：对伤口导管或静脉内镇痛患者，可在术后第 1 天或患者独立活动时拔除尿管。其他患者应在准备离开手术室时留置导尿管。

（九）胃排空延迟

PD 后胃排空延迟的发生率为 15% ～ 35%。由于只有一部分患者会发生需要鼻胃管减压的胃排空延迟，因此不需要在 PD 后常规插入鼻胃管。国际胰腺外科研究组所描述的广泛使用的胃排空延迟定义和分类是基于需要鼻胃管的持续时间，但没有考虑病因。尽管确实有原发性胃排空延迟存在，但最常见的是继发性胃排空延迟并且与术后并发症（如术后胰瘘和腹腔内感染）有关。老年和糖尿病患者在 PD 后发生胃排空延迟的风险似乎更大。几项荟萃分析评估胃排空延迟与各种手术技术之间的关系均没有发现差异，如以结肠前与结肠后方式重建胃 / 十二指肠 - 空肠吻合术；胰 - 空肠吻合术与胰 - 肠吻合术、胃造口术；保留幽门的切除术与经典的 Whipple 手术。与开放手术相比，微创 PD 不会降低胃排空延迟的发生率。胃排空延迟与大幅增加的医疗成本和占用医疗资源有关。值得一提的是，延长胃排空延迟似乎与更差的肿瘤学结果有关。在持续的胃排空延迟中，如果在手术后 10d 内开始肠外或肠内人工营养，可获得更好的结果。在这种情况下，胃 - 空肠吻合口远端的肠内营养优于肠外营养。

建议：PD 术后胃排空延迟主要与术后并发症（如术后胰瘘和腹腔内感染）有关。目前没有公认的预防胃排空延迟的策略，尽管及时诊断和治疗腹内并发症可能会缩短胃排空延迟的持续时间。在胃排空延迟延长的患者中，给予人工营养可以改善结果。

（十）刺激肠蠕动

根据随机对照试验的荟萃分析，口香糖可促进早期排便恢复（使结直肠手术患者提前 16h，腹部手术患者提前 0.51d）。常见的方式是每天 3 次，每次咀嚼口香糖 30 ～ 60min。一项关于其在 PD 中的疗效的 RCT 显示出其改善肠道功能的趋势，并且没有与咀嚼相关的不良事件。但该研究因 ERAS 方案相关的原因提前终止而没有达到统计学意义。总的来说，口香糖是一种安全的干预措施，似乎可以改善肠道功能。

抗粘连剂具有不同的作用。有研究发现，聚乳酸薄膜与肠梗阻减少相关，但可能导致皮肤感染和腹水等并发症。到目前为止，还没有推荐使用抗粘连剂作为预防术后肠梗阻的一种形式。多项使用阿维莫泮的 RCT 表明，6 ～ 12mg、每天 2 次的剂量在腹部手术中以剂量依赖性方式显著改善肠道功能和降低住院费用。没有关于阿维莫泮在 PD 中的具体研究，但有大量证据支持其在腹部手术中的应用。

建议：咀嚼口香糖是安全的，可以加速肠道功能恢复。阿维莫泮 6 ～ 12mg，每天 2 次的用法可加速术后肠梗阻恢复正常肠道功能。其他药物（生长素释放肽受体拮抗剂、二氢麦角胺和新斯的明、红霉素）对术后肠梗阻似乎没有作用，常规使用不合理。

（十一）术后人工营养

营养不良在胰腺癌患者中发生率很高，胰腺大手术后的发病率高达 40%，与包括胃排空延迟等并发症相关。需要彻底识别和及时支持有营养风险的患者。高质量的临床研究提示，根据耐受性进行早期正常饮食是安全可行的，即使存在胃排空延迟或胰瘘，也应鼓励患者早期正常饮食。对于预计在 7 ～ 10d 摄入能量低于其能量需求 60% 的患者，应考虑术后人工营养支持策略。然而，由于不同支持策略的发病率和现有文献的模糊结果，给药途径存在争议。一些研究表明早期肠内营养具有有益作用，特别是由于其保持胃肠道完整性的潜力，但当肠内营养不可行时，建议将联合肠外营养或全肠外营养作为替代方案。对于接受肿瘤辅助治疗并需要长期补充营养的虚弱患者，可以通过空肠营养管喂养。考虑到这些原则，如果随意的正常饮食无法满足营养需求，应根据患者的营养状况、疾病表现和预期的术后病程采取个体化的方法来指导术后支持策略。

建议：术后应允许患者正常饮食，根据耐受性不作限制。根据营养状况评估，人工营养应被视为一种个体化的方法。应首选肠内营养。

（十二）早期和按计划活动

众所周知，卧床休息与肌肉萎缩、血栓栓塞性疾病和胰岛素抵抗等多种影响有关，可能会延迟患者康复。然而，关于具体活动的可用证据很少。有综述比较腹部和胸部手术后的特定活动方案的效果，但确定的研究数量少，质量低且结果相互矛盾。最近一项针对结直肠手术患者的随机对照试验发现，分配额外的特定人员（如物理治疗师）有效地增加了床外活动，但没有改善结果。

建议：应鼓励患者在术后当天尽早积极活动。没有证据建议具体方案或每日目标。

四、胰腺癌 ERAS 对临床结果的影响

目前的研究比较一致的结论是采用加速康复方案时，总体发病率显著降低，住院时间明显缩短，且没有增加再入院率。关于胰腺手术特有的并发症，最新的研究发现采用加速康复方案时胃排空延迟的发生率较低，但胰瘘发生率相近。但也有研究发现采用加速康复方案时胰瘘的发生率降低，胃排空延迟的发生率无差异。由于研究的纳入标准存在差异，难以解释结论的差异性。

最新的数据来自 3 项随机试验，评估 PD 围手术期加速康复方案的效果。一项非劣效性试验研究认为 ERAS 与否在发病率、住院时间、费用方面无显著差异，但该研究未包括 ERAS 指南中提出的所有要素。另一项研究表明 ERAS 与住院时间缩短和总体并发症发生率降低、生活质量提高以及肠道功能加速恢复有关。第 3 项随机试验使用 ERAS 途径将住院时间从 7d 减少到 5d，主要结局是术后第 5 天出院的患者百分比在 ERAS 组中可达到76%。然而，值得注意的是，部分研究仅纳入了无明显并发症的部分选定患者以及无血管

切除术的 PD 患者，而 ERAS 方案并非为特定患者设计的。这 3 项随机试验很好地说明了通过随机试验评价 ERAS 的困难。首先，要确定一个异质性低的对照组很不容易。由于加速康复本身是根据最佳的证据给予适当的干预，那么与此相反的对照组几乎是不可能的，而且在某种程度上是不道德的。其次，增强的康复应使任何患者受益，不存在排除条件。随着老年和体弱患者不断增加的情况尤其如此，因为他们可能从加速康复的多模式护理中受益最大。

五、胰腺癌 ERAS 成本效益

实施 ERAS 计划时，经常面临卫生经济学问题，因为它需要特定的资源，例如 ERAS 专业护士、信息手册和数据库录入。这些原因可能导致 ERAS 的应用障碍。然而，成功的 ERAS 应用可能有效缩短住院时间，减少并发症及其引起的院内费用，从而使先前的投入相比之下物有所值。另外，由于患者的住院时间缩短，产生更多的病床/时间可用于其他患者，从而产生了机会成本。快速的康复与最有利的经济形势有关，即成本的降低与患者健康的提高有关，从而导致具有成本效益的干预。

（一）远端胰腺切除术快速康复

与 PD 相比，远端胰腺切除术是一种完全不同的手术方式，无须进行吻合术，并且更适合微创方法。在两项随机试验中，腹腔镜手术与开放性 PD 手术相比，有效缩短住院时间、功能恢复时间、胃排空延迟时间，患者生活质量提高。在此基础上，增加 ERAS 路径干预，可进一步缩短住院时间，加速功能恢复，减少并发症。

（二）胰腺癌围手术期加速康复外科与肿瘤学结果

已经明确了 ERAS 对于短期结局的益处，因此目前有部分研究正在探讨其是否影响远期预后，如无瘤生存期、整体生存时间等。手术切除肿瘤不仅可以导致循环中的肿瘤细胞扩散，还可以诱导免疫抑制的相对状态，在此期间患者更容易暴露于肿瘤发生。手术创伤释放出高水平的损伤相关分子模式，引起局部和全身性炎症反应，从而损害细胞免疫力。在胰腺癌胰腺切除术中，在术后早期观察到总淋巴细胞计数减少，嗜中性白细胞与淋巴细胞比率增加，并在 4d 内恢复。术后的这种免疫抑制状态促进癌细胞局部扩散和全身扩散。因此，任何降低围手术期应激的措施都会缩短术后免疫抑制的时间和强度，并可能导致更有利的结果。

微创方法的使用减少了手术应激，而 ERAS 方案同样可能通过减轻手术压力而有望对癌症生存产生相似的影响。此前针对结肠癌患者的队列研究指出，当对 ERAS 协议的依从性≥ 70% 时，5 年的满意度显著提高；针对腹腔镜下结直肠手术，描述了依从性＞ 80% 时 3 年总生存率提高；也有研究认为，不能证明直肠癌的微创手术中 ERAS 对肿瘤学结局的影响。关于 ERAS 对肿瘤结局影响的这些差异值得进一步研究。目前针对胰腺癌的数据有限，少数相关研究未能发现 ERAS 对 PD 术后生存的影响，但发现生存获益与 ERAS 协议的依从性增加之间存在关联。总之，尽管 ERAS 方案改善胰腺癌生存概念上成立，但仍需要更多的前瞻性数据支持。

　　除了上述详细的临床结局外，肿瘤外科学越来越多地关注患者报告结局（patient-reported outcome，PRO），侧重患者报告的症状、功能状态和生活质量。在胰腺癌中，PRO尤其引起人们的关注，在胰腺癌中要做出重大的治疗决策，并应根据患者的生活质量和期望进行调整。随着人口年龄的增长，PRO在老年胰腺癌患者中尤为重要，因为胰腺癌患者更有可能采用非治愈性方法，并且可能会出现更高的治疗相关毒性。胰腺癌患者和医疗保健提供体之间的国际Delphi共识确定了8个核心PRO要点：总体生活质量，总体健康状态，身体能力，工作/进行日常活动的能力，对复发的恐惧，对服务/护理组织的满意度，腹部不适，以及与伴侣/家人的关系。在胰腺癌的加速康复手术中进行系统性PRO测量的进一步研究将有助于表征PRO在质量评估和以患者为中心的护理中的必要性。

第四节　胰腺手术术后并发症管理

　　胰十二指肠切除术是治疗胰腺癌、胆总管下端癌、壶腹周围癌、十二指肠乳头癌甚至慢性胰腺炎的常用手术方式。手术复杂，切除范围广，重建吻合口多，甚至可能存在血管重建。加上胰腺本身的特点，胰腺创伤后胰液渗出，可能激活胰酶，众多因素夹杂在一起，可能给胰十二指肠切除术后的恢复造成复杂局面和严重困难。

　　1. **胰瘘**　胰瘘在临床胰腺疾病的治疗中是一种严重的并发症，胰十二指肠切除术后临床发生率为10%。胰瘘时，漏出的胰液被激活，可腐蚀周围组织或裸露的血管，导致腹腔内脓肿形成或大出血，进而可引起全身炎症反应综合征、MOF，救治不及时可能导致患者死亡。

　　2. **多部位吻合口瘘**　包括胆–肠吻合口瘘、胃–肠吻合口瘘、胰–肠吻合口瘘和肠–肠吻合口瘘。多部位吻合口瘘导致胰酶易于激活，更容易引发混合细菌感染，如果引流不畅，使病情向严重的感染、出血方面发展。

　　3. **水、电解质和酸碱失衡**　胰十二指肠切除术后的患者容易出现水、电解质和酸碱失衡，其源于禁食水、胃肠减压、腹腔多处引流、吻合重建多、应用生长抑素类似物、胃肠运动抑制、肠内营养不耐受造成的腹胀、腹泻以及可能出现的出血、感染、发热等问题。临床上要准确计算冲洗液的出入量及消化液的性状，根据监测，计算每天的丢失量，结合器官功能负荷进行相应的补充，保证有效循环血量，及时纠正水、电解质和酸碱紊乱，保证组织灌注和电活动稳定。

　　4. **感染**　消化道瘘容易继发腹腔感染，此时通畅的引流是最重要的，必要时进行双套管的冲洗，及时留取正确、有效的标本进行微生物监测，合理应用抗生素。另外，在机械通气的患者，要注意肺部的合并症及感染。在长时间留置中心静脉导管和尿管的患者，要注意导管相关的感染和尿路感染。

　　5. **出血**　包括吻合口出血和感染继发的出血两种情况，有引流管所见的腹腔出血或消化道出血，有时两种情况并存。所以在术后早期主要是观察急性出血，纠正凝血功能异常，应用止血药物；后期要注意感染后引流管出血，先兆出血往往意味大出血的来临，要及时加强检查和止血措施。

6. 营养不良　胰十二指肠切除术后禁食时间长、危险因素多、恢复时间长；另外，由于吻合口恢复的问题，甚至出现吻合口瘘的情况以及生长抑素对肠道运动的影响等，对营养物质的消化、吸收都有显著的影响，如果营养支持不力，则会引发营养不良，吻合口愈合困难，住院时间延长。

7. 胃肠运动障碍　保留幽门、手术创伤、药物使用都会导致胃肠运动功能恢复缓慢，甚至可能出现严重的胃瘫。适度加强运动、适时应用胃肠动力药物、合理肠道喂养能够促进胃肠运动功能的恢复。

附：胰瘘的治疗

通畅外科引流、加强营养支持是首要的治疗。药物的辅助治疗作用可有两点：一是缩短禁食时间，提供营养支持；二是降低胰瘘两大并发症——出血和感染的风险。

1. 禁食、胃肠减压　减少消化液的脑相和胃相分泌，直接阻止胃液下行经过吻合口，减少消化道运动，保证经过手术重建的消化道吻合口处于休息状态，是治疗胰瘘的基础措施。应观察胃液的分泌量以分析胃肠蠕动功能的恢复，观察并记录液体出入量，定期冲洗胃管，保证通畅，并注意观察液体的性状，及时采取必要的处理措施。

2. 应用可抑制胰腺外分泌的生长抑素类似物以减少胰液分泌量　奥曲肽是一种人工合成的生长抑素类似物，作用较强且持久，半衰期较天然抑素长30倍。奥曲肽有多种生理活性，如抑制生长激素、促甲状腺素、胃肠道和胰内分泌激素的病理性分泌过多，对胃酸、胰酶、胰高血糖素和胰岛素的分泌也有抑制作用。奥曲肽抑制胆囊排空，抑制缩胆囊素——胰酶泌素的分泌，减少胰腺分泌，对胰腺实质细胞膜有直接保护作用。奥曲肽可抑制胃肠蠕动，减少内脏血流量和降低门静脉压力，减少肠道过度分泌，并可增强肠道对水和 Na^+ 的吸收。

给予奥曲肽后，胰液引流量显著减少，并且便于引流量和液体出入量平衡的管理。有部分患者对该药无效，盲目给药会增加不良反应和医疗浪费。奥曲肽是否有效，从服药后 $1 \sim 2d$ 的胰液引流量可判断出来，随后可决定是否继续用药。

3. 防治感染和出血　经验性应用对胰腺组织渗透性较强的抗生素，如亚胺培南 / 西拉司丁或环丙沙星，尽早留取引流液及血液标本进行病原培养，根据药物敏感试验结果选择对应的抗生素。

然而，比应用抗生素更为重要的是手术局部的引流，如果引流通畅，即使发生胰瘘，也可逐渐局限而不至于导致感染。引流不畅导致局部纤维素渗出、血凝块、缺血坏死组织、胰液，以及其他可能的消化液积聚，胰酶激活，细菌繁殖，进一步引发胰腺及周围组织坏死，包括区域的大小血管（包括动脉和静脉血管）受到腐蚀和感染破坏，形成病理性改变，导致先兆出血和不能预期的大出血。另外，感染的细菌通过局部血管和淋巴管进入血流，导致血流感染，形成脓毒血症、感染性休克、全身多器官功能衰竭。

对于入住 ICU 的患者来说，医护人员应监护患者胰腺周围引流液的性状和量，注意引流管的位置，动态观察引流液变化，并且要与肠内营养给予的时间和量进行对比，以观察对胰腺外分泌的影响，注意腹胀、腹泻等肠道功能紊乱情况，必要时进行胃肠造影、窦道造影、超声造影或增强 CT、血管造影，观察腹腔局部积液和血管病变。

出现引流管和窦道出血征象应高度重视，通常意味着进一步加重的出血或大出血，一方面要加强引流和应用止血药物，停止可能应用的肝素、阿司匹林等抗凝、抗血小板药物，根据凝血功能监测补充凝血因子、血小板、新鲜冰冻血浆和红细胞，必要时应用凝血因子Ⅶ以尽快纠正凝血功能异常，制止出血。密切监护生命体征和血容量，必要时气管插管以支持通气和血流动力学辅助措施，保证器官组织供氧和灌注，为止血和抢救提供基础条件。另外，通过仔细的检查寻找感染灶和腹腔消化液积聚，进一步改善和加强引流。出血时应采取血管栓塞等止血措施，但要将感染灶的引流和处理放在更为重要的位置。

4. 加强水、电解质平衡及营养支持　根据引流量计算平衡量，补充足够的液体。总体来说，胰瘘患者丢失液体多，每天补液总量为 4000 ～ 6000ml，保持足够的尿量。纠正电解质紊乱，并进行监测。在胰瘘的早期阶段，营养支持通过全肠外营养的方式给予，要根据体重计算并补充热量，尤其是额外增加的应激状态消耗的热量，补充足够的白蛋白，保证血清白蛋白＞ 30g/L，以保持胶体渗透压和提供修复的原料。当病情稳定后可循序渐进地试给予肠内营养支持。二者结合，降低肠道内细菌易位导致全身毒血症的风险。另外需要注意的是，肠内营养液要通过鼻空肠管或空肠造口给予，进行吻合口以下的喂养，要注意肠内营养的并发症对吻合口和胰瘘的影响。

第五节　胰腺癌围手术期辅助治疗

胰腺导管腺癌（pancreatic ductal adenocarcinoma，PDAC）早期诊断困难，恶性程度极高，5 年生存率仅为 9%，且死亡率呈上升趋势。2018 年，PDAC 居中国癌症相关死因的第 6 位。2020 年，美国癌症协会发布的癌症统计数据显示，PDAC 居癌症相关死因的第 4 位。

在初诊胰腺癌的患者中，10% ～ 20% 为可切除胰腺癌，30% ～ 40% 为临界可切除和（或）不可切除胰腺癌，50% ～ 60% 为转移性胰腺癌。根治性手术切除仍然是胰腺癌潜在可治愈的主要手段，但是过去的 30 年，胰腺外科手术及安全性的提升并未明显改善胰腺癌患者预后。目前，随着胰腺癌的治疗理念逐步由外科学上升为肿瘤学，由形态学上升为生物学，在多学科协作组模式治疗的普及下，以辅助治疗为代表的综合治疗在改善胰腺癌患者预后中的作用逐渐凸显。本节主要概述胰腺癌术后辅助治疗和新辅助治疗的进展。

一、术后辅助治疗

（一）可切除胰腺癌术后辅助化学治疗研究现状

可切除胰腺癌（resectable pancreatic cancer，RPC）患者在单纯根治性手术后 5 年生存率仅为约 10%；若不进行术后辅助治疗，90% 的患者会出现复发和死亡。以吉西他滨（gemcitabine，GEM）或氟尿嘧啶为基础的术后辅助治疗，能够显著改善胰腺癌切除术后患者的预后，但即便如此，仍有 69% ～ 75% 的患者在术后 2 年内复发。

2018 年，Conroy 等报道氟尿嘧啶、亚叶酸钙、伊利替康和奥沙利铂（FOLFIRINOX）改良方案作为 RPC 术后辅助治疗的前瞻性临床随机对照研究结果。改良 FOLFIRINOX 术后辅助化学治疗显著优于 GEM，两组的中位无病生存期（median disease free survival，mDFS）分别为 21.6 个月和 12.8 个月；中位总生存期（median overall survival，mOS）分别为 54.4 个月和 35 个月。2019 年，APACT 全球 Ⅲ 期临床试验显示，吉西他滨联合注射用紫杉醇（白蛋白结合型）（nab-paclitaxel）与吉西他滨单药相比，并不能延长 RPC 术后的 mDFS（19.4 个月 vs. 18.8 个月），而 mOS 延长了 4.3 个月（40.5 个月 vs. 36.2 个月）。但是 APACT 研究的总生存期仍在研究中，仍需要看后续数据的报道。

可切除胰腺癌术后辅助治疗的随机对照临床研究结果对比见表 8-2。

表 8-2　可切除胰腺癌术后辅助治疗的随机对照临床研究结果对比

试验	年份	切除	辅助治疗	病例数	中位无病生存期（月）	中位总生存期（月）
ESPAC-1	2004	R0/R1	氟尿嘧啶	72	15.3	20.1
CONKO-001	2007，2013	R0/R1	观察（术后无化学治疗）	175	6.7	20.2
			吉西他滨	179	13.4	22.8
CONKO-005	2017	R0	吉西他滨	217	11.4	26.5
			吉西他滨+埃罗替尼	219	11.4	24.6
JASPAC-01	2016	R0/R1	吉西他滨	190	11.3	25.5
			替吉奥制剂	187	22.9	46.5
ESPAC-4	2017	R0/R1	吉西他滨	366	13.1	25.5
			吉西他滨+卡培他滨	364	13.9	28.0
PRODIGE	2018	R0/R1	吉西他滨	246	12.8	35.0
			mFOLFIRINOX	247	21.6	54.4
APACT	2019	R0/R1	吉西他滨	434	19.4	40.5
			吉西他滨+紫杉醇（白蛋白结合型）	432	18.8	36.2

mFOLFIRINOX= 改良的 FOLFIRINOX（氟尿嘧啶、亚叶酸钙、伊利替康、奥沙利铂）+ 吉西他滨

（二）可切除胰腺癌术后辅助化学治疗方案

研究发现，可切除胰腺癌远期预后的关键主要是：①术后局部复发、淋巴结转移和远处转移；②术前难以发现的潜在转移或微转移病灶；③由于年龄和术后并发症的原因，术后仅有 50% 的患者可以接受到最终的辅助治疗。术后辅助化学治疗具有明确的疗效，可以防止或延缓肿瘤复发，提高术后长期生存率，因此应积极推荐术后实施辅助化学治疗，且

辅助治疗应在术后 8 周或 12 周内开始并维持 6 个月。

根据中国临床肿瘤学会胰腺癌指南（2020 年），胰腺癌化学治疗患者的体能状态评估尤其重要，全面体能状态评估应包括体能状态评分、疼痛、胆道梗阻和营养状况 4 个方面。体能状态良好标准如下：①美国东部肿瘤协作组（Eastern Cooperative Oncology Group，ECOG）评分≤ 2 分；②疼痛控制良好，疼痛数字分级法评分估值≤ 3 分；③胆道通畅；④体重稳定。

对于体能状态良好的患者，吉西他滨（单药）、替吉奥（单药）、吉西他滨联合卡培他滨和 mFOLFIRINOX 是首选的治疗方案。对于体能状态较差的患者，吉西他滨（单药）或氟尿嘧啶类药物是首选的治疗方案。

（三）可切除胰腺癌术后辅助放射治疗

目前对于可切除胰腺癌术后是否需要联合辅助放射治疗仍没有定论。对于体能状态良好、切缘阳性的可切除胰腺癌患者，术后应在辅助化学治疗之后考虑参加联合放射治疗的临床试验。

二、新辅助治疗

（一）新辅助治疗的必要性

胰腺癌新辅助治疗最早应用于局部进展期胰腺癌（locally advanced pancreatic cancer，LAPC）患者，目的是缩小局部病灶，减轻血管累及程度，使肿瘤降期到可能切除甚至可切除状态，让原本无法手术的患者再次获得手术机会。然而，对于可切除 / 临界可切除胰腺癌（borderline resectable pancreatic cancer，BRPC）患者而言，"手术优先"的治疗模式存在一定局限性。首先，即使患者接受了手术切除，以及后续的多学科治疗管理，其 5 年的总生存率仍仅为 25% ～ 30%；其次，由于各种原因，仅约 50% 的患者在手术后能够接受辅助治疗；此外，10% ～ 20% 的胰腺癌患者在手术过程中被发现存在影像学未能检出的转移灶。

目前，新辅助治疗已广泛应用于可切除胰腺癌、临界可切除胰腺癌及局部进展期胰腺癌。研究发现，新辅助治疗具有以下优势：首先，能够实现对微转移灶的早期治疗；其次，提高了患者接受多模式治疗的比例；再者，可以筛选出生物学行为较好的患者，使这类患者更有可能从手术中获益；最后，显著提高了临界可切除胰腺癌和局部进展期胰腺癌的 R0 切除率，从而改善预后。

（二）新辅助治疗的现状

新辅助治疗能够使部分 LAPC 患者肿瘤降期，获得手术切除机会，改善预后。国际多中心 Ⅱ 期单臂临床研究（LAPACT）纳入 107 例 LAPC 患者，16% 的患者在接受新辅助治疗［GEM ＋注射用紫杉醇（白蛋白结合型）］后获得了手术切除，mOS 可达 18.8 个月，明显优于未切除患者。德国海德堡大学回顾性分析了 2001 年 12 月至 2015 年 6 月 575 例接受新辅助治疗的 LAPC 患者的临床资料，结果发现，292 例（50.8%）患者获得了成功切除，mOS 达 15.3 个月。美国约翰霍普金斯胰腺多学科研究机构回顾性分析了 2013 年 1 月至 2017 年 7 月 415 例 LAPC 患者的临床资料，结果显示，84 例（20%）LPAC 患者接受了手术切除，mOS 达 35.3 个月。

胰腺癌的可切除性评估是新辅助治疗的基础。从 2015 年 NCCN 指南开始，BRPC 的新辅助治疗从理念上基本已达成共识。对于 BRPC 患者，新辅助治疗有助于提高 R0 切除率，改善预后。韩国多中心研究结果显示，与直接手术组相比，接受新辅助治疗的 BRPC 患者肿瘤直径缩小，淋巴结阳性率减少，R0 切除率及 mOS（12 个月 vs. 21 个月）均明显提高。美国梅奥医学中心回顾性研究了 2010—2017 年接受手术切除的新辅助治疗的 BRPC/LAPC 患者的临床资料，其中 123 例（63%）BRPC 和 71 例（37%）LAPC 患者，mDFS 和 mOS 分别达 23.5 个月和 58.8 个月。美国哈佛医学院麻省总医院回顾性分析了 2011 年 4 月至 2016 年 11 月 141 例接受新辅助治疗的 BRPC 和 LAPC 患者的资料，新辅助治疗组共 110 例（78%）获得了成功手术切除。与同期 151 例可以直接手术的 PDAC 患者相比，新辅助治疗的 BRPC/LAPC 患者的 DFS（29.1 个月 vs. 13.7 个月）和 OS（37.7 个月 vs. 25.1 个月）均明显延长。

新辅助治疗能否提高 RPC 患者的 R0 切除率及总生存率仍有争议，需开展高质量的临床研究。NCCN 指南建议，除临床试验外，对于 CA19-9 值极高、肿瘤巨大、区域淋巴结增大、体重明显减轻、剧烈疼痛的高危特征 RPC 患者，在明确病理学诊断后可行新辅助治疗。Mokdad 等回顾性分析了 2006—2012 年、美国国家癌症数据库 15 237 例临床分期为 I 期或 II 期胰头癌成年患者接受手术切除的资料，其中新辅助治疗 2005 例，直接手术 6015 例（1∶3 配对）。结果显示，直接手术组的 RPC 患者病理 T 分期较高，淋巴结阳性率较高，R1 切除率较高；新辅助治疗组的 mOS 达 26 个月，直接手术组为 21 个月。Cloyd 等回顾性分析了德克萨斯大学安德森癌症中心 1990—2015 年、583 例 PDAC 患者接受新辅助治疗的临床资料，其中 RPC 425 例，BRPC 110 例，LAPC 45 例。结果显示，在 583 例患者中，77 例（13.2%）患者出现主要的病理缓解，其中 23 例（3.9%）患者有完全的病理缓解，有显著病理缓解的患者 mOS（73.4 个月）明显长于无显著缓解的患者（32.2 个月）。2019 年美国临床肿瘤学会胃肠道肿瘤研讨会（ASCO Gastrointestinal Cancers Symposium）报道了日本 57 家中心 364 例 RPC 患者的 Prep-02/JSAP-05 phase II/III 研究结果。研究发现，新辅助治疗组 RPC 患者的 mOS 达 36.72 个月，明显优于直接手术组的 26.65 个月；但是两组的 R0 切除率无明显差异。

（三）新辅助治疗的方案

目前关于 PDAC 的新辅助治疗方案尚无定论。根据新辅助治疗的前瞻性研究报道，符合条件的 RPC 患者可接受 2～4 个周期的新辅助治疗，方案主要包括：GEM+S1、GEM+注射用紫杉醇、FOLFIRINOX。FOLFIRINOX/mFOLFIRINOX、GEM＋注射用紫杉醇以及 GEM 联合放射治疗是最常用的 BRPC 的新辅助治疗方案。中国临床肿瘤学会指南推荐 BRPC 患者一般接受 2～4 个周期的新辅助治疗。与 RPC 和 BRPC 相似，LAPC 的新辅助治疗尚无明确的最佳方案。FOLFIRINOX/mFOLFIRINOX、GEM＋注射用紫杉醇或联用序贯放射治疗联合化学治疗方案在研究报道中常见。新辅助治疗 PDAC 患者术后如果体能状态良好，应接受术后辅助治疗，辅助治疗方案根据新辅助治疗效果决定，推荐 4 ~ 6 个周期。

（四）新辅助治疗与胰腺癌术后并发症

新辅助治疗后对胰腺和机体的影响，以及是否会影响胰腺癌术后并发症也是研究的热点。新辅助治疗后胰腺肿瘤细胞的变性坏死、炎症反应及纤维化是胰腺形态学的主要改变，瘤体的纤维化程度是病理学评价胰腺癌新辅助治疗效果的重要标准。新辅助治疗的不良反应可能使患者的营养状况出现不同程度的改变或恶化。体重和皮下脂肪、血清白蛋白水平和预后营养指数是常用的新辅助治疗的营养指标，但目前的研究仅从单一营养指标进行分析，数据存在片面性且研究数量有限。

胰腺癌术后常见外科并发症包括胰瘘、术后出血、腹腔感染、术后胃排空延迟及胆瘘等。Verma 等系统总结了 30 项胰腺癌新辅助治疗的 II 期前瞻性临床试验数据。结果显示，相比于直接手术患者，无论是新辅助化学治疗还是新辅助放射治疗联合化学治疗，对于 RPC 和 BRPC 患者，术后常见并发症（胃排空延迟、胰瘘、吻合口瘘、出血、感染和败血症）发生率和病死率相似。

（五）总结

近年来，胰腺癌术后辅助治疗和新辅助治疗的临床研究不断涌现并取得了巨大进展，但仍需要更多高质量的多中心临床试验研究，进一步完善胰腺癌术后辅助治疗和新辅助治疗的临床实践方案，提升胰腺癌综合治疗效果，改善胰腺癌患者的预后。

第六节　可切除胰腺癌的新辅助治疗

尽管胰腺癌被认为是可以切除的，但其预后依然不容乐观。近年来，胰腺导管腺癌（PDAC）的外科治疗取得了显著进展，尤其是在高容量中心，围手术期的发病率和死亡率已降至历史最低水平。因此，单纯依靠手术治疗的进一步改进已不太可能显著改善PDAC 患者的预后。与此同时，多模式治疗，尤其是新辅助化疗和放疗联合化疗，已在其他可切除的胃肠道癌症（如食管癌和胃癌）中显著改善了预后。基于此，有理由推测，有效的化疗和（或）放疗联合化疗可能对可切除 PDAC 的治疗结果产生类似影响。本节重点探讨一种真正的新辅助治疗方法，即可切除 PDAC 的新辅助治疗和围手术期治疗。 总体而言，PDAC 的新辅助治疗目前仍处于临床试验阶段。目前的标准治疗方案是先进行手术切除，随后开展辅助化疗，可选择吉西他滨或联合化疗方案。最近的研究表明，改良的FOLFIRINOX（mFOLFIRINOX）方案相比单独吉西他滨方案显著改善了预后，中位无病生存期分别为 21.6 个月和 12.8 个月，3 年生存率分别为 39.7% 和 21.4%。该研究还显示，mFOLFIRINOX 方案在所有亚组分析中几乎均优于吉西他滨，包括 T3/4 肿瘤、N+ 肿瘤、R1 切除以及低分化或未分化肿瘤的患者。本试验的入选标准相当严格（ECOG 评分为 0-1、无 R2 切除、术后 CA19-9 ≤ 180U/ml、无未控制的腹泻、无肠梗阻）。然而，值得注意的是，由于围手术期并发症等原因，在真实世界中，只有约 60% 的 PDAC 患者最终能够接受辅助治疗。

可切除肿瘤的新辅助治疗仍存在争议。首先，肿瘤的有效缩小可导致 R0 切除术比例的大幅增加。也有数据表明新辅助化学治疗可能比辅助治疗更有效，因为在新辅助治疗环境中解剖结构和血管系统被保留，而且剂量强度更高。此外，还需要考虑新辅助化学治疗的系统性影响。有数据表明，大多数 PDACs 可能表现出微转移，这导致大多数病例术后早期复发和死亡，有效的化学治疗可以治疗这些早期微转移和预防复发。从患者的角度来看，可以认为在一个确定的短时间内，新辅助治疗通常比广泛手术后的相同治疗的耐受性更好。新辅助治疗也为了解各自肿瘤的生物学特性提供了"机会之窗"。在新辅助治疗中会有肿瘤（约 20%）进展，甚至进展为无法切除的肿瘤。反过来讲，如果在 2～3 个月的短时间内，肿瘤在有效的化疗下仍迅速进展，这些患者通过预先手术获得治愈的可能性较小，尤其是在许多情况下，肿瘤进展并非源于原发灶，而是由于远处转移，如肝脏转移。根据目前的指南，PDAC 手术可以在没有组织学确认的情况下进行。然而，当计划实施新辅助治疗时，在开始化疗之前，需要对 PDAC 进行明确的组织学或至少细胞学诊断。在多达 25% 的病例中，即使通过反复的超声内镜引导下的细针穿刺抽吸，也无法获得足够的材料用于诊断，这使得部分患者手术被推迟，却未能及时开始新辅助治疗。 对于可切除的 PDAC 患者，其他诊断方法，如分析液体活检中的 Kras 基因突变（在约 95% 的 PDAC 组织中可检测到），目前尚未显示出足够的敏感度和特异度来替代传统的组织学分析。血浆 / 血清中的 Kras 突变检出率仅为 31%，而肿瘤组织中的 Kras 突变检出率则为 82%。最后，虽然新辅助治疗可能改善患者的预后，但其治疗毒性也可能影响围手术期的发病率，甚至死亡率，这一点在使用更激进的化疗方案时尤为重要。

可切除 PDAC 的新辅助治疗仍处于实验阶段，目前来自前瞻性、随机、对照试验的数据还很少。由于文献中大量使用"新辅助治疗"一词用于可切除的肿瘤，但也用于可切除的临界性肿瘤和局部进展期肿瘤，有时很难提取可切除情况的专有数据。较早的系统回顾和荟萃分析发现，新辅助治疗对可切除肿瘤的疗效有限。使用当时可用的化学治疗方案，新辅助治疗的切除率和生存数据与直接手术加辅助治疗的结果具有可比性。然而，新辅助治疗的疗效——由肿瘤的病理反应决定——对提高生存率至关重要。

最近的一项倾向评分匹配分析纳入了 14 941 名患者，最终对 6016 名接受直接切除的患者和 2005 名接受新辅助治疗后切除的患者进行了分析。研究指出，新辅助治疗对 T 分期、淋巴结状态和切除边缘具有显著的有益影响。与单独的直接手术相比，新辅助治疗（HR =0.73；95%CI 0.68～0.76）或手术加辅助治疗（HR =0.83；95%CI 0.78～0.89）均显著提高了总生存期。在匹配的数据集中，新辅助治疗是降低死亡率的独立预测因子，与直接切除相比，校正后的 HR 为 0.74（95%CI 0.69～0.79）。 除了这些回顾性研究外，针对可切除 PDAC 患者开展新辅助治疗的前瞻性试验也证实了其可行性。荷兰的一项研究纳入了 246 名患者，比较了直接手术加吉西他滨治疗 6 个周期与新辅助放疗联合化疗的疗效。新辅助治疗方案包括术前吉西他滨治疗和基于吉西他滨的放疗联合化疗，以及术后 4 个周期的吉西他滨治疗。有趣的是，新辅助治疗组的切除率仅为 62%，而直接手术组的切除率为 72%，这表明相当一部分通过 CT 分期的患者可能漏诊了微小转移，从而影响了切除率。然而，新辅助治疗组的 R0 切除率显著高于直接手术组（$P < 0.001$），分别为 63% 和 31%。两组的严重不良事件发生率具有可比性（直接手术组为 39%，新辅助放疗联合化疗组为 46%；$P=0.28$）。直接手术组的中位总生存期（mOS）为 13.7 个月，而新辅助治疗组为 17.1 个月（$HR=0.74$；$P=0.074$）。但当仅分析接受切除手术的患者时，新辅助治疗组的 mOS 为 29.9 个月，显著高于直接手术组的 16.8 个月（$P=0.001$）。此外，新辅助治疗组的无病生存期也显著改善。这项研究表明，新辅助治疗可以改善可切除 PDAC 患者的预后。然而，所使用的治疗方案可能并非最佳。这些数据再次表明，与直接切除和辅助治疗相比，新辅助化疗为可切除 PDAC 患者带来了显著的生存获益。

鉴于有系统的回顾和两个前瞻性试验表明可切除的 PDAC 的新辅助治疗有益处，我们可以认为有足够的证据在临床算法中实施这一策略。然而，仍有一些悬而未决的问题需要解决：什么是最佳的新辅助治疗方案？ FOLFIRINOX、改良 FOLFIRNOX、吉西他滨联合注射用紫杉醇或其他方案，甚至放射治疗联合化学治疗？应给予多少新辅助治疗？ 2 ~ 4 个周期？新辅助化学治疗后的术后治疗作用是什么？目前正在进行大量的试验以解决这些问题，并将在适当的时候提供数据。胰腺癌是一种高度异质性的疾病。在个体化肿瘤治疗的时代，人们可能会认为新辅助治疗应该针对个体肿瘤量身定制，例如，通过在 PDACs 中建立化学治疗特异性反应特征，可以用来预测个体肿瘤的反应。文献中已经有例子表明，这可能是一种现实的方法，至少对大部分肿瘤来说。该方法可以确保可切除的 PDAC 患者接受高疗效概率的新辅助治疗，从而通过提高总体生存率，提供了不良反应风险和受益之间的最佳比率。

第 9 章

梗阻性黄疸的围手术期管理

　　肝胆胰恶性肿瘤患者可并发梗阻性黄疸，梗阻性黄疸可引起患者凝血功能障碍、营养不良、肝功能损害等。术前减黄，可改善患者身体状况，提高手术耐受力。但术前减黄可导致出血、胆瘘，继发胆道感染、胰腺炎、肿瘤种植等风险，长时间引流还有可能因肿瘤进展而丧失手术机会，引流管或引流支架的刺激会不同程度地引起局部炎性反应，增加手术难度。因此，是否术前减黄，目前仍存在争议。建议以下情况可考虑术前减黄：①严重梗阻性黄疸（总胆红素 ≥ 250μmol/L），预计需要大范围切除肝的患者；②并发胆管炎，反复发热，抗炎治疗效果不明显者；③胆道梗阻时间长、全身营养状况差的患者；④需要进行新辅助治疗的肿瘤患者；⑤高龄、重要脏器功能不全的患者。

　　常用的术前减黄方式有：①经皮经肝穿刺胆管置管引流术（PTBD）；②内镜下鼻胆管引流术（endoscopic nasobiliary drainage，ENBD）；③内镜下胆道支架引流术（endoscopic retrograde biliary drainage，ERBD）。ERBD 不仅可引流胆汁，且不干扰其肝肠循环，避免因胆汁外引流导致的电解质紊乱，可作为术前减黄的首选方法。PTBD 操作相对简单，不易引起逆行胆道感染、胰腺炎，对肝外胆道刺激小、炎症轻，对手术干扰小，预计减黄时间不长时，可作为术前减黄的首选方法，配合胆汁回输可减少胆汁的丢失；ERCP 下鼻胆管引流或胆道支架置入可引起消化道出血、穿孔、急性胰腺炎、胆道感染等并发症，也会明显增加胰十二指肠切除的难度，但胆道支架的置入，可避免胆汁丢失，有利于改善患者消化功能、凝血功能。以上方法各有利弊，可根据不同患者灵活选择。

第一节　胆汁的生理作用及还纳的重要性

　　胆汁是消化液的重要组成部分，其在消化系统中扮演重要角色。

一、胆汁对脂代谢的影响

　　胆汁中的胆盐、胆固醇和卵磷脂等都可作为乳化剂，降低脂肪的表面张力，使脂肪乳化成微滴并分散在肠腔内，这样便增加了胰脂肪酶的作用面积，使其分解脂肪的速度加快。

　　胆盐因其分子结构的特点，当达到一定浓度后可聚合形成微胶粒。肠腔中脂肪的分解产物，如脂肪酸、单酰甘油等均可掺入到微胶粒中，形成水溶性复合物（混合微胶粒）。

因此，胆盐便成了不溶于水的脂肪分解产物到达肠黏膜表面所必需的运载工具，对于脂肪消化产物的吸收具有重要意义。

二、胆汁对消化系统的影响

胆汁通过促进脂肪分解产物的吸收，对脂溶性维生素（维生素 A、维生素 D、维生素 E、维生素 K）的吸收也有促进作用。此外，胆汁在十二指肠中还可以中和一部分胃酸；胆盐在小肠内吸收后还是促进胆汁自身分泌的一个体液因素。胆汁不仅在食物的消化吸收方面不可或缺，对肝切除前后的肝再生也很重要。不仅是拟定肝切除的胆管癌患者，对胰十二指肠切除患者，也要指导其内服 PTBD 引流管排出的胆汁。内服胆汁可促进黄疸消退、通便，并能改善食欲、身体的营养状态，通过改善维生素 K 的吸收来改善凝血功能，并可以改善肠管屏障机制等。可以冷藏胆汁，大部分患者都可接受口服。对于确实不能口服者，可插入 8F 的鼻饲管直至十二指肠，还纳胆汁。有黄疸的患者多合并食欲缺乏和十二指肠溃疡，用鼻饲管输入肠内营养，同时给予胆汁帮助消化，可改善术前营养，增强术前患者免疫状态。

三、胆汁对液体平衡的影响

胆汁是消化液，大部分成分是水，大量丢失会引起有效循环血量不足，严重时引发低血容量休克或急性肾功能不全。胆汁排泄量 > 750ml/d 或高龄的患者，容易发生上述情况。使用增强 CT、血管造影检查等患者因为摄入过多的造影剂，在大量胆汁丢失的情况下可诱发肾功能不全。目前，为了对黄疸患者进行诊断并制订治疗方案，通常会在患者入院当天立即安排多层螺旋 CT 检查。胆汁外引流的患者可能存在血容量不足的情况，要注意给予充分补液并化验以了解肾功能指标。留置 PTBD 的过程中，要监测水和电解质平衡，记录患者每日的出入量，全量还纳胆汁可以有效改善血容量不足，如若仍存在低血压等血容量不足的表现，需要给予补液治疗。

四、胆汁中的细菌

正常人的胆汁中原本不存在细菌，但是现在发现，当有胆囊结石、胆管结石或因胆道系统恶性肿瘤导致胆汁流出障碍等问题时，胆汁中也会有细菌。并且，老年人（特别是 > 70 岁）较年轻人、胆红素结石者较胆固醇结石者、胆管结石者较胆囊结石者的胆汁中更易出现细菌。胆汁中的细菌是通过消化道上行至胆道中的，菌群的种类也与消化道的菌群一致。也就是说，主要是大肠埃希菌、克雷伯菌属等肠内细菌及肠球菌属，还有类杆菌属、梭状芽孢杆菌属等厌氧菌。

早期治疗为了选择较适宜的抗生素，有必要根据细菌检查确定感染细菌，通过细菌培养确定菌种、药物敏感性，缺点是要几天之后才会有结果，革兰染色尽管不能确定具体细菌，但相对较快。例如，选择抗菌药物的一个关键是确认有无肠球菌，根据细菌涂片的检查结果可以很快地加以推测。此外，约 50% 的胆管炎患者患有菌血症，故不仅要对胆汁进行检查，在应用抗生素前有必要进行血液细菌培养。

五、经皮经肝穿刺胆管置管引流术对胆汁中细菌的影响

行经皮经肝穿刺胆管置管引流术（PTBD）的病例，细菌不仅可通过消化道途径进入胆汁，还可通过引流管从皮肤及周围环境等侵入。因此，分离的细菌不仅包括上述的菌种，还有皮肤上存在的葡萄球菌属、铜绿假单胞菌等葡萄糖非发酵革兰阴性杆菌，以及肠内细菌科属的肠杆菌属、沙雷菌属等广泛存在于周围环境中的细菌。这些细菌原本对药物敏感性就低，加之胆道引流后一般都会应用抗菌药物，故有时还能分离出耐甲氧西林金黄色葡萄球菌（MRSA）等耐药菌。为了防止这些耐药菌的定植及感染，不仅要避免给予不必要的抗生素治疗，更重要的是注意引流管的清洁操作及精心管理。对 PTBD 患者怀疑有胆道系统感染时，因可能与上述的多种细菌有关，除了要参考先前的胆汁培养结果，还要尽快进行适当的细菌检查（胆汁涂片显微镜检查、培养及血液培养）以确定致病菌。胆道感染主要是上述的肠内细菌属、肠球菌和类杆菌属等厌氧性细菌引起的。这些菌种的药物敏感性方面有如下说法，如"头孢类药物对肠球菌无效""类杆菌属因产生 β- 内酰胺酶而易出现耐药性"。因此，作为经验性治疗对上述细菌有所覆盖的话，多使用配有 β- 内酰胺酶抑制剂的青霉素类药物氨苄西林 / 舒巴坦、哌拉西林 / 他唑巴坦，如是重症患者可选用碳青霉烯类。这些药物的半衰期很短，要注意使用的次数。头孢哌酮 / 舒巴坦因在胆汁中浓度较高而使用较多，但要注意它属于头孢类药物，对肠球菌无效。

六、梗阻性黄疸与肠道菌群的关系

梗阻性黄疸患者容易引起肠内细菌增殖和细菌易位，产生过多的细胞因子，并发系统性炎症反应综合征或败血症。因此，对梗阻性黄疸患者，首先应予以胆道引流。但是，PTBD 等胆汁外引流的方法使胆汁不流入肠道。胆汁中含有具有抗菌作用的抗体、保护黏膜的黏液、抑制细菌生长的胆汁酸和抗氧化的胆红素等物质。失去这些物质，就会出现合并肠道黏膜炎症和通透性增加、部分细菌过度增殖、肠道菌群失调，继而容易招致肠道细菌易位。胆汁回纳可改善肠道黏膜屏障。肠道内有胆汁存在是维持肠道正常功能所不可或缺的。只行胆道引流而不回输胆汁，损伤的肠道黏膜屏障功能则得不到改善。

研究发现粪便中的细菌总数、细菌种类及其数量在胆汁回输前后未见明显差别。作为细菌代谢产物的有机酸浓度在胆汁回输前后亦未见明显差别。以啮齿动物为对象的几个研究报道：一旦堵塞胆管或改变胆汁流出道，盲肠内的细菌就发生增殖，继而容易引起肠道细菌易位。胆汁回输可使胆汁酸的肝肠循环恢复正常，促进胆汁酸与细菌的相互作用，使肠道内菌群正常化。在人体内，肠道内菌群是否发生变化，这些问题有必要进一步研究。为了改善梗阻性黄疸患者脆弱的肠道黏膜屏障功能，将胆汁回输肠道则十分重要。另外，胆汁回输不但补回了对消化吸收不可或缺的消化液，而且还可以防止电解质、水丢失，这些方面的生理作用不容忽视。胆汁回输可通过维持胆汁酸的肝肠循环来促进肝功能恢复并使肠道菌群正常。对胆管癌拟行肝切除的患者，进行口服或经鼻导管将胆道外引流的胆汁回输肠内。肝门部恶性病变行肝切除仍然是高风险的手术，术前应该积极地将胆汁回输肠内，

有利于改善患者的全身状态。

第二节　胆汁引流对梗阻性黄疸肝再生的影响

在对伴梗阻性黄疸的肝门部胆管癌患者施行广泛肝切除时，残余肝再生是否正常对肝胆外科医师是一个极其重要的问题。残余肝再生不良可能诱发肝功能不全、肝衰竭。既往有学者认为梗阻性黄疸对肝切除后的残余肝再生有抑制作用，也有学者持反对意见。在这些评价肝再生的研究中，肝切除后胆道梗阻仍在持续，这与临床的情况不相符。通过大鼠的肝切除＋胆汁引流动物模型研究胆汁引流对伴梗阻性黄疸肝再生影响时发现，胆道梗阻 5d 未抑制肝再生。但是，胆道梗阻 7d 或 14d 时，残余肝再生能力明显降低。这些结果都表明长时间的梗阻性黄疸很有可能抑制肝切除后残余肝再生。另外，在梗阻性黄疸时肝细胞的线粒体功能显著下降，经胆汁引流后，肝细胞的线粒体功能才慢慢恢复。综上所述，尽管目前胆汁引流对肝再生的影响尚不明确，但梗阻性黄疸的患者行肝切除前有必要进行胆汁引流。

对于梗阻性黄疸，胆汁引流方法分为将胆汁引流至体外的外引流和将胆汁引入消化道的内引流。日本学者在大鼠实验中夹闭胆管 5d 制作梗阻性黄疸模型。在外引流组中，即使是将胆汁外引流 1d，部分肝切除后的残余肝再生能力也显著下降。但在内引流组中，残余肝再生能力保持良好。夹闭胆管 7d 也得到同样的结果。故从肝再生这方面来看，梗阻性黄疸时内引流比外引流更优。

对伴梗阻性黄疸的肝门部胆管癌患者而言，主要目标是促使残余肝增生和代偿性功能恢复。因此，日本的一些医院对有梗阻的一侧肝拟行肝切除术时不进行胆汁引流。但有实验报道，长时间的局部胆汁淤滞，不但可损伤胆汁淤滞局部肝的线粒体功能，而且还可损伤无梗阻一侧肝部分的线粒体功能。胆汁淤滞可能会导致残余肝再生不良，从而影响术后的肝功能。因此，为保证术后良好的肝功能，有时对拟切除侧的肝也要行胆汁引流。

大量肝切除术后或门静脉分支栓塞术后，门静脉血流就全部流入非栓塞肝叶或残余肝内，这对门静脉系统产生强大的切应力，这些刺激激活门静脉血管内皮细胞释放出炎性细胞因子如 IL-6、TF-α 等，启动原本处于静息状态的肝细胞。这样肝细胞内的核转录因子如 NF-κB、AP-1 等被活化，导致 *c-fos*、*C-jun* 和 *c-myc* 等基因转录。另外，在肝再生的各步骤中，许多生长因子、血管活性因子和激素等都发挥重要作用。虽然肝再生过程复杂，但目前有关各种因子影响肝再生的基础研究和临床研究已有明确的结论。典型的因素有糖尿病、营养不良、高龄、感染、慢性酒精中毒和胆管阻塞等。这些因素会阻碍肝脏的再生。

胆管有无阻塞对肝的再生能力有很大影响。对合并梗阻性黄疸的胆道疾病又必须施行大量肝切除时，所面临的是一个重大问题。胆管堵塞影响肝再生能力主要有以下几个原因：①门静脉血流量减少。胆管堵塞可引起胆管扩张，压迫处于同一 Glisson 鞘内的门静脉，这样就使门静脉血流量减少。肝容积依赖门静脉血流量，门静脉血流量减少的结果导致肝再生能力低下。②抑制肝再生相关因子的产生。在胆管堵塞状态下，作为细胞增殖因子或肝再生促动因子的炎性细胞因子的产生受到抑制。③促进肝细胞凋亡。在正常肝脏中，肝细胞虽然也重复着凋亡，但在肝再生的肝脏中，肝细胞的增殖占优势，凋亡被抑制在最低限度。但是在胆管堵塞的状态下，肝细胞内的有害物质（如胆汁酸）发生蓄积，这可促进肝细胞凋亡，因此肝再生的效率低下。④肝肠循环被阻断。胆汁流入肠道对维持肝肠循环具有重要作用。胆管堵塞时，流入肠道的胆汁自然减少，因此肝肠循环障碍明显。

临床上，处理胆管堵塞的常用方法是胆道引流，但实际上，胆汁的外引流和内引流对肝再生能力具有很大影响。有研究通过动物实验对比研究外引流和内引流对肝再生能力的影响。结果表明，在胆汁外引流组（胆汁不流入肠道）中，部分肝切除后肝细胞的 DNA 合成率明显低于内引流组。另外，同一实验还表明，肝再生能力与胆汁流量和胆汁内脂肪的排泄量明显相关。因此，在胆管堵塞时，尽可能行胆道引流减压以维持充足的门静脉血流，而且引流的胆汁要尽可能地返回肠道以维持正常的肝再生，这两点都十分重要。

第三节　梗阻性黄疸与肝血流的关系

门静脉血流和肝动脉血流可被所谓的肝动脉缓冲效应（hepatic arterial buffer response，HABR）所调节，即门静脉血流减少时肝动脉血流增加；相反，门静脉血流增加时肝动脉血流减少。梗阻性黄疸时门静脉血流减少，因此根据 HABR，肝动脉血流相应增加。据称 HABR 与组织代谢产物和具血管扩张作用的腺苷有关。20 世纪 80 年代，由 Lautt 提出的一项假说显示在正常状态下，组织代谢产物和腺苷通常被释放到 Glisson 鞘中，门静脉血流充足时，这些产物通常被门静脉血流冲刷掉。门静脉血流一旦减少，其冲刷作用减弱，从而导致腺苷蓄积。腺苷与肝动脉上的腺苷受体结合引起血管扩张，从而导致肝动脉血流量增加。正常的胆道内压为 5～20cmH_2O，正常的门静脉压为 10～15cmH_2O，虽然测定末梢肝动脉压十分困难，但不难想象，与胆道内压和门静脉压相比，末梢肝动脉压要高出很多。在肝内，此 3 种脉管都聚集在 Glisson 鞘内的限定空间中。梗阻性黄疸时，胆管明显扩张，可致胆道内压上升，胆道内压高于门静脉压，位于同Glisson 鞘内的门静脉受到压迫，门静脉血流因此减少。若门静脉血流减少，根据 HABR，肝动脉血流则增加。

日本学者 Kanda 等在以犬为模型的动物实验中验证了此假说。一旦完全闭塞犬的胆管，门静脉血流立即减少、肝动脉血流立即增加。另外，虽然在最初的 2h 内全肝血流量有所增加，但之后全肝血流量也慢慢下降，至闭塞后 2 周已低于闭塞前水平。胆管闭塞一旦解除，门静脉血流立即增加、肝动脉血流立即减少。即使在胆管已经闭塞 2 周的动物中，也能观察到这种变化。

在结扎胆管的动物实验中，除了以上的那些变化外，还能观察到肝窦内皮细胞肿胀、白细胞黏附、来源于 Kupffer 细胞的血管收缩物质或活性氧自由基产生增加等现象，这些都可引起肝微循环障碍，是肝损害的原因。同理，在梗阻性黄疸时，肝的循环和微循环都遭受损害，可严重影响肝的功能。

第四节　经皮经肝胆管置管引流术的术后管理

对于伴有阻塞性黄疸的胆管癌的治疗，第一步是顺利进行经皮经肝胆管置管引流术（PTBD），对留置的 PTBD 引流管及全身的管理也是决定手术成功与否的重要环节。

一、预防引流管脱出

如果胆汁引流量突然减少或胆汁内混有血液，应怀疑引流管是否脱出。应用约 1ml 的生理盐水冲洗、抽吸干净引流管。若抽吸不良，可在透视下行引流管造影，必要时更换引流管。行腹部 X 线检查，即使观察到引流管的位置良好，有时也会因肉芽肿的形成使侧孔堵塞，应用胆道造影动态观察造影剂流动情况，可以直观地显示引流管的通畅情况。留置 PTBD 引流管时，有时会产生气胸、胸腔积液等并发症。术后需要观察患者有无胸闷、憋气等症状，不仅要摄腹部 X 线片，还要加摄胸部 X 线片以了解有无上述情况发生。复查血常规，有时出现血红蛋白明显下降，可能有腹腔内出血、肝被膜下血肿形成，应行腹部超声检查等加以确认，需要注意的是有时这些症状是几天后发生的。PTBD 置管 2 周内窦道形成不完全，应避免行肺功能、内镜和灌肠等使膈肌移动度较大的检查，否则易使引流管脱出。如不可避免，应在检查后摄腹部 X 线片以确认 PTBD 引流管的位置。

二、管理引流管

PTBD 置管后可能发生胆管炎，治疗及通畅引流则很重要。要及早发现 PTBD 引流不畅和因留置引流管引起的问题，及时对其进行适当的处理。留置 PTBD 引流管时，如患者有发热，首先要考虑是否由于引流不畅引起的胆管炎，可以通过 X 线影像确认 PTBD 引流管的位置，必要时应适当调整。如患者发热，体温 > 38℃并伴有寒战，应怀疑有胆管炎。尤其是黄疸消退置管初期，扩张的胆管逐渐缩小，胆汁淤积也有所缓解，PTBD 引流管的相对位置很容易发生变化，甚至引流管可能滑出穿刺通路之外或侧孔暴露在肝外腹腔内。特别是在穿刺初期有较多的胆汁引流，判断导管位置十分重要，若发生上述情况，患者可能会出现腹膜炎、感染性休克等不良后果，轻者表现为发热、腹痛等症状，严重者可出现生命体征不稳定的感染性休克表现。若发生因引流不良而引起的区域性胆管炎，应重新穿刺新的 PTBD 引流管，若经充分引流之后还有持续的发热，应暂时给予抗生素并观察患者的情况，连续几天行胆道造影很容易引起胆管炎。若出现胆汁性腹膜炎、感染性休克，则需要积极抗休克联合抗感染治疗，并且需要住院治疗，甚至需要 ICU 监护治疗。

三、通过排泄的胆红素推测肝功能

胆红素的排泄比与吲哚菁绿（ICG）的排泄比大体一致。成人 1d 的胆红素总排泄量约为 5mg/kg，黄疸消退顺利时一天可排出胆红素 300 ～ 500mg，若引流不良则排出量会减少。可以通过测定胆汁中胆红素的浓度来推测肝功能。如果完全是外引流，将每天引流的胆汁量与胆红素的浓度相乘，便可计算出一天胆红素的排出量。

四、抗生素使用

留置 PTBD 引流管的过程中，无论有无胆管炎，其胆汁细菌培养的阳性率都会有所上升，肝门部恶性肿瘤引起的梗阻病例细菌培养的阳性率高达 90% 以上。对拟行腹部手术的患者，术前应每周进行 1 次胆汁培养及药物敏感试验。对无症状的患者，为了避免耐药菌株的出现，不能给予强效抗生素。对合并胆管炎等感染的患者应适当给予抗生素治疗，对发生胆管炎的患者，应在保持引流通畅的同时给予 2 ～ 3d 的抗生素治疗。肝胆手术术后引起腹腔内感染的细菌大部分与术前胆汁中确认的细菌相同。根据术前细菌培养和药物敏感试验结果确定术中及术后使用的抗生素。最初，引起胆道感染的细菌多是大肠埃希菌、肺炎克雷伯菌等革兰阴性杆菌，最近，多能检出屎肠球菌、阴沟肠球菌、粪肠球菌等革兰阳性球菌，并有多重耐药的倾向。有时很难选择适当的抗生素，一般应选择能覆盖革兰阴性杆菌的抗生素。如感染 MRSA 等特殊情况，则需加用覆盖 MRSA 的抗生素。

第五节　梗阻性黄疸的 ERCP 治疗

内镜逆行胰胆管造影（endoscopic retrograde cholangiopancreatography，ERCP）的问世开创了胆胰疾病新的治疗领域，随着医学材料科学、影像学及临床经验的积累，ERCP 已不再局限于"造影术"，括约肌切开、扩张、引流等 ERCP 相关的治疗技术也逐渐开始涌现。ERCP 自 20 世纪 70 年代开始在国内应用以来，已经超过 40 年的历史，目前已经成为国内诊断和治疗胆胰疾病的重要手段。ERCP 的成功率也有明显提升，目前我国 ERCP 的插管成功率可达 95% 以上，已经达到国际先进水平。ERCP 已经作为临床的重要治疗手段，疗效、安全性得到广泛认可。ERCP 分为诊断性 ERCP 及治疗性 ERCP，作为侵入性操作，其并发症主要包括急性胰腺炎、胆管炎、脓毒血症、出血和肠穿孔。ERCP 并发症的发生与很多因素相关，主要包括疾病相关因素与操作相关因素等。疾病相关因素包括急性胰腺炎病史、胆管狭窄、胰管汇流异常、口服抗凝药等；操作相关因素包括插管的难易、造影剂注入胰管的量及速度、内镜操作熟练程度、乳头切开速度过快、切缘凝固不足等。施行 ERCP 时应严格掌握适应证，术者应采取规范化的操作流程，依据患者具体情况采取必要的防范措施，围手术期要严格执行相应的术前准备与术后处理流程。

在伴有急性胆管炎的肝门部胆管癌患者中 ERCP 术前胆道引流作用明确，但常规使用术前胆道引流存在争议。术前胆道引流被认为是控制急性胆管炎和改善肝功能状态的有效方法。然而，术前胆道引流可增加术后感染并发症的风险和手术相关并发症如胆道出血、胆管炎和肿瘤性播散等。对于进展期 Bismuth Ⅲ～Ⅳ型的肝门部胆管癌，可采用经皮支架置入术、PTBD 或内镜超声引导下胆道引流术。在不能切除的肝门部胆管癌患者中，经皮和内镜下支架置入与手术胆道旁路引流相比是更有效和微创的方法。经皮方法的优点是可以精确选择引流的肝叶。理论上，这种方法可以降低胆管炎的发生率，但会导致穿刺部位疼痛。有研究对照表明，PTBD 与 ENBD 在治疗恶性梗阻性黄疸方面均可获得有效的临床效果，PTBD 更适用于高位梗阻患者，而 ENBD 更适用于低位梗阻患者。两种术式各具优劣，需根据患者病情综合考虑选择，才能使患者切实受益。

在 Bismuth Ⅰ 型和 Ⅱ 型的肝门部恶性肿瘤患者中，内镜下支架置入术被认为是一种微创且有效的方法，在 Bismuth Ⅲ～Ⅳ 型的肝门部恶性肿瘤患者中胆管梗阻缓解的成功率较低，且 ERCP 术后胆管炎发生率较高，推荐首选经皮胆道外引流术或支架置入术。

肝门部胆管癌患者姑息性支架置入的目标是通畅引流足够体积的肝（50% 或更多），不论单侧、双侧或多段支架置入。在 Bismuth Ⅰ 型肝门部胆管癌患者中，普遍认为只需置入单根支架。然而，对于 Bismuth Ⅱ～Ⅳ 型肝门部胆管癌患者，双侧还是单侧引流尚未达成共识。一般肝右叶占肝体积的 55%～60%，而左叶和尾叶分别覆盖肝体积的 30%～35% 和 10%。引流超过 50% 肝体积的情况通常需要 1 个以上的支架，应用双侧支架还是多段支架取决于患者的解剖结构。此外，在尝试胆道引流之前，需要通过非侵入性影像方法评估胆管的狭窄情况及异常解剖结构。内镜下胆道引流治疗晚期肝门部胆管癌应由经验丰富的胆道内镜医师进行，并提供多学科支持。对于肝门部胆管癌患者的内镜下金属支架置入术，需要经验丰富的操作者。另外，在执行这种高难度的 ERCP 操作时，需要多学科支持。例如，当胆管阻塞没有获得有效引流时，往往需要采用另一种方法，如及时经皮胆道引流，否则可能导致 ERCP 术后胆管炎。

对于可切除的胆总管中、下段恶性肿瘤在手术前不推荐常规实施经内镜胆管引流，除非患者严重营养不良、化脓性胆管炎、肝肾功能严重受损及其他原因需推迟手术。对于手术前是否需要经内镜下胆汁引流，现有的研究结论仍有争议。术前进行内镜下胆汁引流将增加菌血症、真菌易位、术后败血症及伤口感染的风险，同时可能增加住院时间和总费用。

ENBD 是在 ERCP 基础上发展起来的一种内镜下胆管外引流术，主要用于胆管梗阻性病变的临时性引流。ENBD 可有效降低胆管压力，适用于预防和治疗胆管感染。ENBD 可以有效减少 ERCP 术后胰腺炎、急性胆管炎的发生。ENBD 治疗胆管良、恶性狭窄的常见适应证有：①手术前短时间减压引流；②合并化脓性胆管炎；③胆管引流区域十分有限的病例或治疗效果难以判断，用以试验性引流；④治疗方案尚未确定，可用作过渡性治疗。

以下情况应慎用 ENBD：①有严重食管静脉曲张者；②贲门撕裂出血者；③小儿或意识不清、不能配合者；④不能耐受咽部异物及鼻黏膜损伤者。

ENBD 会给部分患者带来咽部不适，且长期引流可能导致胆汁丢失、水电解质紊乱及营养不良，因此应作为临时性引流措施，一般使用不宜超过 1 个月，否则应改用其他内引流方式，少数特殊病例可酌情延长使用。

第 10 章

肝胆胰外科围手术期的超声应用

第一节　超声影像学的基本原理

超声影像学是基于人体不同组织声阻抗存在差别，从而检测和显示人体内部界面的影像学技术。超声影像学具有高分辨率的图像，并且可以显示与血流相关的信息，其独特的成像特性使超声成为一种重要的影像学技术，尤其是其便携特性，更利于床旁成像的开展。近年来，随着超声影像设备的发展，超声影像的分辨率越来越高，其临床应用价值也越来越大。

超声影像学在肝胆胰外科围手术期具有独特的优势。首先，由于肝是人体最大的实质性器官，可以通过肋间隙、肋下进行大部分切面的检查，其透声性有很好的保证，可以显示其内大部分的信息。其次，胆囊作为一个空腔脏器，由于液体和软组织的声阻抗存在较大差异，可以产生显著的声学界面的区别，故能够显示大部分病变的细节信息，包括胆囊壁的病变，以及胆汁内容物在性状、量等特点上的变化。此外，胰腺作为腹膜后器官，尽管在术前常规经腹超声显示困难，但是在术中可以利用高频探头直接进行贴合，而胰腺本身由于存在腺泡分泌、纤维化、脂肪化、胰管扩张等病理学改变，在术中超声影像上可能显示出非常丰富的影像学特点，故而有较大的诊断价值，病变检出率及诊断效能都较好。

然而，为了保证能够合理、科学地诠释超声影像学背后代表的病理学改变，充分了解其临床价值，对超声影像学成像原理具有充分的了解则是十分必要的。临床医师应充分了解超声成像的物理原理、声学能量与组织相互作用的基本原理，从而能够调节和优化超声显示的方法和仪器。本节主要对超声影像学所涉及的声学成像原理进行论述。

一、超声成像基本原理

超声成像是基于不同性质的材料界面在声学物理作用下对声能的散射存在不同进行成像的技术。声波是机械能使物质产生交替压缩和松弛，而以波的形式进行传播，在其传播过程中，材料产生物理位移。在自然界中，声波频率的范围从 < 1Hz 到 > 100 000Hz（100kHz）。人类的听力仅能识别 20 ~ 20 000Hz 的声波，而更高的频率为超声波，它比人们通常听到的声音高 500 ~ 1000 倍。用于诊断的声波频率通常为 2 ~ 15MHz，然而，应用更高频率的超声进行成像的技术也在研究中。

在进行超声成像时，脉冲能量被传输到身体并通过组织传播，在组织和液体中，声波沿着粒子的运动方向（纵波）传播。在体内，声波的传播速度由组织的物理特性所决定，即介质密度及其刚度或弹性导致的声波压缩的阻力。传播速度随刚度的增加而增加，随密度的减少而减少。在体内，对于一个给定的组织，传播速度可以看作是常数，不受声音频率或波长的影响。

超声成像所依据的是基于传播时间和声波传播速度来计算组织距离的信息，类似于蝙蝠的回声测距原理。超声脉冲进入人体后，测量回波返回的时间，依据声波在组织中的传播速度，就可以很容易地计算出产生回波的界面的深度。例如，如果从脉冲传输到回波返回的时间是 0.145ms，如果声速为 1540m/s，那么声音传播的距离为 22.33cm。

声波的传播速度之所以重要，是因为其会影响距离测量的结果，从而影响最终成像的结果。比如，当声音通过含有脂肪的病灶时，由于脂肪的传播速度为 1450m/s，比肝的传播速度慢，故声波的返回存在延迟，从而其影像学显示的距离比实质上的距离更远，这就是伪影的一个原因。

另一个重要的参数为声阻抗。声阻抗的区别决定了界面的产生，因为在当声音通过完全均匀的介质时，声阻抗没有差异，声音不发生反射，也就无法探测到回声进行成像。当声波通过不同声阻抗的组织时，声波会在两种组织的相邻处产生反射，这个相邻处的界面称为声学界面。因此，当超声波从一个组织到另一个组织或遇到血管壁或循环的血细胞时，一些入射的声能被反射，当被反射的声能被探测到之后，才可以进行成像。

声阻抗（Z）是由传播声音的介质的密度（ρ）和声音在该介质中的传播速度（c）的乘积（$Z=\rho c$）决定的。声阻抗差较大的界面，如组织与空气或骨骼的界面，几乎反射了所有的入射能量。由声阻抗差异较小的物质组成的界面，如肌肉和脂肪界面，只反射入射能量的一部分，允许其余能量继续前进。与传播速度一样，声阻抗是由所涉及的组织的性质决定的，与频率无关。

超声波在声界面处的传播反射方式由界面的尺寸和表面特征决定。如果界面较大且相对光滑，那么它反射声音就像镜子反射光线一样，这种界面被称为镜面反射界面。身体的大多数界面并非镜面反射界面，而是实体器官内更小的界面。在这种情况下，从这些界面发出的回声分散在各个方向，这种反射器被称为漫反射界面，所以在实体器官和组织会形成特定的组织纹理。

声能通过均匀介质时会做功，能量最终以热的形式传递给传播介质，而压力波的振幅也会随着它们远离声源而减小，从而产生衰减。因此，衰减是吸收、散射和反射综合作用的结果，取决于共振频率及衰减介质的性质。高频噪声比低频噪声衰减得更快，因此探头频率是超声有效深度的主要决定因素，也决定了超声穿透特定组织的效率。衰减影响超声影像能够显示的组织的深度，以及探头选择和许多参数设置，包括时间（或深度）增益补偿、功率输出衰减和系统增益水平。

二、图像显示模式

超声信号可以通过几种方式显示。多年来，成像已经从简单的 A 型模式和双稳态显示发展到高分辨率、实时、灰度成像。最早的 A 型模式仅通过后向回波在示波器显示垂直偏转产生的电压变化，以表示从传感器到反射面的距离。在这种形式的展示中，反射声音的强度或振幅通过示波器上显示的垂直偏转的高度来表示，故而该种模式只记录反射结构的位置和强度。

另一种简单的成像形式是 M 型超声，其通过回波振幅显示移动界面的相对位置，且可以通过亮度来显示反射信号的强度。M 型超声可以调整显示器的时间刻度呈现不同程度的时间分辨率。此外，M 型超声通过评估特定反射界面的运动模式，可以判断组织之间的解剖关系。目前，M 型超声主要应用于心脏瓣膜和心脏的快速运动。

最主要的超声成像模式是实时、灰度、B 型模式。在 B 型超声中，不同振幅的反射信号用强度或亮度的变化来显示（声阻抗差异的大小）。B 型超声利用同平面内多个超声脉冲沿连续扫描线激发后，收集回波时间信号，构建二维图像。通常情况下，最强强度的信号显示为白色，无信号显示为黑色，中等强度的信号呈现为灰色。由于 B 型超声利用显示设备的亮度反映散射信号的强度，因此操作人员必须理解超声信号中的振幅信息是如何在图像显示器中转换为亮度刻度的。通常情况下，收集到的声学信号会在接收器中进行压缩，可以显示的最高和最低的振幅比例定义为动态范围。一般来说，尽可能宽的动态范围可以识别组织回声的细微差异。此外，当超声机器以每秒 15 ～ 60 帧的速度生成图像时，人类视觉可产生运动的感觉，故命名为实时超声。实时、二维、B 型超声是目前全身超声成像的主要方法。

三、探头类型

机械元件探头。早期的超声波扫描仪使用由单个压电元件组成的探头，该类探头利用机械设备以直线或圆周运动移动传感器而产生动态成像。机械元件探头使用一个或多个元件传感器，其不允许可变聚焦。环形阵列传感器解决了这一问题。虽然在实时成像的早期很重要，但机械扇形扫描仪的固定焦点使其逐渐被淘汰。

1. 电子元件探头　目前的成像技术主要使用由多个电子成像元件组成的传感器，该技术通常是将一块压电材料精确地切片成无数个小单元，每个小单元都有自己的电极。这种探头阵列可以以各种形式配置，比如线性的、凸阵、相控的或环形的，还有的厂商已经研发了高密度二维阵列。电子相控每个压电晶体单元的信号发射可以呈现不同的组合，从而改变超声波束的方向，实现精密的超声成像。

2. 线性阵列探头　线性阵列探头通常用于浅表组织、血管和产科的成像，因为这些探头产生的矩形图像格式非常适合这部分检查的需求。在这些传感器中，单个元件以线性方式排列。通过按顺序（单独或分组）发射信号，每个信号形成一条垂直于传感器表面的直线。这些单独的直线集合之后就成为图像平面。

3. 凸阵探头　呈凸曲线派别的阵列，可以在较小的探头面积基础上形成相对较大的视野，通常用于各种腹部、产科等的成像。小型、高频、凸阵探头也经常用于经阴道和经直肠成像，以及腔内超声和儿科成像。

4. 相控阵探头　由于电子元件探头没有移动的阵列，多个探头元件在电子控制下按精确顺序发射声束产生图像。通过控制单个探头元件发射的时间和顺序，超声探头的声束可以转向不同的方向，并聚焦在不同的深度。在快速产生从传感器一侧到另一侧角度不同的声束后可以产生扇形图像格式，从而缩小探头的制造尺寸。这些探头特别适用于肋间扫描，评估心脏、肝或脾，以及在其他受限区域的检查。

5. 二维列阵探头　超声探头的阵列可以通过垂直或环形的切片形成二维排列的矩形阵列或环形阵列，这种二维阵列探头可以实现精确对焦，并且由于声束可以同时在垂直平面和水平平面进行聚焦，可以产生均匀且高度聚焦的声束。这些阵列提高了空间分辨率和对比度，减少了混杂信号，非常适合从大量组织中收集数据，用于三维图像处理和显示。

6. 探头选择　选择探头时，不仅要考虑对空间分辨率的要求，而且还需要考虑目标物体到探头的距离。因为超声穿透的深度随着频率的增加而减少，因此，应选择允许穿透到感兴趣深度的最高超声频率。对于深度较浅的术中成像，通常使用 7.5 ～ 15MHz 的成像频率。对于距离表面超过 12 ～ 15cm 的腹部或骨盆深部结构的评估，可能需要低至 2.25 ～ 3.5MHz 的频率。

四、多普勒超声

传统的 B 型超声成像使用声束的回波传输、检测和显示技术。探头发出的超声波能量从体内声界面反射后，精确计时可以确定回声产生的深度。当声波从界面反射时，反射信号包含幅度、相位和频率信息，这些信息允许对反射脉冲的界面的位置、性质和运动状态进行判断。如前所述，B 型超声成像仅利用反射信号中的振幅信息，利用不同的灰度像素来表示不同强度的振幅信息。快速移动的目标，如血液中的红细胞，产生的低振幅回声通常不显示，故大血管腔内通常显示为无回声。

虽然 B 型超声成像仅利用反射信号中的振幅信息，但回波中还存在额外的信息，可用于评估运动目标的运动。当高频声波遇到静止的界面时，反射的超声波与透射声的频率或波长基本相同，然而，如果反射界面相对于探头发出的声束进行了移动，则回波信号的频率发生变化，这种频率的变化与反射界面相对探头的移动速度成正比，即为多普勒效应。

在多普勒模式中，声束的方向与运动目标的角度为多普勒角（θ）。准确估计目标速度需要精确测量多普勒频移和声波与目标运动方向的夹角。在角度为 90° 时，目标没有朝向或远离探头的相对运动，也就是多普勒频移。同理，当多普勒角接近 90° 时，检测到的多普勒频移非常小。因此，进行多普勒模式的检测，需要尽可能地减小多普勒角。由于多普勒角的余弦在角度 > 60° 时变化迅速，准确的角度校正要求在角度 < 60° 时进行多普勒测量，否则可能引起速度估计的大误差。当探头与血管壁垂直时，血管壁的成像效果最佳，多普勒频移最小，而当探头与血流方向形成相对较小的角度时，血管壁的多普勒频移较大。

在临床超声影像的成像过程中，多普勒频移可以提供有关血流方向和流速的信息。与 A、M、B 型模式灰度超声显示组织界面信息不同，多普勒超声设备优化显示血流信息。最简单的多普勒设备使用连续波而不是脉冲波，使用两个传感器连续地发射和接收超声波。

传输和接收声束重叠在距离探头一定距离的区域内。连续波多普勒无法鉴别多普勒信号的深度。

由于连续波系统的局限性，大多数超声仪采用脉冲波多普勒设备而不是连续波多普勒设备。脉冲波多普勒探头经过一定的时间间隔发射采集的回声，来确定多普勒频移产生的深度。原理类似于用于成像的回声测距原理。在脉冲波多普勒系统中，用于采集流量数据的感兴趣区域可以通过形状、深度和位置来控制。当脉冲波多普勒与二维图像结合时，实时、B 型成像设备可以对多普勒信号的位置进行精确控制和监测。

目前最常见的多普勒超声形式是彩色多普勒成像。在彩色多普勒成像系统中，由多普勒测量确定的频移信息被显示为图像本身的一个特征。静止或缓慢移动的目标为图像提供本底，信号相位提供关于运动的存在和方向的信息。回波信号频率的变化与目标的速度有关，并且以颜色显示。通常情况下，朝向探头的运动方向被显示为红色，而背离探头的运动方向被显示为蓝色，但这并不是固定的，操作者可以根据自己的喜好和习惯进行翻转调节。此外，彩色多普勒血流成像的颜色饱和度可用于显示多普勒频移频率变化的大小，从而从图像估计相对速度。

使用彩色多普勒成像来显示频率信息的一种替代方法是使用彩色图像来显示多普勒信号的综合功率，而不是其平均频移。因为不显示频移数据，所以不存在混叠。该图像不提供与流动方向或速度相关的信息。此外，功率模式多普勒成像的角度依赖比基于频率的彩色多普勒显示少得多。与彩色多普勒相比，噪声可能以任何颜色出现在图像中，功率模式多普勒允许噪声分配到均匀的背景色，不会对图像产生很大的干扰。

多普勒指数包括平均流速、阻力指数、峰值流速等，可以用来进行量化比较。借助多普勒超声，可以识别血管，确定血流方向，评估狭窄或闭塞，并描述流向器官和肿瘤的血流特征。多普勒频谱随时间的分析可以用来推断近端狭窄和远端血管阻抗的变化。多普勒指数的改变还可能有助于早期识别移植器官的排斥反应、实质功能障碍和恶性肿瘤的鉴别。这些指标不仅受周围血管流动阻力的影响，还受心率、血压、血管壁长度和弹性、外部器官受压等因素的影响，因此需要合理诠释。

在多普勒检查过程中，移动的红细胞作为多普勒信号的主要来源，是点散射界面，而非镜面反射，反射强度与频率的 4 次方成比例变化。随着探头频率的增加，多普勒灵敏度提高，但组织的衰减也会增加，从而导致穿透力降低。在多普勒检查过程中，仔细平衡灵敏度和穿透性的要求非常重要。由于许多腹部血管位于腹壁以下几厘米处，通常需要 3 ～ 3.5MHz 的多普勒频率充分穿透。

多普勒模式不仅从血流中检测运动，还从邻近结构中检测运动。为了从显示器上消除这些低频信号，大多数仪器都使用高通滤波器或"壁"滤波器，它可以去除低于给定频率限制的信号。虽然这些过滤器在消除低频噪声方面有效，但错误滤除低速血流。在某些临床情况下，对这些较慢流速的测量具有临床重要性。所以，一般来说，滤波器应保持在最低的实际水平，通常是 50 ～ 100MHz。

在进行速度多普勒测量时，需要对多普勒角进行校正。用多普勒获得的速度估计的精度仅与多普勒角的大小相关。一般来说，多普勒角最好保持在≤ 60°，因为> 60°的多普勒角的微小变化会导致计算速度的显著变化。因此，应用超声多普勒技术检测血流速度时，多普勒角度越小，速度估计的误差越小。角度校正不需要测量多普勒指数。此外，在脉冲波多普勒系统中，多普勒取样容积可以由操作者控制，从而尽可能多地排除血管壁附近的不必要杂波。

与成像一样，适当的增益设置对精确和可重复的多普勒测量至关重要。过多的多普勒增益导致噪声出现在所有频率，并可能导致速度高估。相反，增益不足可能导致对峰值速度的低估。将样本体积放入容器后，应将多普勒增益提高到图像中可见噪声的水平，然后逐渐降低到噪声首先完全消失的点。

由于目前的超声设备的普通成像模式对生物效应的干扰很小，因此很少使用足以产生可测量的加热的强度。但是，如果使用多普勒超声，热效应则更大。如果探头焦点区保持不动，其中至少有一些仪器能够在软组织 / 骨骼界面产生> 1℃的升温。因此，在妊娠中期和晚期，应谨慎在软组织 / 骨骼界面或附近获得多普勒测量值。

五、常见伪影

伪影是指在超声成像中，图像上并不真实存在的信息。超声成像的伪影可能比其他任何成像方法都要多。许多成像伪影是由于扫描技术错误或仪器使用不当而引起的，因此这些伪影是可以预防的。虽然伪影可能导致误诊或掩盖重要的发现，但如果充分了解伪影的原理，就可以对超声影像学进行正确的诠释，甚至利用伪影进行更敏感、更准确的诊断。

常见的伪影包括混响伪影、折射伪影和旁叶伪影。一般情况下，当超声信号在通常（但不总是）靠近探头的高度反射接口之间重复反射时，混响伪影就会出现。此外，如果只有流体存在的话，也可能产生混响伪影，表现为规则距离的随深度逐步叠加的规则高回声。某些类型的混响可能是有帮助的，因为它们可以帮助识别特定类型的反射器，如外科夹子。通常情况下，改变扫描角度或探头的位置可以减少或消除混响伪影，以避免产生混响伪影的平行震荡信号。

折射伪影是因为声束在折射过程中产生弯曲，从而使部分声束并不沿探头的轴线方向进行传播。这部分声波反射之后呈现的图像可能并不处于探头的轴线中，也就是说，在超声检查过程中图像上可能呈现探头扫描区域之外的结构。

旁叶伪影也具有类似的机制，从而将并不在探头轴线扫描范围内的结构在影像学中显示出来，尤其是当超声探头扫描充满液体的结构时，比如胆囊。在进行胆囊的横切面扫描时，有时可能因为旁叶声束扫描到旁边的结构，从而把相应的结构在图像上呈现出来，表现为胆囊内的束带或间隔。与大多数其他伪影一样，改变探头的位置或角度，通常可以鉴别伪影和真实存在的超声回声。

另一个最常见的原因是深度增益补偿机制，由于声波在传播过程中经常出现能量的衰减，较深的位置呈现的信号强度不可避免地降低。由于这个现象的存在，目前所有的超声影像学仪器都会采用深度增益补偿，当声波穿过衰减减少的区域，比如胆囊、囊肿时，虽然回声并未产生衰减，但是系统因为深度的增加，仍然会在相应后方的位置进行不必要的回声增益补偿，从而产生囊肿后方的回声增强，呈现为囊肿后壁的回声增强。这是肝囊肿的一个常见表现。

六、高强度聚焦超声

虽然超声在医学上的主要应用一直是诊断，但在治疗方面的应用正在迅速发展，特别是高强度聚焦超声（high intensity focused ultrasound，HIFU）的应用。HIFU 的主要原理是现有的仪器可以实现：①聚焦超声束产生高度局限化的能量沉积；②控制聚焦区的位置和大小；③利用足够的强度破坏聚焦区的组织，从而成为热消融治疗的一种。

高强度聚焦超声利用热（组织加热）和机械（空化）生物效应机制。当超声波通过组织时，通过散射和吸收产生衰减，超声波的散射导致一些传输的能量返回到探头并用于产生图像或多普勒显示，剩下的能量传递给声场中的分子并产生加热效应。常规超声的加热效应非常小，然而，在较高的强度下，产生的热量足以破坏组织。这种能量可以聚焦到几毫米大小的小点上，产生快速的温度升高，导致组织凝固，对邻近组织的损伤很小。一般情况下，将组织升高到 60℃ 1s，就足以产生凝固性坏死。

由于其能够产生高度局限性的组织破坏，HIFU 已被研究作为一种无创或微创治疗出血部位、子宫肌瘤和前列腺、肝、乳腺肿瘤的工具。与诊断超声一样，HIFU 受限于探头和目标组织之间的气体或骨的存在。肠气、肺或骨可能导致组织沿声音反射路径升温，产生组织损伤。HIFU 的主要挑战包括图像指导和治疗过程中的精确监测。MRI 提供了一种监测治疗过程中体温升高的手段，这是超声无法做到的。操作者可以通过超声引导进针，验证 HIFU 的声窗和穿刺路径。

七、超声造影技术

在影像学中，注射造影剂是临床 X 线、CT、MR 和放射性核素成像的常规部分。然而，尽管造影剂在超声心动图检查中已经较为广泛使用，但非心脏超声成像的造影应用仍然很少。造成这个现象的一个原因是，与其他影像学不同，超声成像可通过彩色多普勒实现血液和实体组织之间的高对比度，因此无须造影剂和相关的减影成像方法就可以看到大血管。此外，彩色多普勒超声成像还可以量化血流动力学参数，如血流的方向和速度。

然而，多普勒成像显示低速的血流信号仍较为困难。因此，超声造影剂需要解决的主要问题就是微循环。超声造影剂的作用是通过它们在血管系统中的存在增强超声的显影，静脉注射后，造影剂进入血液循环，还可能在血管期后在组织中产生选择性摄取。影响超声图像的最重要的组织特性是线性和非线性后向散射系数、衰减和声波传播速度。大多数的造影剂尽可能通过增加组织的后向散射来增强回波信号，同时尽可能少地增加组织中的衰减。

最早的造影剂是在超声心动图检查中向左心室注射激动性生理盐水，并在主动脉腔内看到强烈的回声。随后发现，这些回声来自溶液在搅动过程中产生的自由气泡或在注射过程中导管尖端产生的自由气泡。除了偶尔用于鉴别分流外，自由气泡目前很少用作造影剂。

为了克服自由气泡的自然不稳定性，科学家们研究了不同的壳层涂层以产生更稳定的粒子。比如溶解干粉时加入脂质外壳，产生稳定的微气泡。然而，这种微气泡的外壳非常薄，允许空气等气体扩散通过，并回落到血液中。这一过程的发生速度取决于许多因素，包括流体介质的性质和受热状态下。一般而言，第一代造影剂静脉注射后在体循环的典型持续时间仅为几分钟。由于这些药物是一次性引入的，并且药物的最大效果是在第一次使用时，因此有效的成像时间通常要比这段时间短得多。第二代药物的设计既增加后向散射增强，又利用全氟碳化合物等低溶解度气体在血流中持续时间更长。这些较重的气体在气泡壳中扩散较慢，在血液中的溶解度也较低。

目前，SonoVue（意大利 Bracco 公司生产）作为一种广泛应用的超声造影剂，其主要成分为被磷脂外壳包裹的六氟化硫微气泡，具有低溶解度和高稳定性，已获准在欧盟、中国及其他多个国家用于超声造影。Definity 则采用涂有柔性胆脂壳的全氟丙烷微泡，即使在低剂量下也能表现出良好的稳定性和增强效果，目前在加拿大和澳大利亚应用较为广泛。Sonazoid 由全氟丁烷组成，早期主要在日本应用，因其高度稳定性和 Kupffer 细胞相成像等优点，目前已逐步在中国及其他国家推广。

理想的血池制剂表现出与血液本身相同的流动动力学，并且最终从血池中代谢出来。比如 SonoVue，通常在血管系统外检测不到，因此接近于这种理想状态。然而，对于 Sonazoid 等造影剂，可能可以被网状内皮系统吸收摄取，从而提供肝实质内的对比，区分 Kupffer 细胞的分布，在肝和脾的实质中实现"晚期"强化。

超声波扫描仪在屏幕上贴有一个估计的标准化峰值负压的标签，表明组织所暴露的负压。这种压力根据声波传播的组织以及超声波束的振幅和几何形状而变化，衰减越高，组织中的峰值压力就越小。为了反映平均组织中声束聚焦处超声压力的近似暴露程度，机械指数（mechanical index，MI）定义为峰值负压除以超声频率的平方根。这个量与在声音的循环过程中气泡所做的机械功有关。MI 被认为表明声音在介质中引起空化的倾向。由于 MI 的计算过程复杂，它本身只是对体内实际数量的估计，不同仪器显示的指标并不能精确地进行比较。例如，在一台仪器上显示的 MI 为 0.5 时，可能观察到更多的气泡破坏，而在同一位患者使用另一台仪器时 MI 为 0.6。由于这个原因，特定检查的仪器设置建议不能在制造商的仪器之间类比。

第二节　肝胆胰外科疾病的术前超声影像学诊断

一、检查前准备

一般而言，肝、胆、胰超声检查最好是在禁食 6h 后，并同时进行仰卧位和右侧前斜位的超声检查。矢状位、横断面、冠状位和肋下斜位超声检查均建议使用标准腹部探头和高频探头。许多患者的肝都藏在右侧肋骨下，所以最好使用一个带有小扫描面、允许肋间入路的探头。此外，近年来在超声中引入的容积成像技术对超声的评估有很大的帮助。

二、肝术前超声检查常见表现

1. 脂肪肝　脂肪肝是一种后天可逆的代谢紊乱，导致肝细胞内三酰甘油的积累。最常见的原因可能是肥胖。脂肪肝被认为是代谢综合征的重要组成部分。脂肪浸润的超声表现取决于脂肪的数量以及沉积物是弥漫性还是局灶性。弥漫性脂肪变性可能表现如下。①轻度：弥漫性肝回声增强，膈肌和肝内血管边界显示正常；②中度：弥漫性肝回声增强，肝内血管和膈肌的显像轻度受损；③严重：弥漫性肝回声明显增强，肝右叶后段透入较差，肝血管及膈或不可见。

有时，局灶性脂肪浸润和脂肪肝背景下的正常肝组织超声表现可能非常类似于肝肿瘤。在局灶性脂肪浸润中，正常肝实质内可见回声增强区域。相反，在致密的脂肪浸润的肝中，正常肝实质的岛状结构表现为低回声肿块。超声造影在鉴别脂肪变和局灶性病变方面很有价值，因为脂肪或剩余区域在动脉和门静脉强化期都表现为等增强。

2. 肝硬化　世界卫生组织（WHO）将肝硬化定义为一种以纤维化为特征的弥漫性过程，其特征为假小叶形成。3 种主要的病理机制（细胞死亡、纤维化和再生）共同导致了肝硬化。肝硬化的主要表现为：肝体积早期增大，晚期缩小，与右叶相比，尾状叶、左叶或两者都相对增大；结节状表面，肝表面不规则粗糙增强，有腹水时更加明显，被认为是肝硬化的标志；再生结节出现，即再生的肝细胞被纤维化的间隔所包围。

3. 肝囊肿　肝囊肿是单层上皮包裹的囊腔，因此，脓肿、寄生囊肿和创伤后囊肿都不是真正的囊肿。单纯性肝囊肿中常见的柱状上皮提示其起源于导管，但其确切病因尚不清楚。超声检查显示，肝囊肿在一般人群中发生率为 2.5%，在 80 岁以上人群中发生率为 7%。在超声检查中，良性肝囊肿呈无回声的囊性结构，有一个薄的、边界清晰的壁和后方回声增强。无回声、后方回声增强、侧壁回声失落是囊肿的主要超声特征。有时，患者可能出现疼痛和发热，表明继发于囊肿的出血或感染，在这些患者中，囊肿可能包含内部回声和间隔，可能有壁增厚，或可能出现内部的实性回声。如果肝囊肿内可见厚壁间隔或结节，建议行 CT 或超声造影检查，因为在鉴别诊断复杂的肝囊肿时必须考虑胆道囊腺瘤和囊性转移瘤。

4. 多囊肝　多囊肝目前被认为是多囊肾病的肝受累，该疾病是一种常染色体显性遗传模式。57% ～ 74% 的多囊肾患者伴有肝囊肿，肾病的严重程度与肝受累程度之间不存在相关性。肝功能检查结果通常正常，与肝纤维化和门静脉高压无关。如果肝功能异常，应排除多囊性肝病的并发症，如肿瘤、囊肿感染和胆道梗阻。

5. 胆管错构瘤　胆管错构瘤是由扩张的肝内胆管组成，位于密集的胶原间质中的局灶性肝脏病变，其最早于 1918 年由 von Meyenburg 描述，又称 von Meyenbury 综合征、van Meyenburg 复合体。在尸检报告中，0.6% ～ 5.6% 的胆管错构瘤是偶然发现的。该病通常为单个、多个或无数明确的实性结节，通常直径＜ 1cm。结节通常在超声上呈均匀低回声。有时，微小囊肿可能表现为肝内明亮的回声灶，远端"环形"伪影，没有明显的肿块效应。

6. **肝炎**　肝炎患者的超声特征与组织学表现一致，通常情况下可能并没有特异性。肝实质可能呈弥漫性回声降低，肝内的门静脉、胆道呈现高回声，有时表现为袖带样结构。肝大和胆囊壁增厚经常可见，并无特异性。在大多数患者，超声甚至无法显示任何异常改变。大多数慢性肝炎患者的超声检查结果也是正常的。发生肝硬化时，超声可显示粗糙的回声纹理和肝硬化的其他形态学改变。

7. **细菌性疾病**　化脓性细菌通过多种途径到达肝，最常见的是从胆道直接延伸导致化脓性胆管炎和胆囊炎。憩室炎或阑尾炎患者的其他途径是通过门静脉系统，骨髓炎和亚急性细菌性心内膜炎患者的其他途径是通过肝动脉。由于钝性或穿透性创伤，肝中也可能存在化脓性细菌。约50%的肝脓肿找不到病因，其余主要由厌氧菌感染引起。细菌性肝感染最常见的表现是化脓性肝脓肿。

超声在肝脓肿的诊断中具有重要价值。根据时间不同，化脓性肝脓肿的超声特征可以多种多样。明显的化脓性肝脓肿表现为囊性，液体回声范围从无回声到高回声。早期化脓区可见实性或低回声改变，与坏死肝细胞有关。偶尔，产气的微生物感染可引起高回声灶和后混响伪影，脓肿壁可以很清晰，也可以不规则增厚。化脓性肝脓肿的鉴别诊断包括阿米巴或棘球蚴感染、单纯囊肿合并出血、血肿、坏死或囊性肿瘤。超声引导下抽液并培养是一种快速确认诊断的方法，也是一种治疗方法。

8. **卡氏肺孢子虫感染**　卡氏肺孢子虫是引起获得性免疫缺陷综合征患者机会性感染最常见的微生物。卡氏肺孢子虫侵犯肝的超声表现，早期可以是微小的、弥漫性的、无阴影的回声灶，后期可出现广泛的致密钙化的回声团块，甚至整个肝实质都被取代。巨细胞病毒和某些分枝杆菌引起的肝感染也有类似的超声表现。

9. **海绵状血管瘤**　海绵状血管瘤是肝最常见的良性肿瘤，发病率约为4%。其发生在所有年龄组，但在成年人中更常见，特别是女性，男、女发生比例约为1∶5。绝大多数的血管瘤体积小，无症状，偶然发现。海绵状血管瘤的超声表现多种多样。典型的病变较小（直径＜3cm），边界清晰，均匀，高回声。回声增强与海绵窦壁和内部血液之间的大量界面有关，不一致且非特异性的回声增强与血管造影上的高回声相关。其他特征包括包含低回声部分的不均匀中心区域，它可能呈现均匀的颗粒状或花边状；回声边界，薄边缘或厚皮。较大的病灶往往不均匀，中央低回声灶对应于纤维胶原瘢痕、大血管间隙，或两者兼有。在脂肪浸润的肝中，血管瘤可表现为低回声。钙化罕见。

血管瘤的特点是血流极慢，通常用彩色超声或双多普勒超声都检测不到。在动脉期超声造影中，血管瘤显示周边增强，比邻近的强化肝实质更亮。随着时间的推移，增强的向心进展导致完全的球状填充，持续的增强相当于或优于门静脉期的肝脏，这可能持续数分钟。这种增强可以快速或缓慢地发生，甚至在延迟的门静脉期也可能持续。

10. **肝脏局灶性结节增生**（hepatic focal nodular hyperplasia，hFNH）　肝脏局灶性结节增生是发病率仅次于血管瘤的良性肝肿瘤，被认为是与先天性血管畸形相关的发育性增生性病变，可能是先前存在的动脉蜘蛛状畸形。肝脏局灶性结节增生是典型的孤立性边界清晰的肿块，中央有瘢痕。大多数病灶直径＜5cm。显微镜下，病变包括正常的肝细胞、

Kupffer 细胞、胆管和门静脉三联征的组成部分。超声影像学上，hFNH 通常很难与邻近的肝实质区隔。轻微轮廓异常和血管结构移位应考虑 hFNH 的可能性，中心瘢痕的存在可能使在肿块中心部分的超声图像显示为低回声、线状或星形区域。多普勒超声可能显示 hFHN 的供血血管在中心瘢痕内以线形或星形排列。超声造影动脉期，病变为高增强，典型形态包括星形病变血管、曲折的供血动脉和离心填充方向。

11. 肝细胞癌　肝细胞癌是最常见的恶性肿瘤之一，特别是在东南亚、撒哈拉以南非洲、日本、希腊和意大利。HCC 主要发生在男性，男、女发病比例约为 5 : 1。肝细胞癌的超声表现多变，可以是低回声、混合回声或高回声。大多数小的（< 5cm）HCC 呈低回声，组织学上对应于没有坏死的实体瘤。纤维包膜可呈现为薄的周围低回声晕，在小 HCC 中最常见。随着时间的推移和肿块体积的增大，由于坏死和纤维化，肿块变得更加复杂和不均匀。在超声造影中，HCC 通常呈现高增强，可显示畸形血管，经常显示未增强区域，代表坏死或瘢痕。在门静脉期，病变可以廓清，比邻近的肝强化程度更低。目前对这一经典模式的变化称为"快进快出"，已经成为 HCC 影像学诊断的特征性改变。超声造影的重要性已被美国肝病研究协会认可，并被纳入 HCC 监测管理的实践指南中。

在 HCC 的治疗前评估中，使用超声造影具有以下优点：更好地定义肿瘤边缘和大小，评估目标结节与邻近解剖结构之间的关系，评估血管结构，特别注意有无供血动脉的存在，如果先前已经用化学栓塞或乙醇注射治疗，这可能改变肿瘤的血管结构。

然而，目前超声造影通常不推荐常规在肝细胞癌的检测或监测分期中应用，因为动脉期难以对整个肝脏进行完整的扫描。此外，虽然超声造影的延迟期持续时间比增强 CT 或 MRI 更长，但并非所有 HCC 结节在此阶段始终表现消退特征。延迟期模式的异质性使超声造影无法在没有已知靶病变的情况下被推荐为影像学检查方式。通常，HCC 显示较晚和轻度消退，肝硬化背景中经常充满再生结节，因此也难以通过消退来检测 HCC。

12. 转移性肝癌　肝是肿瘤最常见的转移位置之一，最常见的原发病包括胆囊、结肠、胃、胰腺、乳腺和肺的肿瘤。大多数转移到肝的肿瘤是通过肝动脉或门静脉的血液传播的，但也可能发生从胃、胰腺、卵巢或子宫的肿瘤的淋巴扩散。门静脉为来自胃肠道的肿瘤细胞提供了直接进入肝的途径，这可能是流入门静脉循环的器官肝转移的高频率原因。

超声作为转移性肝病筛查的优势包括其相对准确、快速、无创性。此外，超声的多平面成像特征允许对肿瘤进行定位，能够检测到靠近或涉及的重要血管结构。在常规超声检查中，转移性肝癌可能表现为单一的肝脏病变，尽管肝转移是多发的。在一个特定患者中，所有转移性病变可能具有相同的超声形态，然而，不同表现的病灶也可能具有相同的组织学基础。重要的是，转移也可能出现在已经存在弥漫性或局灶性异常的肝脏，最常见的是血管瘤、脂肪肝。超声检查最常见的转移性疾病的典型特征，是多个大小不一的实性病灶和围绕肝肿块的低回声晕。

高回声的肝转移往往来自胃肠道肿瘤或 HCC。肿瘤血管越多，血供越丰富，越有可能产生回声。因此，肾细胞癌、神经内分泌肿瘤、类癌、绒毛膜癌和胰岛细胞癌的转移也倾向于高回声。低回声转移瘤一般为乏血供肿瘤，如未治疗的转移性乳腺癌或肺癌，以及胃、胰腺和食管肿瘤的典型表现。淋巴瘤累及肝也可表现为低回声肿瘤。钙化转移瘤具有明显的强回声和远端声影，结肠黏液腺癌最常伴有钙化转移瘤。其他引起钙化转移的原发性恶性肿瘤有胰腺神经内分泌肿瘤、平滑肌肉瘤、胃腺癌、神经母细胞瘤、骨肉瘤、软骨肉瘤、卵巢囊腺癌和畸胎癌等。囊性转移并不常见，具有囊性成分的原发性肿瘤，如卵巢和胰腺的囊腺癌及结肠的黏液癌，可产生囊性继发病变。更多情况下，囊性肿瘤是广泛坏死的结果，最常见于转移性肉瘤，其典型表现为低回声和增厚的粗毛壁。转移性神经内分泌肿瘤和类癌具有典型的高回声，通常表现为继发性囊性改变。超声造影在肿瘤转移的诊断和检测中具有重要作用。在门静脉期，转移瘤均表现为低至无增强，动脉期呈现高增强。动脉期强化是可变的，尽管大多数转移瘤，无论其预期的强化如何，在动脉期表现为短暂的高血供，随后迅速消退。

三、胰腺疾病术前超声检查常见表现

由于腹部超声显示胰腺不清楚，且经常难以完整显示，胰腺经腹部超声检查在文献中常被忽略。但与其他胰腺成像方式相比，超声并非一无是处，它经济、无创，尤其是结合了腔内超声之后，其诊断效能更进一步得到提升。

1. 胰腺实质　正常胰腺的超声表现在实质回声、质地、形状和大小上有很大差异。与肝实质相比，胰腺实质通常是等回声或高回声。胰腺回声能力随年龄增长而增加，实质结构从均匀到小叶内部结构差异很大。胰腺的大小因人而异。由于胰腺头部形状的变化和胰腺头部肿块很像，有时呈现一个伪肿块，膨出延伸至胃十二指肠动脉和胰十二指肠上动脉的右侧。伪肿块具有与正常胰腺相同的纹理和回声，可与真实胰腺肿块鉴别。

2. 胰腺脂肪化　由于胰腺实质的回声较高，因此超声很难诊断脂肪浸润。虽然脂肪化胰腺被描述为比正常胰腺回声更强，但通常难以识别。

3. 胰腺的管道　胰腺的前体发育起源于两个外囊结构（"芽"），分别为背侧（颅侧）胰原体和腹侧（尾侧）胰原体。这两个胚芽分别位于原始前肠与中肠连接处的两侧，在胚胎发育过程中，两个胰原体会逐渐旋转靠近，并通常在妊娠6～8周时融合。背侧（颅侧）胰芽成为胰腺的主体和尾部，腹侧（尾侧）芽成为胰头和钩突。腹侧芽也是胆囊、胆管和肝的胚胎起源。胆管与胰头同源也解释了胰管与胆管通常在壶腹处融合（60%～80%），经由主乳头共同进入十二指肠。

胰管对胰腺的外分泌功能至关重要，它将胰腺的消化分泌物输送到十二指肠。大多数成年人具有唯一的主胰管，它起源于两个胰管融合部分。主胰管通常在壶腹处与胆总管合并后经主乳头进入十二指肠，但在20%～40%的个体中，只有胆管通过大乳头进入十二指肠，胰管在靠近胆管的位置单独进入十二指肠。体尾部胰管（来自背侧胰管）与头部的胰管（来自腹侧胰管）融合形成主胰管，而在一部分成年人，体尾部的一部分导管还融合形成副胰管，并通过小乳头进入十二指肠。通常只有少量的胰液通过副胰管排出。有时腹侧胰管和背侧胰管没有发生融合，大多数胰液通过副胰管经小乳头进入十二指肠。正常人的胰管直径通常≤3mm。

4. 急性胰腺炎　　急性胰腺炎的临床表现从自限性疾病到重症可以区别很大，重症胰腺炎可呈暴发性并迅速导致多器官衰竭死亡，轻度急性胰腺炎通常在支持治疗下自行消退。急性间质性 / 水肿性胰腺炎导致腺体肿大和充血，没有明显的坏死或出血。

对于急性胰腺炎患者而言，腹部超声的评估重点是胆囊和胆管，当超声显示胆道扩张或胆总管结石时，结石可能嵌塞在胆总管远端。在仔细检查胆囊和胆管是否有结石后，应对整个胰腺进行扫描。由于间质水肿，急性胰腺炎患者的胰腺回声强度可能降低；极少数情况下，回声强度可增加，可能是由于出血、坏死或脂肪皂化所致。有部分患者可能出现整体回声不改变，但是有局部区域回声强度增加和不均匀性改变。胰腺检查后，应在胰腺周围、肾旁前间隙和横结肠系膜周围寻找胰腺周围的积液情况。炎性积液最常见于胰腺腹侧、胰前腹膜后、左右前肾旁间隙、肾周间隙和横结肠系膜。肾旁前间隙的炎症区通常紧邻肾周间隙的脂肪回声。观察胰尾及胃后方积液可向尾部延伸，并可到达横结肠。

5. 假性囊肿　　胰腺假性囊肿是急性或慢性胰腺炎的常见并发症，囊肿的"壁"由纤维和肉芽组织组成。因此，与真囊肿或囊性肿瘤不同，假性囊肿没有内层的上皮组织。在影像学上诊断假性囊肿最重要的问题是避免与囊性肿瘤混淆，这一错误可能导致不良的临床结果，但影像学并不具备该能力。既往认为假性囊肿的超声表现是可变的，假性囊肿的外观从几乎纯粹的无回声囊肿到具有明显的壁旁不规则、分隔和内部回声的集合，原因是坏死、出血或感染造成的碎片。目前最新的假性囊肿的定义，要求假性囊肿不具备任何实性成分，因此，其超声学应当表现为无回声的囊肿。

6. 胰腺炎血管并发症　　假性动脉瘤和静脉血栓形成是急性胰腺炎最重要的血管并发症。大多数临床不明显的出血性胰腺炎与静脉和小血管疾病有关，而潜在致命的出血通常与胰酶消化主要血管（包括脾、胃十二指肠动脉和胰十二指肠动脉）以及这些动脉的假性动脉瘤有关。假性囊肿患者出血的发生率为 5%，但死亡率高达 40%。血管侵蚀可引起囊肿突然、疼痛性扩张或因胰管出血引起的胃肠道出血。急性和慢性胰腺炎均可发生门静脉系统血栓形成，其中脾静脉血栓最常见。超声诊断静脉血栓较为容易，通过多普勒超声可明确发现血流消失和血管内实性回声充填。

7. 慢性胰腺炎　　超声可以有效诊断慢性胰腺炎，特点是胰管扩张和钙化，钙化可出现在分支胰管、主胰管或两者均有。当有疼痛和酒精中毒病史的患者出现这些症状时，慢性胰腺炎的诊断就更加明确。钙化通常在超声图像上更加明显。胰腺回声增强和减弱的区域与斑片状纤维化的影响有关。这些回声性改变的焦点区域往往比较主观，因此诊断效能可能受到影响。慢性胰腺炎也可导致门静脉系统血栓形成。

8. 肿块性慢性胰腺炎　　约 30% 的慢性胰腺炎患者会出现局灶性胰腺肿块。在一些患者中，癌和胰腺炎相关的肿块区分起来可能比较困难。研究表明，5% ～ 18.4% 因疑为胰腺恶性肿瘤而进行手术的患者，最终病理结果为胰腺炎相关的肿块。肿块内钙化的存在可使胰腺炎的诊断更明确，只有 4% ～ 6% 的导管腺癌有钙化，并且导管腺癌钙化的类型不同于胰腺炎患者。胰腺炎患者钙化呈多发和导管状，而肿瘤患者一般只有一个或几个粗钙化灶，通常与扩张的导管无关。高回声肿块，即使没有离散的钙化，通常提示胰腺炎的可能性大。

无临床或影像学证据的慢性胰腺炎患者出现的非钙化等回声或低回声肿块往往不具有特异性，既出现在胰腺炎中，也出现在胰腺癌中。在胰头发现多个扩张的胰管分支往往是胰腺炎的典型表现，在胰腺癌中很少发现。假性囊肿在胰腺炎中常见（20% ～ 40%），在胰腺癌中罕见，但在两种情况下均可发生。

9. 壶腹周围肿瘤　壶腹周围肿瘤之间很难区分，包括胰腺癌（约 66.7% 的壶腹周围肿瘤）、壶腹癌（15% ～ 25%）、十二指肠癌（10%）和远端胆管癌（10%），通常采用相同的治疗方法——胰十二指肠切除术（Whipple 切除术）。黄疸是这些肿瘤最常见的表现（85%）。在发现肝内外胆管扩张时，应当积极警惕该类疾病的出现，并仔细检查壶腹周围是否存在占位性病变。

10. 胰腺癌　60% ～ 70% 的胰腺癌起源于胰头，25% ～ 35% 的胰腺癌位于体尾，3% ～ 5% 的胰腺癌为弥漫性。壶腹周围胰腺癌的特点是双管征——胆管扩张和胰管扩张。胰腺导管腺癌可引起大量的纤维增生反应，因此即使出现偏心性肿块也可引起导管阻塞。若发现胰头区肿物且无导管扩张，应寻找胰管腺癌以外的病灶。与正常胰腺相比，大部分胰腺癌呈均匀低回声，少数呈不均匀回声，只有极少数呈均匀高回声或等回声。大部分非均匀性肿瘤也以低回声为主，有不同回声强度的区域。尽管超声在胰腺癌可切除性的评估中作用有限，但是在检查时仍应当有这个判断的意识。与常规超声相比，利用彩色多普勒超声评估胰腺癌可切除性的技术具有一定的价值，主要是评估肿瘤与关键血管（包括门静脉主干、肠系膜上静脉、左肾静脉、下腔静脉、主动脉、腹腔干、脾动脉、脾静脉、肝总动脉和肠系膜上静脉等）的关系。彩色多普勒超声可正确预测 80% 以上胰腺癌的不可切除性。

11. 胰腺单纯囊肿　胰腺的单纯囊肿在普通人群中很少见，如最终病理结果提示单纯性胰腺囊肿应引起对囊肿高发遗传性疾病的怀疑，如常染色体显性遗传多囊肾病或希佩尔 - 林道（von Hippel-Lindau，VHL）病，囊性纤维化也可发生多发胰腺囊肿。VHL 病患者中胰腺囊肿的患病率为 50% ～ 90%，此外，其相关的其他胰腺病变包括浆液性囊性肿瘤和胰腺内分泌肿瘤。

12. 浆液性囊性肿瘤　浆液性囊性肿瘤分为微囊性和少囊性，前者由无数个微小的囊肿组成，通常小到超声无法单独分辨。微小囊肿的壁引起的多重反射界面导致高回声外观，类似于婴儿多囊肾疾病，内可见血流信号。较大的囊肿常出现在病变周围。少数患者呈放射状纤维状，常出现中央钙化。小的病变（< 2cm）可能与单纯性囊肿相同。

13. 胰腺导管内乳头状黏液性肿瘤　胰腺导管内乳头状黏液性肿瘤最常见的超声特点是导管扩张。可见分叶状多囊扩张的胰管分支、弥漫性扩张的主胰管和导管内乳头状肿瘤。由于黏蛋白的超声表现可能类似于碎片或污泥，导管扩张的程度在超声上可能比在 CT 或 T_2 加权 MRI 上更难识别。

14. 黏液性囊腺瘤　黏液性囊腺瘤最常发生在胰腺，一般是单房的，像单纯性囊肿，但通常有多的内部结节，内部分隔可少可多，呈乳头状。该病是最易与假性囊肿混淆的病变。

15. 实性假乳头状瘤　实性假乳头状瘤最常发生在胰腺尾部，通常为圆形，有包膜，可见数量不等的坏死、囊状区和软组织病灶。其内部无回声区不是真正的囊肿，而是含有血液和碎片的坏死区域。约 1/3 的患者有中央和边缘钙化。

16. 胰腺神经内分泌肿瘤　胰腺神经内分泌肿瘤是一种小圆细胞肿瘤，现在认为这些肿瘤起源于导管上皮中的神经内分泌干细胞。高功能病变往往在肿瘤小时出现症状，约 90% 的病变存在功能亢进。非高功能肿瘤不会引起内分泌相关症状。因此，这些肿瘤在发现时通常更大一些。较大的、无功能的胰腺神经内分泌肿瘤通常清晰，呈圆形或椭圆形。与正常胰腺实质相比，它们通常表现为低回声。这些肿瘤可有囊性变和钙化。较大的、无功能的胰腺神经内分泌肿瘤可能难以与更常见的胰管腺癌相鉴别。

四、胆道疾病术前超声检查常见表现

胆道的常规超声及超声造影是超声检查中最合适和最有效的应用之一。胆囊和胆管的囊性特点使其与邻近组织相比具有很高的分辨率，该特点在胆囊和胆管处于扩张状态时尤为显著。因此，超声的高空间分辨率及肝提供的声窗，使得大多数患者能够进行高质量的检查。目前，超声检查仍然是检查胆结石、评估急性右上腹痛以及对有黄疸或转氨酶升高的患者进行初步评估的首选方式。超声结合 MRI/MRCP 和 CT 增强扫描，在更复杂的胆道问题的多模态评估中也发挥关键作用，如肝门部胆管癌的诊断和分期。最近超声造影检测肝肿块的发展进一步扩大了这一作用。在成像技术方面，胆道评估和肝评估基本一样，包括矢状位和横向扫描。此外，可以采用斜切位评估肝门，以在单个图像中显示左、右肝管的长度。

1. 胆总管囊肿　胆总管囊肿是一种异质性的先天性疾病，大多数患者出现在生命早期，但约 20% 的胆总管囊肿是在成年时超声检查胆结石症状时遇到的。超声检查时，胆总管囊肿表现为囊性结构，可能包含内部泥沙、结石，甚至是实体肿瘤。在某些情况下，囊肿足够大以至于不能立即识别出它与胆管的连接。使用不同的扫描窗口和角度可以显示病变与胆道的关系，与胰腺假性囊肿相鉴别。

2. Caroli 病　Caroli 病是一种罕见的肝内胆道树的先天性疾病，是由产生肝内胆管的原始细胞畸形所致。该病有两种类型：一种是典型的单纯型；另一种是静脉周围纤维化型，特征是胆管扩张伴先天性肝纤维化，它发生于门静脉周围肝纤维化，也被称为 Caroli 综合征。超声影像学上可见肝内胆管的囊状扩张或少量梭状扩张的肝内胆道树，导致胆汁淤积，结石形成，胆管炎和败血症发作。该病最常累及肝内胆道树，但也可能是局灶性的。膨胀的胆道中含有结石和泥沙。与复发性化脓性胆管炎不同。

3. 胆道梗阻　实际上，胆道梗阻并不是一种单独的疾病，在这里把胆道梗阻单列出来的目的是因为超声对于胆道扩张方面高度敏感，因此是一种极好的影像学检查方式。在进行这些扫描时，应了解患者的临床情况，特别是患者是否有无痛黄疸或疼痛黄疸（如影响胆道树的急性梗阻或感染）。此外，在诊断的同时，不应单纯诊断梗阻即可，而应更深入地思考梗阻是否是单纯胆管或胆囊梗阻，还是合并梗阻，梗阻的程度到底如何，梗阻的原因是什么，部位在哪里。

4. 胆总管结石　胆总管结石可分为原发性胆总管结石和继发性胆总管结石。原发性胆总管结石是指胆红素钙（胆红素结石）在胆管内重新形成的结石。其病因常与胆管狭窄或扩张导致胆汁淤积的疾病有关。虽然原发性胆总管结石在流行地区（东亚）以外相对少见，但继发性胆总管结石则相当常见。

胆总管结石大部分位于 Vater 壶腹处的远端导管内。因此，超声评估应包括对整个导管的评估，重点是壶腹周围区域。然而，由于肠道气体的干扰，胆总管下段通常难以显示，故而胆总管结石的超声表现最常见的是其间接征象，表现为胆道扩张。然而，如果胆道可以显示，也可以看到胆道内的高回声结石。根据经验，可以适当采用一些技巧优化胆总管下段的显示，如改变患者体位（可采用仰卧位、左侧卧位和站立位检查）。肋下切面对评估肝门和近端胆总管结石最有用，加压评估也非常有效，物理压迫上腹部可使肠浅塌陷，排出阻塞视野的肠气。探头在胰头横切面上检查时，胰内远端胆总管结石通常表现最佳。一旦发现扩张的胆总管结石，只需轻轻摇晃探头，在管径变化处通常就能看到远端导管中阻生的结石。

典型的胆总管结石结石外观为圆形回声病变，伴有后方声影。重要的是，受影响的远端胆总管结石结石周围没有液体边缘，因为它被管壁压迫。因此，结石的侧缘看不到，减少了结石声像学特征，而胆囊结石或近端胆总管结石很可能被胆汁包围。

5. 肝内结石　谐波和复合成像提高了发现肝内胆管内小结石的能力，尤其是胆管扩张时。肝内胆管结石的外观取决于其大小和纹理。大多数结石是高回声的，可以出现后方声影。小的复发性化脓性胆管炎患管（＜5mm）或软的色素结石可能不显示声影。当患管充满结石时，可能无法识别单个结石而表现为明亮的、回声的线状结构和后方声影。如果在门静脉三联征区域见离散或线状回声伴或不伴阴影，平行于肝内门静脉的行迹，应怀疑有结石。

6. 胆道出血　目前常见于医源性胆道损伤，主要由经皮胆道手术或肝活检引起，约占胆道出血所有原因的 65%。其他病因包括胆管炎或胆囊炎（10%）、血管畸形或动脉瘤（7%）、腹部创伤（6%），以及恶性肿瘤，特别是肝细胞癌和胆管癌（7%）。胆道树内的血凝块与其他部位的血凝块相似。大多数情况下，血块呈高回声或混合回声，并可伸缩，与胆管的形状一致。胆道出血有时表现为管状，伴有中央低回声区。急性出血呈液体状并伴有低水平的内部回声，有时可移动。

7. 胆道积气　胆道内的空气通常是由先前的胆道干预、胆肠吻合或胆总管支架造成的。在急腹症出现的情况下，可能有以下原因：气肿性胆囊炎、胆总管十二指肠瘘（胆总管结石嵌顿引起的炎症可引起胆总管壁的侵蚀）、胆囊肠瘘（慢性急性胆囊炎，可能导致相邻的肠袢被侵蚀，最常见的是十二指肠或横结肠）。胆管内的空气具有独特的外观。在门静脉三联征后可见明亮的、回声性的线状结构，通常处于非依赖性位置。在大量空气中可以看到后方的声影和混响伪影。在改变患者的体位后经常能看到气泡的运动，是一大特征性改变。

8. 原发性硬化性胆管炎　原发性硬化性胆管炎是一种影响整个胆道树的慢性疾病。这一过程包括大小胆管的纤维化炎症，导致胆道狭窄和胆汁淤积，最终导致胆汁性肝硬化、门静脉高压和肝衰竭。超声是对该病患者进行多模式评估的关键组成部分，表现为不规则的、不同程度的周围胆管壁增厚，侵犯管腔并使其变窄。随后胆管局部狭窄和扩张。胆管黏膜不规则性增厚是其一个关键特征。IgG 相关胆管炎的胆管壁增厚可能比原发性硬化性胆管炎更明显，并可能出现肿块样。狭窄较长但黏膜不规则性是原发性硬化性胆管炎的一个重要特征。

9. 胆管癌　胆管癌是一种不常见的肿瘤，可发生于胆道的任何部分。胆管癌根据解剖部位分为肝内胆管癌、肝门部胆管癌和远端胆管癌。约 90% 的胆管癌是腺癌，其次是鳞状癌。从宏观上看，胆管癌分为 3 种亚型：硬化型、结节型和乳头状，前两种亚型经常同时出现。结节硬化性肿瘤是最常见的亚型，表现为一个坚硬的肿块包围受累的导管并使其变窄，其中有结节状的导管内成分。大多数肝门部胆管癌为结节硬化型。这些肿瘤引起显著的促纤维增生反应，表现为胆管周围、神经周围和淋巴管沿导管扩散，以及胆管内皮下扩散。

（1）肝内胆管癌：也称为外周胆管癌，是胆管癌中最不常见的部位，但它是肝脏第二大最常见的原发性恶性肿瘤。肝内胆管癌最常见的表现是一个大的肝肿块。超声表现为低血管实性肿块，回声纹理不均匀，可表现为低回声、等回声或高回声。肝内胆管癌的一种少见表现是单纯的胆管内肿块，称为胆管内肝内胆管癌。这些息肉样肿块使受影响的胆管扩张，通常为三级或四级分支，胆管内充满黏液。这些肿瘤预后较好，在组织学上被认为是与其他肝内胆管癌分离的，类似于肝外胆管的乳头状肿瘤，目前已被 WHO 命名为胆管内乳头状黏液性肿瘤。

（2）肝门部胆管癌：在任何影像学中都难以鉴别。超声在肝门部胆管癌的检测和分期中起重要作用，通常是评估这些肿瘤的首选方式。此外，通常在胆道操作和支架放置前进行超声检查，由于胆道干预往往明显地掩盖导管内疾病，并引起继发性胆管增厚，因此，干预前的评估更加重要。大多数肝门部胆管癌患者的超声检查表现为肝门部肿瘤和其上胆管的扩张，肿瘤可呈低回声或高回声甚至等回声。肝门部胆管癌的超声检查具有一定的技术要求，应使用不同的切面和体位，以及熟悉胆道解剖和常见变异，可以显著提高超声表现。一旦发现肝内导管扩张，应评估阻塞的程度、萎缩情况、门静脉通畅情况、肝动脉被包裹的情况、局部和远处淋巴结情况。

阻塞的肿瘤在超声检查中并不总是可见。当肿块不能直接显示时，可以根据梗阻程度推断其存在，尽管这通常低估肿瘤的范围。肝叶萎缩导致扩张的胆管拥挤，如果长期存在，还会因对侧肥厚引起肝轴移位。超声造影评估，一些超声造影剂在短暂的血管内期后仍残留在肝实质内。这种血管后肝脏特异性强化期明显增加肝实质与不强化的肝门部胆管癌之间的对比差异。

（3）远端胆管癌：在超声波上，远端胆管癌表现不一，息肉样肿瘤表现为胆管扩张、界线分明的胆管内肿块，通常没有内部血管。结节硬化性肿瘤引起局灶性不规则胆管收缩和管壁增厚。在更晚期，肿瘤表现为低回声、低血供肿块，边界不清，侵犯邻近结构。

10. 胆石症　胆石症在世界范围内很常见。超声在检测胆囊结石方面高度敏感。胆囊内结石的大小和数量不同，导致其超声表现不同。结石与相邻胆汁的声阻抗差异较大，使其具有较高的反射性，从而形成具有强烈后声阴影的回声外观。小结石（< 5mm）可能没有阴影，但仍有强回声。移动性是结石的一个关键特征，可以使其与息肉或其他实体区分开来。可以用各种动作来展示结石的可移动性，患者以左、右侧卧位或直立位变换检查体位，可

使结石在胆囊内滚动。多块小结石可以表现为一块大结石，产生均匀的声影。当胆囊内充满小结石或单个大结石时，胆囊窝呈回声线，并伴有后影（图10-1）。通过分析回声，可与胆囊壁空气或钙化相鉴别。对于结石，首先在近视野看到胆囊壁，然后是结石的明亮回声，再后是声影。当有空气或钙化时，看不到正常的胆囊壁，只有明亮的回声和后面声影。

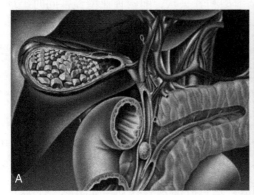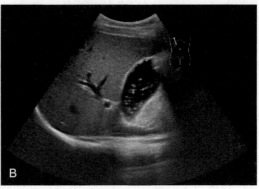

图 10-1　常见胆道结石解剖示意图（A）和胆囊结石超声表现（B）

11. 胆汁淤积　胆汁淤积常见的表现为胆泥，也被称为胆道砂或微结石，定义为当溶质在胆汁中沉淀时产生的颗粒物质和胆汁的混合物。它的存在是随着超声的出现而首次被认识到的。胆泥的超声表现为胆囊内非定形的低水平回声，无声影。随着患者体位的改变，胆泥慢慢地重新沉淀在最低的位置。在禁食、危重患者中，可能会出现大量胆泥，并完全填满胆囊。有时，胆泥具有与肝相同的回声纹理，掩盖胆囊，称为胆囊肝化。

第三节　术中超声在肝胆胰外科的应用

术中超声最早出现于 20 世纪 60 年代，最初用于腹腔的诊断，尤其是胆石症和胆管的评估。在 20 世纪 80 年代，有研究者报道了其在胰腺病变中的应用。目前有很多可供选择的设备用于术中超声检查。不同类型的探头具有特定的用途，一般来讲，肝、胆、胰术中超声探头是 "T" 或 "I" 形，形状和大小适合于从纵向和横向两个维度评估器官，通常是凸形，很少是扇形或线形。

由于术中超声可以将探头直接放置于器官表面，避免上方的腹壁干扰，从而具有更高的分辨率成像。目前术中超声的应用已扩展到多种外科手术，可用于准确定位病变、指导手术切除范围、完善肿瘤分期信息并影响手术决策。随着术前成像和经皮技术的改进，术中超声的用途和应用不断发展。目前，术中超声通常用于已知病变的定位和计划手术切缘的评估，以及小病变的检测。彩色多普勒和脉冲多普勒的术中超声通常用于评估血管结构和血流 / 灌注，特别是移植物评估。越来越多的人使用术中超声来指导术中干预，包括超声引导下活检和超声引导下射频消融，不管是开腹手术、腹腔镜还是机器人辅助手术，均可以发挥重要作用。超声造影和超声弹性成像的应用更是拓宽了术中超声提供信息的范围。

在进行术中超声以前，不管是外科医师还是放射科医师，术前都应当充分了解手术方案，明白术中超声需要解决的临床问题，仔细检查术前成像。在评估术前成像时，放射科医师应注意手术目标的位置和任何不确定的病变，以及它们与容易识别的标志的关系，包括血管结构或邻近的良性病变，如囊肿。也应注意病变是否接近关键的结构以及相关的血管解剖。本节对术中超声的设备、应用范围、应用方法等做一详述。

一、术中超声设备及注意事项

1. 超声扫描仪　目前已经有大部分的主流超声扫描仪研发生产了术中探头，除了最早的开腹术中的 T 形探头，还有多个公司厂家出产的腹腔镜超声探头和机器人超声探头。如果没有特制的超声探头，对于腹腔镜手术来说，无法实现术中超声检查，但对于开腹手术而言，尝试使用常规超声仪的浅表探头，也可以在一定程度上实现检查目的。

2. 探头　目前术中超声可以使用线性阵列、凸线性阵列和相控阵等不同类型的探头，由于术中超声是作为接触式检查进行的，探头被直接放置在目标区域 / 器官上的表面进行成像，故而需要一个低穿透的高频探头，应使用非常高的分辨率。一般频率范围为 5 ～ 10MHz。在开放手术中，胆道和胰腺通常使用频率为 7.5 MHz 的探头。

腹腔镜探头具有高轴向和横向分辨率的线性阵列探头或凸线性阵列探头，线性阵列探头的面积为 3 ～ 5cm^2，凸线性阵列探头的面积为 1 ～ 3cm^2。探头的工作轴长度应在 35 ～ 50cm，直径不超过 10mm，顶端应可上下移动 90°。

术中探头设备需要无菌消毒。对于开腹手术术中探头，可以应用无菌套保护，但对于腹腔镜探头，则必须提前进行消毒，一般应用环氧乙烷或低温等离子消毒技术。术中超声可使用专用的术中保护套，保护套必须足够长，以覆盖电源线的长度，在探头表面涂上大量凝胶，然后小心地将探头放入保护套内，但应保证二者紧密贴合。套好探头之后，一定要排空探头和保护套之间的空气，用所提供的夹子或橡皮筋紧紧固定。

一般来讲，术中超声可以通过右上腹的 12mm 戳卡进行术中超声检查，直杆或软杆的探头均可。戳卡位置可以相对固定，因为术中超声探头具有一定长度，并且可以进行多角度的旋转。如果进行消融引导，直杆探头是首选，因为直杆探头更利于针的穿刺定位。对于切除引导，则可视具体情况使用直杆探头或软杆探头。同常规腹部超声一样，术中超声也同样需要使用移动手法和动态扇扫的手法。

除了与常规经腹部超声或腔内超声检查类似的手法和原则，术中超声还涉及各种额外的准备步骤和设备选择技巧。根据适应证、临床问题和手术途径，可能有几种扫描途径可供选择。一般来说，术中探头通常较小，便于进入术野，一般为可变频率（5 ～ 9MHz），通常配置线性或凸线性阵列探头。腹腔镜探头具有一个很长的轴，可以从戳卡进入腹腔，前方探头可灵活转变方向进行贴合。这种硬的直杆探头目前被越来越多的微创腹腔镜或机器人手术使用。如果采用开腹手术，可采用各种形状的探头，从常规超声可以应用的浅表探头，到 T 形或 I 形凸阵列 5 ～ 10MHz 探头。术中专用的探头可以夹在示指和中指之间，便于在术中的狭小空间进行扫描。

在进行术中超声检查时，在术野或被扫描器官表面加入无菌生理盐水等液体有助于更加清楚地显影，可以提高探头与器官表面的接触，便于探头沿器官表面平滑移动。此外，这种做法对于近场病灶的成像也有帮助。在开腹手术中进行超声检查时，可能需要调暗手术室无菌灯。扫描时，应保持探头与器官的充分接触。具体扫描方法依据检查目的和方案有所不同，一般建议先整体扫描，再具体评估细节的方法。先沿着被评估的器官进行连续的略微重叠的垂直/矢状面扫描，保证覆盖器官整体。例如，在扫描肝时，可以从左叶的侧缘开始，向右移动，尽可能多地覆盖肝。确保根据血管结构确定预期的病变，并将一些特殊结构确定为标志。必要时开启彩色多普勒血流成像，观察血管结构和血流信息，并且始终注意实时保存图像。

二、肝脏术中超声

术中超声对于肝恶性病变的显示具有很大的价值。即使患者术前已经进行了增强 MRI 检查，但在 10% 的患者中，术中超声仍可以检测出术前 MRI 没有发现的额外肿瘤，从而进行更彻底的治疗，具有重要的实用价值。不管是结肠直肠癌和神经内分泌转移瘤及肝细胞癌，术中超声对于直径< 1cm 的小病变具有超过增强 MRI 的敏感性，尤其是对术前曾接受化学治疗的肥胖患者最有益。有研究表明，术中超声也是评估胰腺癌肝转移存在的最可靠的方法，甚至可以发现直径< 5mm 的病灶。

在进行肝术中超声扫描时，应按顺序、全程、全角度仔细评估，将探头置于肝表面，先从膈面扫描，再从脏面扫描，也如同常规经腹超声一样，应按照一定的顺序来进行，避免出现扫描遗漏的区域。从理论上来讲，术中超声不具有扫描盲区，其扫描检出率应当为 100%。

（一）肝肿瘤的术中超声表现

肝转移灶通常是靶向性的，可能有边界不清的低回声边缘。黏液性肿瘤偶尔可能含有细小的钙化灶，并出现轻微的高回声。大小相似且来自单一原发肿瘤的转移灶通常具有类似的成像特征。评估肝血管系统是否有血栓或肿瘤癌栓也很重要，尤其是对于肝细胞癌而言。

在肝细胞癌患者中，尤其是伴有肝硬化时（占绝大部分情况），术中超声对肝细胞癌小病变的检测和对大肿瘤可切除性的评估具有显著的帮助。此外，使用术中超声可以可靠地评估病变与门静脉、肝静脉分支的确切位置，是否存在"子结节"，以及门静脉、肝静脉分支的肿瘤血栓。这些信息的获取对手术方案的规划至关重要，不仅决定了在术中超声引导下肝组织的可切除性，也决定了切除的程度。肝硬化患者可行楔形切除、节段切除或亚节段切除，尽可能保留正常功能的肝组织。

在肝转移病变的检出中，术中超声的表现通常呈现两种极端情况。一种是极为容易识别，这种情况多见于初发且未治疗的肿瘤。由于这些肿瘤与正常肝背景之间存在较大的声阻抗差异，且缺乏肝脏内部的典型回声纹理，因此非常容易被发现，无论肿瘤表现为低回声还是高回声，有无包膜。另一种情况见于化学治疗后的患者，由于辅助治疗和新辅助治疗越来越多地应用，目前这种情况越来越常见，在这种情况下，肿瘤极为难以识别，与周围肝脏呈现相似的等回声。其原因可能是化学治疗后的纤维化。超声造影有助于这种情况的判断，尤其是 Sonozoid 的应用，在延迟期易于发现诸多无灌注的肿瘤。超声造影也可用于肝脏血管系统的评估。手术室可能存在一些独特的工作流程挑战，超声造影的使用可能需要提前规划并与麻醉团队合作。同样，术中弹性成像可能有助于根据刚度的差异来鉴别肝脏病变。

（二）术中超声辅助下肝切除

术中超声最初用于了解肿瘤的位置和肿瘤与血管的关系，以及在开放肝手术中指导和确定实质切面。最早的应用由 Makuchi 报道，其在超声引导下进行了亚节段肝切除术。在注射染料之前，先在肿瘤所在的亚段进行门静脉穿刺，该方法可使组织切面清晰可见，并可进行完整的解剖切除。由于肝内转移是由肝癌细胞通过门静脉播散引起的，因此，部分研究者认为理论上这种解剖切除方法支持降低复发率和增加患者生存。现在已有很多学者报道了基于这一概念的手术程序。例如，Bismuth 等学者在术中超声引导下使用球囊导管封堵门静脉节段支，闭塞后在门静脉注射亚甲蓝，勾画出肝段。

此外，术中超声确定肝静脉解剖的能力被证明有助于确定肝肿瘤的可切除性。通过提供有关胆道的信息，术中超声在肝门部胆管癌的外科治疗中也有报道。有研究表明，与术后胆管造影或手术标本检查相比，除一例接受不完全肿瘤切除的患者外，术中超声在其余患者均能准确显示肿瘤的位置和范围。彩色多普勒超声心动图还可用于血管的检测和评估，并可评估血管重建后的血流量和血流速度。

近十年来，术中超声对于肝切除术的重要应用价值已经成为国内外专家的共识。由于术中超声可以实时提供肿瘤位置和门静脉、肝静脉血管解剖等重要信息，指导术者正确操作方向，因此手术安全性可以得到很大提升。术中超声不仅可以提高肝肿瘤的检出、定位和局部分期，还被认为是评价肝脏病变与附近血管结构及胆管关系的最佳方法。一般来说，适当的病灶切除需要 1～2cm 的边缘。对于开放手术而言，由于肝可以部分活动，T形探头可能最适合。无论是原发性肿瘤切除术还是转移瘤切除术，肝切除手术都需要根据计划的外科切缘定位病变，检测评估可能存在的其他病变，评估血管阻塞或侵犯情况，这些信息可能会改变手术方案或为手术按计划进行提供保证。得益于直接在肝表面进行的扫描特点，术中超声可以获得分辨率非常高的图像。通过高频率探头的分辨率，可以识别 >2mm 的病灶，灵敏度为 90%～95%。从这个角度来说，掌握术中超声的技术对所有肝外科医师来说都是至关重要的。

另一个重要的应用是术中观察切除边缘气体引起的高回声影，可以用来观察切缘与肿瘤之间的关系。此外，肝或肝周围填充物的烧灼也会产生类似的回声改变。该应用可以在术中实时观察能量器械和肿瘤的相对位置，确保术者在安全、准确的位置进行切除。

在腹腔镜肝切除术中，术中超声的价值比开腹术中更高，对于保证精确定位肿瘤的位置以及评估肿瘤与邻近血管或胆道结构的关系具有重要作用。腹腔镜技术和仪器的发展，以及腹腔镜超声技术的发展，使肝脏病变的腹腔镜外科治疗得以更好的发展，目前大部分肝局灶性肿瘤也都可以进行腹腔镜手术治疗。因此，外科医师不仅要熟练掌握肝切除、腹腔镜手术，还要熟练掌握术中超声的应用。

一般而言，在进行术中超声辅助腹腔镜肝切除时，需要充分研究病变与周围解剖结构之间的关系，明确需要观察的肿瘤的三维位置特点，于腹腔镜下在肝表面进行标记，然后进行切除。在腹腔镜超声引导下也可进行门静脉支穿刺，在术中注射荧光染料吲哚菁绿（ICG），使门静脉分支可见，从而进行纯腹腔镜解剖节段切除。通过腹腔镜超声识别肝Ⅷ段的腹侧和背侧门静脉分支，在腹腔镜超声引导下，经腹壁可分别将 PTC 穿刺针进入门静脉分支。但是，这种在腹腔镜术中超声引导下的穿刺染色技术对操作人员的技术具有一定的要求。在腹腔镜超声引导下穿刺时，针道需要经过腹壁穿刺点、肝表面和目标，这 3 个点需要投射出一个精确的直线轴，并以正确的角度运行，故而往往需要相对有经验的医师来进行。

此外，在活体肝切除术中，腹腔镜超声可用于分离胆管。有研究表明，在腹腔镜下供肝切除术中，使用术中超声引导划分胆管的结果与术中胆管造影相似。将实质清扫后，对胆管周围组织进行清扫，然后使用术中超声以更好地显示胆管。活体成人劈裂式肝移植可以通过术中超声得到有效帮助。通过定位肝中静脉的走行，在肝表面标记切除平面，可以实时、准确地确定供肝右叶的取肝平面。

实时虚拟超声（虚拟现实增强技术的应用）。在开放手术中，术中超声结合 3D 可视化已有报道。操作人员可以将电视监视器上显示的术中超声图像与导航系统提供的术前 CT和（或）MRI 扫描影像并排显示。此外，系统将术前模拟叠加在 CT 图像上并突出切除范围，以指导切除平面。这种融合成像技术可与术中超声联合使用，实时指导手术平面。这种实时导航技术目前尚未广泛应用，有研究报道其获得的手术平面与术前计划一致，且均为阴性切缘。然而，在使用该导航系统的过程中需要花费较长的时间进行注册。这种技术究竟是否适合广泛应用于术中，应当应用于哪种场景之下，仍需进一步大样本的研究得出结论。

（三）超声引导下肝肿瘤热消融治疗

由于辅助技术的进步，许多消融病例可以经皮进行，对于部分术中需切除的病例，也可以联合消融进行切除，以扩大肝手术的范围，完成根治性的目的。消融＋手术的方法可用于局部肿瘤控制技术上不可切除的患者。在治疗前计划期间，超声造影可使操作人员完善治疗策略，更准确地预测最终消融区的大小和形状，同时最大限度地降低并发症的发生风险。

肿瘤定位识别。常规超声模式是用于引导经皮消融手术最常用的成像方式。当常规超声可以显示肿瘤时，可以在没有超声造影指导的情况下进行经皮消融术。最近的一项多中心调查报告表明，超声造影对消融的引导仅占 7.3% 的比例。尽管如此，超声造影的使用对于识别和定位常规超声显示不佳或隐匿的肝细胞癌至关重要。在这些情况下，超声造影有助于区分活组织与坏死区域，并改善针头的可视化，以更准确地将尖端放置在目标内。

当使用超声造影引导的消融治疗时，延迟期通常持续更长时间，并且可以增加肝病变的显示性。因此，医师可能有更多的时间在这些转移性病变中寻求更复杂的路径。超声造影和 CT /MRI 融合成像也有助于改善识别，有助于目标病变的正确居中和治疗效果的评估。融合成像可以在消融后病例中作为交叉参考，其中肿瘤的原始血管不清晰。融合成像也可用于评估消融期间和之后的肿瘤边缘。

在消融针在肿瘤内定位良好后、打开发生器之前，必须将超声成像模式切换到常规灰度，以避免发生器产生的伪影噪声。在消融术结束时，由于水汽化和气泡空化，治疗的病变通常在常规灰度成像上出现高回声。该区域与消融术的实际肿瘤坏死不符，并且可能掩盖用于评估消融治疗技术疗效的实际边界。然而，使用造影剂可以使操作人员立即评估消融的边界。这在进行消融术后至关重要，因为它为操作人员提供了有关肿瘤是否得到完全治疗的即时反馈，并提供了立即重新治疗的机会。

在治疗后的立即评估中，应注意在消融区的外围经常看到厚厚的血管外晕。该血管增多环代表反应性充血，不应误认为是肿瘤残留。超声造影上有助于区分充血性反应和肿瘤残留的特征包括圆周和对称晕厚度为 8 ～ 10mm，动脉期血供增多，不伴有消退。如果超声造影显示不对称的外周增厚，特别是当与晚期的消退相关时，应怀疑残留的活组织。

在治疗后立即进行超声造影时，与超声造影和增强 CT 的 24h 评估相比，超声造影可能低估消融区域的大小。这是因为消融周边区域的高灌注组织因热损伤和亚急性致死性损伤，在消融后数小时内会发生细胞毒性反应，从而导致真实的坏死范围比超声造影显示的无灌注区域范围更大。

微气泡的半衰期很大程度上取决于气泡的脂质壳和气体核心，但会受到血液中溶解气体浓度的影响。因此，麻醉或镇静模式可以在微泡造影剂的生物利用度中发挥作用。先前的一项体内研究表明，改变溶解在血液中的纯净空气的百分比可以改变微气泡的半衰期。如果患者在全身麻醉下接受治疗，建议使用高剂量以获得组织更好的增强。此外，心排血量在麻醉期间下降，因此肝中的血流减慢，从而使动脉期成像减弱。

三、胰腺术中超声

胰腺是一个深层结构，一般来讲，在开腹手术中，可以用 T 形探头成像。另外，还可以用 I 形探头或一个小的曲棍球棒状探头。开腹手术中探头需要充分无菌，可以采用术前常规消毒的探头，也可以采用无菌保护套隔离的探头，保护探头时，一定要保证探头充分耦合。在腹腔镜或机器人手术中，利用常规的腹腔镜超声探头或机器人探头也非常有效，但经常需要充分游离以保持足够的器官接触。无菌生理盐水、无菌耦合剂均有助于更好地成像。

扫描胰腺应遵循从头部和钩突到尾部的顺序。胰腺通常呈均匀的高回声，而位于腺体中心的导管是无回声的管状结构。囊性或实性低回声肿瘤很容易发现。胰腺的术中超声最常用于定位小肿瘤，尤其是神经内分泌肿瘤（如胰岛素瘤）；用于定位无法触及的病变和评估胰腺导管的关系。这可能影响最终手术方案的决策。此外，可以用来检查肝转移性疾病是否存在。如果有需要，术中超声可用于胰腺或不确定的肝病变的活检。术中超声可能有助于评估肿瘤的可切除性。

胰头、钩突和十二指肠的超声检查通常在探头直接贴合的情况下进行，其余部分胰腺显露的程度将取决于外科医师的偏好和病变的具体位置。通常情况下，在大网膜和胃充分游离后，胰腺被显露出来，可以实现探头和胰腺之间的直接接触。如果胰腺没有显露，可以通过胃或肝进行成像。胰腺长轴纵向图像在开腹手术中较容易实现，但在腹腔镜和机器人手术中很难实现，并且纵向图像常易导致探头和胰腺的贴合不良，因此一般先进行短轴的成像，必要时为了采集特殊信息的图像，再尝试切换为纵轴。整个腺体应从头到尾完整检查，并用灰度成像、彩色多普勒和脉冲波多普勒成像进行必要的模式切换。此外，还应评估肝、门静脉和肠系膜上血管是否有狭窄、包膜或阻塞。

一般来说，在处理、评估胰腺时，建议将周围的结构充分游离，以实现良好的贴合。经皮超声通过肝左叶或经胃壁的声窗显示胰腺，但是术中可实现直接贴合到胰腺上的显影。有时，通过十二指肠或网膜也可以从侧面显示胰腺，经过门静脉评估胰头时，应注意胰钩突、门静脉、门静脉 – 肠系膜上动脉汇合处、肠系膜上动脉等解剖结构。

在正常胰腺显示的图像中，胰腺实质回声强度相对于肝组织略大，这取决于患者的年龄、纤维和脂肪成分的含量。胰腺回声增强是慢性胰腺炎的特征，纤维成分和钙化的数量随着正常器官实质的减少而增加。大量的腹膜后脂肪组织及其在胰腺的浸润，可能导致某些患者胰腺边缘成像困难。在这些条件下，确定邻近血管结构的位置更有助于胰腺的确定和显示。

术中超声在胰腺手术中主要用于肿瘤切除治疗。其核心任务是准确定位局灶性病变，明确其性质和边界，并在必要时引导活检。术中超声的最大优势在于能够区分胰腺病变中的囊性与实性结构，从而为手术方案的制订提供重要依据，甚至可能因发现不可切除因素而取消手术计划。术中超声在鉴别胰腺局灶性病变方面应用广泛，尤其是用于区分胰管癌、炎性肿瘤、内分泌肿瘤、囊性肿瘤和导管内肿瘤等。目前，文献中报道最多的是外科医师利用术中超声检出和鉴别胰岛细胞瘤，而对于其他内分泌肿瘤（包括无功能性激素肿瘤）的鉴别则相对较少。多普勒血流信号在肿瘤的识别和鉴别中也起到了重要作用。此外，腹腔镜下超声检查能够准确评估胰腺癌，尤其是腹膜表面和肝脏浅表部位的影像学转移情况。

在过去的十年中，术前诊断，主要是影像学，已经有了很大的提高，但在鉴别性质模糊的肿瘤样胰腺病变时仍存在问题。术中超声是这种情况的首选方法，因为除了活检没有其他可选的诊断方法，而活检也同样存在抽样误差。然而，术中使用高分辨率的探头几乎可以正确地显示整个胰腺。这是在直接将探头应用于器官后才可能实现的。

（一）胰腺癌术中超声

在进行胰腺癌的术中超声检查时，超声的主要目的是对肿瘤进行成像，将其与其他常见炎症或炎症后实性病变进行鉴别诊断。在胰腺癌开放手术中，术中超声有助于分期和过度解剖前确定可操作性。与常规检查相比，术中超声有一个天然的优势，直接将探头放在器官上，尤其是切断胃结肠韧带和十二指肠游离后（Kocher 法）。胰腺癌通常被一层没有肿瘤细胞的外层组织包围，这可能与肿瘤生长过程中纤维细胞、炎性细胞等非肿瘤细胞和细胞外基质增加有关，因此，胰腺癌的术中超声经常呈现低回声晕环。若在钩突中出现病变，应检查肠系膜上动脉、肠系膜上静脉受肿瘤浸润的可能性。如果病变主要累及胰头，应仔细评估肠系膜上静脉、门静脉 – 肠系膜上静脉汇合处、门静脉、胃十二指肠静脉及肝动脉。如果病灶靠近胰腺颈部，应检查肠系膜上静脉的走行，以及门静脉 – 肠系膜上静脉汇合处、门静脉、肠系膜上动脉、肝总动脉、腹腔干等。当局灶性病变位于胰腺体和尾部的远端部分时，术中超声应重点评估肿瘤与脾血管全程的关系，包括肿瘤是否浸润脾门、包膜、左肾结构和腹膜后间隙及该区域的血管。

术中超声在胰腺肿瘤手术中另一个重要的应用在于术中超声引导下的活检。术中对肿瘤的确认有助于确定手术决策，不管是开腹手术和腹腔镜手术，在术中超声引导下细针或粗针穿刺活检后，其诊断准确性可显著增加，其敏感度和特异度均达到 90% ~ 100%。术中超声的一个重要方面是评估胰周血管浸润、门静脉血流、肠系膜上动脉和腹腔干。早期研究表明术中超声与术前研究（经皮超声、血管造影和计算机断层扫描）相比，在诊断门静脉内肿瘤浸润方面具有更高的敏感性、特异性和准确性。

术中超声也可对增大的胰周淋巴结进行可靠的显像。一般来讲，这种淋巴结非常难以显示和区分，特别是在存在炎症反应、周围结构广泛浸润或大量脂肪组织的情况下。此外，如前所述，术中超声也是评估肝转移瘤存在的最可靠的方法，甚至可以发现 5mm 以内的病灶。充分游离粘连后，还应评估器官的背面。

对于胰腺可切除肿瘤的患者，如果在术前检查中发现可疑病变，应在术中超声引导下进行快速冷冻病理的活检。在不能切除的病例中，术中超声也很重要，一方面，术中超声可引导术者进行术中放射治疗和（或）化学治疗，如置入放射性粒子等；另一方面，术中超声引导活检可用于确认治疗方案。

恶性的胰腺囊性肿瘤相对少见。目前认为 2% ~ 4% 的胰腺囊性病变可能是恶性囊性肿瘤。这类影像学检查的一个特征是壁增厚，通常是节段性的，并在壁内或内部形成结节和钙化。有时在囊肿和内部分区也能发现腺泡结构。浆液腺癌的特征是大量小囊肿，有时伴有内部钙化，形成多环系统。胰管囊性增大的影像提示导管内乳头状黏液性胰腺癌和不均匀增厚壁黏液性肿瘤的囊性病变。

（二）胰腺良性肿瘤

对于胰腺良性囊性肿瘤，术中超声非常重要。一方面，术中超声可确定病变的确切位置，甚至发现术前检查未发现的多发性肿瘤。另一方面，对囊性肿瘤的病理判断、对肿瘤与关键性结构（如胰管、胆管）的关系判断，也可以决定手术的最终决策。

胰腺神经内分泌肿瘤最常见的形式是胰岛细胞瘤，这些病灶通常为直径 1cm 大小的单发病灶，超声检查或部分病灶回声减弱，结构均匀，分离良好。一些胰腺神经内分泌肿瘤没有激素活性。影像学表现为分化良好的病变，主要位于胰腺头部和体部，很少位于胰腺尾部。通常分化好的胰腺神经内分泌癌生长和扩张较慢，症状观察相对较晚，有时已经转移。在某些情况下，激素激活的胰岛细胞瘤可能是等回声的，这意味着它们很难与胰腺实质的其他部分区分。这使得术前诊断成像测试更困难，尤其是经皮超声。使用造影剂和高分辨率、谐波成像的超声探头对肿瘤内部血管的正确成像具有很大价值。在胰岛细胞瘤和部分胰腺神经内分泌肿瘤中可见血流增加。术中超声用于检测和定位胰岛素瘤的准确率为 83% ~ 100%，可以检测直径为 3 ~ 5mm 的胰岛素瘤。一般来说，胰岛细胞瘤呈低回声，边界清楚，肿瘤内血流信号相对丰富，很少出现乏血供的情况。如果肿瘤较大，则可能出现内部的囊性变，钙化在一定情况下也可能出现，但概率较小。对于小的胰腺神经内分泌肿瘤，术中超声可以确认术前评估。此外，多项研究表明，术中超声可以改变手术方式，对于肿瘤准确定位和检测其与胰管的邻近性，可以实现简单的肿瘤剜除，而不是标准的胰腺节段性切除术。此外，术中超声检查在诊断肝转移方面也具有一定意义。

另一种常见的肿瘤是实性假乳头状瘤。实性假乳头状瘤的成像一般呈现实性的高回声或混合回声的病变，少数情况下，也可以呈现低回声。其内一般很少会出现血流信号，即使出现，血流信号也不丰富。较大的肿瘤内部易出现囊性区，也非常容易出现钙化。在胰腺囊实性肿瘤中，实性假乳头状瘤是最容易出现钙化的肿瘤，也是最常出现的回声非常混乱的肿瘤。

一般情况下，浆液性囊腺瘤和黏液性囊腺瘤在影像学上非常难以鉴别。浆液性囊腺瘤分为两类：一类是微囊性浆液性囊腺瘤，另一类是寡囊性浆液性囊腺瘤。与术前常规腹部超声一样，微囊性的囊腺瘤在术中呈现类似于实性肿瘤一样的均匀高密度回声，内部可以看到血流信号，代表的是囊壁内的血流。由于其回声较高且均匀，并且内部具有一定的血流，因此可以和真正的实性肿瘤（如实性假乳头状瘤或胰腺神经内分泌肿瘤）进行鉴别。寡囊性病变一般不具备多普勒血流信号。

胰腺导管内乳头状黏液性肿瘤，是一类囊性肿瘤。一般来讲，胰腺导管内乳头状黏液性肿瘤分为分支胰管型和主胰管型，分支胰管型常类似于浆液性囊腺瘤的超声影像学表现，通常情况下术中超声可以看到胰腺导管内乳头状黏液性肿瘤和胰管的沟通之处，作为鉴别诊断的一个要点。有时这种沟通支可以看到黏液的分泌产生部位，表现为相对的等回声或高回声。主胰管型通常表现为整个主胰管的迂曲扩张，内可以产生黏液，有时还可以看到强回声的结石。一般来讲，如果是形状非常不规则、迂曲扩张的囊性肿瘤，高度可疑胰腺导管内乳头状黏液性肿瘤，此时一定要寻找肿瘤和胰管是否有沟通，一般情况下是否与胰管有沟通都可以通过术中超声进行准确的判断。如果是一个非常大的囊性肿瘤，且距离胰管非常近，但没有看到明确的沟通，胰管也不扩张，多半是囊腺瘤靠近局部胰管。胰腺导管内乳头状黏液性肿瘤的影像学特征可能比较多样，一般来说，分支胰管型通常呈局限型，而那些与主胰管有关的通常易出现恶变，呈浸润型。该肿瘤具有从胰管上皮生长出来的乳头状瘤或息肉的外观，病变的原因通常是边界形态的高级别非典型增生，甚至是恶性改变（局部减少或侵袭）。因此，手术切除中央型肿瘤有特定的适应证，即使是广泛累及主胰管的全胰腺切除术。当决定是否对肿瘤进行手术治疗时，应考虑患者的情况，以及手术的风险和益处。许多情况下，术中超声有助于判定最终的手术范围。

（三）急性和慢性胰腺炎

超声检查是诊断急性和慢性胰腺炎的基本方法之一。外科治疗对于广泛的感染坏死、脓肿和胰腺假性囊肿、腹膜后间隙病变等具有重要意义。术前影像学检查（超声、CT）一般只能确定病变形成的程度，由于广泛的组织损伤，准确的位置和性质只能在通常复杂的开腹手术或打开腹膜后间隙后才能评估。在这种情况下，术中超声在确定手术平面、放置引流管等情况具有重要意义。同时，它还可以避免对重要生命结构（如主要血管分支、浸润的胃肠道部分、胆管和主胰管的结构）的损害。

术中超声对积液的成像一般都很准确，可以很好地区分急性期积液、假性囊肿和腹部的炎性积液。大多数情况下，感染性积液呈内部浑浊的低回声，甚至等回声，不是完全无回声的囊性区。对积液性质的正确解读影响治疗方法的选择和正确引流方式的选择，可以避免许多术后并发症的发生。术中多普勒可以鉴别胰腺假性囊肿和假性动脉瘤，这一点非常容易且又非常关键。

术前影像学检查和术中超声相结合是提高胰腺慢性炎症鉴别诊断准确性的最可靠策略。慢性炎症引起的胰头改变伴随着变性、纤维化、钙化，以及导管内沉积物的特征。通过术中超声，可以确定胰管在体内弯曲、延长的过程，导管内和胰腺实质存在大量钙化的情况。在引流过程中，它可以确定引流管的切口位置。它还有助于发现造成阻塞的结石并清除。在处理假性囊肿时，术中超声可以确定它们与周围器官的确切位置，这有助于选择适当的引流或吻合方式。术中超声的另一项重要任务是区分储层中的液体特征，因为在炎性液、脓液或血肿存在时，它们的回声不同。更早地确定内容物的类型，可以定义操作策略。

慢性胰腺炎的典型超声表现包括：胰腺回声的改变（在多数病例中，病变呈高回声，且多为弥漫性而非局灶性）；纤维化对应的局灶性高回声；胰腺实质和胰管壁的钙化；不同部位的假性囊肿；胰腺大小的改变；主胰管的异常表现（如腔管扩张、管壁不规则、钙化结石）。在某些患者中，由于伴随的增殖反应，胰腺表面有时呈碎片状增大；然而，在另一部分患者中，胰腺实质萎缩和瘢痕化导致胰腺体积缩小。一般来说，胰腺直径通常取决于主胰管的宽度。炎症性局部病变需要与肿瘤性病变仔细鉴别。在炎性肿瘤中，病变常以囊肿、局灶性纤维化和钙化的形式出现。如果以实体组织为主且退行性特征不明显，则应怀疑为恶性病变，建议进一步检查。

虽然术中超声可以检出和诊断多种胰腺肿瘤，但慢性胰腺炎患者的小的、等回声或囊性病变及部分肿瘤很难进行鉴别诊断。既往，外科医师通过手触诊探索胰腺来评估肿瘤的范围，试图将局灶硬化作为一种恶性标准。使用现代剪切波弹性成像技术，可以避免触诊，因为病变硬化都可以在彩色编码图上实现可视化。此外，弹性成像技术作为一种非侵入性技术，可以通过测量横波速度或刚度来量化硬化，从而获得关于胰腺占位可重复性和可量化的信息，与病变的良性或恶性性质相关。另一个有助于区分恶性和良性胰腺肿瘤的重要特征是它们的微血管化。超声造影可以很好地实现胰腺局灶性病变微血管的动态可视化。此外，超声造影还有助于确定胰腺肿瘤的边界，并能够显示肿瘤浸润周围肠系膜血管或脾血管的程度。

四、胆道术中超声

使用术中超声检查肝内外胆道及胆囊是其最早的应用之一。在 20 世纪 80 年代，在开腹胆囊切除术中，术中超声被证明可与术中胆道造影一样准确地检测胆总管。20 世纪 90 年代，腹腔镜下胆囊切除术成为治疗胆囊结石的金标准后，使用术中超声检查胆道的技术应用得越来越多。由于目前腹腔镜下胆囊切除术开展得越来越多，术者的经验越来越丰富，术前检查越来越完善，腹腔镜下胆囊切除术等良性胆道疾病术中超声的应用越来越少，但这并不表示术中超声的价值降低了，只不过是因为术者经验的增加，进行术中收集额外信息的需求越来越少而已。

彩色多普勒成像的使用有利于胆道的解剖定位和血管结构的识别。腹腔镜下胆道超声检查不仅提供腔内病理信息，也提供腔外病理信息，并有助于评估其范围。因此，腹腔镜下胆道超声有助于胆总管或乳头状恶性肿瘤的分期。此外，腹腔镜下胆道超声可以显示整个胆道系统，包括肝内胆道和肝外胆道的全程。但是，胆汁通过乳头的动态过程很难观察到，并且有效、正确的术中超声检查和正确解读图像依赖于操作者的经验和能力水平。然而，尽管有这些局限性，胆道术中超声仍然是一个极为有用的工具。

第四节   超声在肝胆胰外科术后评估的应用

由于手术的复杂性，肝胆胰外科涉及的手术包括肝移植术、开腹肝切除术、开腹胰十二指肠切除术、开腹胰腺肿瘤局部切除术、开腹肝门部胆管癌切除术、腹腔镜或机器人肝切除术、腹腔镜或机器人胰十二指肠切除术、腹腔镜或机器人肝门部胆管癌切除术、腹腔镜或机器人胰腺肿瘤局部切除术等术式，术后患者通常需要相对卧床一段时间，尤其是在监护室内的患者。及时应用超声影像学评估术后患者的情况，对患者的顺利康复具有重要的价值。本节主要介绍术后超声在肝胆胰外科方面的应用。

一、超声在肝术后的应用

对治疗过的肝细胞癌患者应进行随访影像学检查，以评估新病变，监测早期复发的证据。此外，影像学检查应观察新生血管，以便检测消融区内的病理性血管生成。如果动脉期中存在增强区域，并且治疗的病变存在消退，应怀疑局部复发。然而，没有消退并不能排除复发的可能。早期发现这些可疑病变将有助于早期再治疗。增强 CT 或 MRI 被认为是评估消融治疗患者随访疗效的标准成像方式，因为其诊断准确性高，视野大，可以完全评估肿瘤和整个肝实质。然而，根据欧洲指南，当增强 CT 和增强 MRI 不确定或有禁忌证时，建议在治疗后随访中使用超声造影。消融治疗后使用超声造影可以在寻找直接并发症中起重要作用，例如腹膜内出血、肝梗死、肝内血肿、肝病。此外，超声造影在消融术后数天内监测患者是有用的，因为可以很容易地证明危及生命的并发症（如血胸、假性动脉瘤）。

此外，超声造影可用作二线监测方法，通常每 3～4 个月进行一次，以便及早发现复发，同时仍通过间歇性 CT 或 MRI，以及临床状态、生化肝功能检查和 AFP 血清水平进行筛查。目标是捕捉局部肿瘤进展的任何证据，这些证据可以提示更早地进行治疗，从而增加患者的生存率。事实证明，超声造影在检测肿瘤复发方面与增强 CT 和 MRI 一样有效。超声造影的这种高水平性能是由于连续的实时评估，高时间分辨率，高对比度灵敏度，在同一检查中多次注射的可重复性，可以更好地评估动脉期，这是检测肝细胞癌复发的关键。此外，尽管缺乏全器官视图，但超声造影的敏感性更高，且是肾衰竭患者中唯一可用的造影剂成像方式。

　　此外，超声在肝移植术后的评估尤其重要。肝移植是各种原因导致的急、慢性肝衰竭及肝肿瘤的一线治疗方案。尽管随着技术的发展和优化，围手术期预后有所改善，但目前手术仍会出现大量血管和非血管并发症。血管并发症最常见于移植后的前 3 周。在手术后的最初几天，常规超声作为一种快速和无创的床旁检查方法，可以早期和选择性地识别可能的病理异常和术后移植物并发症。因此，术后超声检查能够及时发现病情变化，从而进行早期干预，这可能有助于提升移植术后的预后。随着造影剂的引入，超声检查在肝移植后术后并发症检测中的诊断质量得到提高，特别是在肝移植后的血管成像方面。

　　超声医师应了解移植物和受体的个体血管解剖结构及具体手术过程，以确保对检查的正确分析和诠释。肝移植联合静脉置换术需要 5 次吻合，包括肝上腔静脉和肝下腔静脉（端 – 端吻合）、门静脉（端 – 端吻合）、肝动脉和胆管。在进行静脉吻合时，广泛使用的还有侧 – 侧腔静脉吻合术，这种方法可避免在血流中断的情况下对下腔静脉进行短时横向钳夹，降低在移植期间进行静脉旁路的必要性。在没有解剖学异常的患者中，肝移植动脉通常使用供体动脉的剩余主动脉贴片在胃十二指肠分支与受体的肝动脉吻合。胆管吻合方面，常用的是侧 – 侧胆管吻合术，并行 T 管引流。有时还可能需要进行 Roux-en-Y 吻合。

　　肝移植术后超声扫描通常在移植后立即进行，并且在术前前 5d 每天进行。设备应具有常规 B 型超声显示模式、彩色多普勒模式、脉冲波多普勒模式和功率多普勒模式。此外，如果仪器具备超声造影或弹性成像功能就更加理想。超声检查通常使用凸阵腹部成像探头，常规超声可评估移植物回声纹理和胆管口径的均匀性，以及在肝周和腹腔内是否存在游离液体。彩色多普勒检查用于研究血管通畅性和频谱，以及描述血管轮廓。超声血流量的测量非常依赖检查者的技术，因此易出现不准确。如果操作准确，对于监测门静脉血流量或血管吻合口前后血流量的变化具有重要意义。如果多普勒超声检查不能明确结论或难以实现时，可以进行超声造影，评估动脉和静脉狭窄和瘘管。此外，超声弹性成像技术通过产生横波并测量其速度来评估肝硬度，从而反映肝纤维化的程度，目前已经有大量研究报道认为其准确、可靠。目前，超声弹性成像被普遍认为是评估肝纤维化程度最好的一种新型无创方法，部分研究甚至认为超声弹性成像的结果可帮助一部分患者免于组织学评估（肝穿刺活检）。但是，超声弹性成像所测定的肝弹性指数应进行合理的诠释，因为其不仅与纤维化的程度直接相关，其他任何影响肝窦水平压力的病理情况都会很大程度干扰肝硬度值的测定，比如，肝淤血、炎症、胆汁淤积和摄入食物等。

　　正常的肝移植术后的肝实质是均匀的正常肝组织回声，胆管系统不明显。考虑到移植术后可能出现许多潜在的血管并发症，应充分常规使用彩色多普勒检查血管。动脉灌注的评估包括测量最大流速和计算阻力指数。在术后的早期阶段，阻力指数可以升高到 > 0.8，但在最初几天，会逐渐恢复到 0.5 ～ 0.7。正常血流频谱为早期收缩期高峰，然后是连续的舒张压流。门静脉的常规检查结果显示单相直立（离心）灌注，随呼吸轻微波动，最大流速为 15 ～ 20cm/s，如果 > 80cm/s 极有可能是病理性高灌注。由于多普勒指标变化幅度较大，所有这些值都应始终在特定的临床情况中进行分析。

　　肝移植术后肝动脉血栓形成通常需要重新移植。术后早期血栓形成有几种潜在原因，除了供体和受体的解剖学因素，如动脉硬化、血管夹层（由手术操作引起）、狭窄或复杂血管重建，还有一些继发性危险因素，包括缺血时间延长、ABO血型不相容或急性排斥反应等。移植后数年的晚期动脉血栓形成通常是因为慢性排斥反应、持续性实质损伤或脓毒症所诱发。血清转氨酶突然升高是动脉灌注丧失的重要指标，而早期临床表现大多不明显。一部分患者主诉急性腹痛，然而，由于胆道系统主要由动脉供血，大多数患者会出现胆道并发症，如胆管炎或胆管脓肿。在疾病持续过程中，狭窄可以在肝外和肝内胆道系统中发展，即所谓的"缺血性胆道病变"。这种情况应尝试手术或介入操作使肝动脉血供重建。

急性动脉血栓形成后，超声检查可表现为肝动脉彩色多普勒外周或肝内血流信号的消失。彩色多普勒的灵敏度为82%～92%，如果进行超声造影检查，敏感度和特异度几乎上升到100%。因此，在结论不明的情况下，应行超声造影。在常规超声图像中有时可见不均匀和低回声区域（梗死区），高达60%的彩色多普勒或脉冲波多普勒肝血流减少的患者需要肝再移植。

肝移植术后肝动脉术后狭窄的发生率高达11%，主要是由于器官准备或手术重建过程中的并发症，包括缝合线本身、解剖和扭结的问题。如果没有适当处理，病情会进一步加重。临床表现从轻微的肝功能障碍到缺血性胆管中形成的胆管脓肿不等。球囊扩张或支架置入术是比较好的消除狭窄的介入治疗。

肝移植后新发肝动脉瘤通常是假性动脉瘤，一般在动脉吻合处发生。尽管它很少见，但肝动脉瘤死亡率可高达50%。首选的治疗方案是血管支架的介入治疗，如果无法施行介入治疗，仍需要手术修复。在通过血管造影无法进入的情况下，另一种方法是直接进行影像学引导的穿刺和栓塞。

门静脉阻塞一般在移植后的前5d发生，通常是由于血管重建困难所致或先前存在和术中形成的门静脉血栓。其他不太常见的病因包括门静脉分流术、急性排斥反应、脾切除术和不同的凝血系统疾病。手术修复和血栓清除是新发门静脉闭塞的首选治疗方法，如果两种治疗方案都无法进行，患者应进行抗凝治疗。在超声检查中，门静脉血栓形成表现为多普勒信号缺失，通常伴有动脉阻力指数降低，如果器官由于门静脉血流速度降低而需要更多的血液，动脉会代偿性扩张。

肝移植术后肝静脉狭窄或血栓形成相对少见，治疗选择包括血管造影溶栓、支架置入、手术血栓取出术或抗凝治疗。临床表现类似巴德-吉亚利综合征。超声检查显示实质出现静脉淤血，相关静脉变窄。血管狭窄处可出现典型的混叠伪像，即狭窄部位的血流速度增加导致的高速伪彩。其他继发性临床表现包括腹水和胸腔积液。

肝移植术后脾大通常伴有晚期肝硬化，其特征是脾脏体积病理性增加。肝移植后，脾功能亢进症可以持续存在，在某些情况下脾脏的血液与肝的动脉循环竞争。这种由脾动脉或某些罕见情况下由胃十二指肠动脉引起的窃血现象导致肝动脉灌注减少，伴有门静脉高灌注。另一种情况，由于脾静脉的高血流而引发门静脉血流升高，肝动脉灌注阻力连续增加，从而导致肝动脉流入的下调。在这两种情况下，均可检测到动脉血流减少和门静脉高灌注。如果不治疗，肝动脉血流减少可导致胆道并发症和严重的实质损伤，伴有相关的移植物功能障碍。超声显示动脉阻力指数升高到＞ 0.75，最大动脉血流速度升高到＞ 100cm/s，门静脉高灌注表现为最大血流速度＞ 80cm/s，病理性血流量增加（＞ 900ml/min）。

肝移植术后血肿和积液可通过超声检查轻松发现。手术后通常在肝周可发现少量液体回声。血肿和活动性出血也可以通过超声造影来识别。新积聚的液体可能是腹水、脓肿形成、血肿或胆道渗漏的结果。通常，积液可以进行诊断性穿刺，并在必要时引流。然而，持续性出血或活动性胆道渗漏可能需要进一步的治疗，包括血管造影、手术或内镜检查。肝移植后，高达 10% 的患者可能出现较大的血肿，通常需要手术探查。

肝移植术后胆瘘、胆管狭窄和胆道病变是肝移植后最常见的并发症。发病率高达 25%。治疗选择包括内镜下定位支架和经皮经肝穿刺胆管置管引流术，以实现胆道减压。狭窄主要发生在吻合部位，超声下可以发现胆管扩张。

除血管并发症外，肝移植后另一组重要的术后并发症是器官排斥反应。30% ～ 80% 的患者在术后的最初 2 周内经历急性排斥反应。超声检查的作用是排除排斥反应的鉴别诊断并发现伴随的并发症。

二、超声在胰腺术后的应用

近几十年来，随着手术技术的改进和增加，围手术期强化治疗的更好疗效以及成像技术的改进，良性或恶性胰腺肿瘤患者的发病率和死亡率显著降低。在壶腹周围腺癌患者中，胰腺癌患者的预后较差。手术是小肿瘤（直径＜ 2cm）患者以及无淋巴结转移的局部肿瘤的首选治疗方法，对于这些患者，完全手术切除可取得 18% ～ 24% 的 5 年生存率。对于晚期癌症患者，5 年生存率均低于 1%，大多数患者在 1 年内死亡。

影像学检查在接受胰腺癌手术的患者中起重要作用。目前，在几种可用的诊断技术中，CT 是评估术后胰腺最有效的影像学检查方式。然而，超声由于其无创性，且可以在床旁进行，故而在胰腺术后的评估中仍有一席之地。

术后检测腹腔积液是超声最重要的应用之一，不仅能够评估积液的性状，还能在超声引导下进行处理。术前或术后远期经腹腔检测到的游离腹腔积液，被认为是腹膜扩散的间接体征或脓肿形成。如果腹腔积液是单纯的腹水，通常不需要处理。

术后还应进行吻合口的评估。引流管的相对位置，胰 - 肠吻合、胆 - 肠吻合、胃 - 肠吻合周围肠道的蠕动情况，有无积液，对于判断吻合口术后情况具有重要价值。

此外，胰腺术后最常见的并发症是胃排空延迟，见于 19% ～ 23% 的患者。超声对于这类患者的评估也有重要意义。相对长时间的实时观测可以证明胃部是否存在蠕动，此外，如果胃内有大量的无回声液体（一般来说，无回声胃液内也可以检查到一些小的气泡，呈高回声），也可以高度怀疑有胃排空延迟。

胰腺术后出血患者需行血管栓塞术，如果行肝总动脉栓塞，则易出现肝脓肿。超声下早期评估肝脏可以及时发现肝脓肿并进行穿刺治疗。化脓性脓肿的超声特征可以多种多样。明显的化脓性脓肿表现为囊性，液体回声从无回声到高回声。早期化脓区可见实性或低回声改变，与坏死肝细胞有关。有时产气的微生物感染可引起高回声灶和后混响伪影，脓肿壁可以很清晰，也可以不规则而厚。超声引导下抽液并培养是一种快速确认诊断的方法，也是一种治疗方法。

三、超声在胆道术后的应用

超声通常是评估术后患者的首选方法，因为它不涉及辐射，并且可以在床边反复进行。评估胆道术后，应重点评估肝和近端胆道的情况。可能出现的并发症主要有以下几种。

1. 胆管炎　胆管炎是由胆道梗阻、重建的胆道系统胆汁流动不良或从肠道到重建的胆道系统的逆行感染引起的。术后胆管炎和肝内胆管结石可能导致吻合口狭窄，随后导致肝内胆管扩张。胆管炎通常根据临床症状和实验室数据而不是影像学检查进行诊断。胆管炎的超声检查结果，例如门静脉周围高回声改变或胆管壁增厚是非特异性的。超声可能有助于识别胆管炎患者肝内胆道扩张及是否存在需要手术干预的病变。

2. 胆-肠吻合口狭窄　胆道术后胆-肠吻合口狭窄诊断的平均持续时间约为 3 年。吻合口结构发生狭窄的危险因素包括严重炎症、胆道病变大小（如胆总管囊肿）和症状持续时间。吻合口狭窄可通过手术切除或球囊扩张术进行治疗。在某些情况下，可能需要同时手术清除结石。有时术后可能发生与吻合术无关的肝内胆管扩张，伴或不伴胆管结石，这种情况下通常可以应用超声仪观察。胆道内气体的存在称为气动性。肝内胆管积气通常在胆总管囊肿修复后 1 年可见。虽然气动可能阻碍超声评估，但这一发现同样提示没有吻合口狭窄的发生。此外，胆道扩张可能是一个渐进的过程。因此，在术后，如果没有胆道内气体的存在，需要仔细评估肝内胆道和胆-肠吻合口。测量扩张的胆道宽度也为评估吻合口狭窄的存在提供了有用的信息。

3. 肝内胆管结石　肝内胆管结石形成是胆道术后常见的并发症，通常继发于肝内胆管狭窄。结石形成可能导致肝胆管扩张和胆管炎。结石始终位于狭窄的外周肝部位，从不位于肝门。该并发症的治疗可能需要切除结石和胆道系统重建。肝内胆道结石呈现为强回声结构，伴或不伴后声阴影。在某些情况下，可能难以区分肝内胆道结石和肝内胆管的气体，因为在这两种情况下都可能没有后声影。声影（非衰减）的阳性发现高度提示狭窄是由肝内结石引起的。CT 或 MRI 可能是区分这些情况的有用方法。此外，闪烁显像可能有助于评估重建的胆道系统中的胆汁流量。

4. 术后癌变或恶性肿瘤术后复发　超声有助于检测胆道梗阻病因。胆管癌的形态学分类分为占位性、导管周围浸润型或导管内生长型。后两者可能不会导致远端肝内胆道扩张。此外，发生恶性肿瘤的患者通常无症状。因此，作为术后随访的一部分，评估良性肿瘤有无恶变或恶性肿瘤有无复发很重要。恶性病变可能发生在胆囊或肝内胆管。可能出现肝门淋巴结转移。因此，超声检查时必须仔细评估肝、肝门和整个胆道系统。

5. 胆瘘　胆瘘可能由囊肿穿孔、吻合部位张力或重建的胆道系统血液供应不足所致。另一个可能的原因是存在小的胆管分支开口。因此，术前识别解剖变异对于预防胆瘘很重要。胆汁渗漏或胆瘘是一种早期并发症，可能决定是手术治疗或非手术治疗。据报道，超声有助于评估胆瘘。在手术过程中，引流管通常位于胆道吻合口的近端和后面，术后超声检查旨在及早发现手术并发症，如出血或吻合口渗漏。因此，应用术后超声评估手术吻合口周围区域很重要。此外，引流管的位置也很重要，因为其移位可能导致感染性并发症。应用超声检查时应重点检查有无该类情况。

6. 胆道和胰腺的情况　其他并发症有胰腺炎、胰瘘等，在患者饮水以改善整个胰腺的可视化后，使用胃作为声波窗口可能会提高检查质量。为了使用超声诊断胰腺炎，胰腺肿大和胰腺周围水肿是重要的发现。急性胰腺炎的并发症，如假性囊肿形成，也可以用来评估病情。此外，在胰腺炎患者中，检查有无胰管扩张很重要。尽管存在梗阻，但胰管扩张并不总是出现在胰腺炎的急性期，因为胰腺肿大的程度可能会影响这种扩张。

7. Roux-en-Y 重建相关的肠道并发症　肠梗阻是胆总管囊肿手术修复后的重要并发症。逆行空肠套叠或梗阻可能发生在 Roux-en-Y 重建后。一些出现这种并发症的患者需行紧急手术干预，例如肠切除术。快速、正确地诊断肠梗阻至关重要，超声检查可确定是否需要进一步检查，例如 CT。术后肠套叠可能表现为逆行空肠肠套叠或与吻合术无关的肠套叠。逆行空肠肠套叠有多种表现，如呕吐、腹痛或肠梗阻。约 35% 的患者出现肠坏死或肠穿孔，需行肠切除术。因此，需要快速、准确地诊断这种并发症。另一方面，当肠套叠与吻合无关时，肠套叠通常无症状。这种情况可能自发消退或需要紧急手术干预。术后肠套叠通常表现为手术修复后 2 周内的肠梗阻。超声检查通常用于腹痛患者的初始评估。在腹部 X 线检查阴性的患者，超声检查或 CT 可显示扩张的充满液体的肠袢，提示梗阻及其病因。小肠肠系膜内的腹水和肠壁增厚提示梗阻相关的肠缺血改变。在肠套叠病例中，超声显示由内肠和外肠道形成的两个同心高密度环，称为假肾征。伴随的超声系统体征，例如存在或不存在回声性腹水、肠系膜动脉腔塌陷或游离空气，可能有助于超声医师怀疑需要紧急手术干预的肠梗阻或肠穿孔。使用 CT 进行进一步成像对于排除绞窄的肠梗阻可能至关重要。与 Roux-en-Y 重建相关的肠梗阻可能是由过长的 Roux 袢扭转、肝－空肠吻合处的吻合口狭窄或 Roux 袢的吻合口狭窄引起的。超声检查可检测到 Roux 袢或胆管扩张。术中情况和解剖位置的信息有助于超声识别和评估并发症。如果扩张的肠管位于重建的肝门附近，它可能会扩张 Roux 袢。在这些情况下，还需要评估肠血流量和重建的胆道的情况。由于患者的腹部情况有可能出现干扰，例如腹腔气体较多，使用超声评估这些并发症可能很困难。

第 11 章

肝胆胰外科围手术期护理

第一节　手术前护理管理

一、术前准备

1. *皮肤准备*　备皮范围：上至乳头连线、下至耻骨联合，左至腋中线，右至腋后线。腹腔镜手术应注意脐部的清洁。肝癌射频消融术备皮范围包括大腿部皮肤，备皮时注意遮挡和保暖，动作轻柔，以免损伤表皮。术前一日患者应沐浴、理发、剃须、剪指（趾）甲等。

2. *肠道准备*　目前常规肠道准备：遵医嘱术前一日中午 12：00 口服导泻药，如复方聚乙二醇电解质散（Ⅳ）、磷酸钠盐口服液、乳果糖等。根据手术方式，必要时遵医嘱术前晚或术晨清洁灌肠。

3. *抗生素皮试*　遵医嘱术前一日下午完成药物皮试。

二、术前教育

1. 根据患者的年龄和文化程度等特点，可采取漫画、视频、图片资料、宣传手册、录音或小讲课等多种形式，结合患者的具体疾病，介绍疾病知识、手术方式、术后可能的不适、可能留置的各类引流管及其目的和意义、患者需要配合的相关知识和准备，内容应通俗易懂。

2. 术前饮食指导：鼓励患者多摄入高蛋白、高碳水化合物、高纤维素、低脂肪、低胆固醇的普通饮食或半流质饮食。不能经口进食或进食不足者，应建立胃肠外营养途径，补充足够的热量、氨基酸、维生素、电解质，以维持患者良好的营养状态。

3. 传统的术前一日饮食为术前 12h 开始禁食，术前 4～6h 禁水，一般术前一日中午正常进食，晚餐进半流质或流质饮食，第一台手术患者 22：00 以后禁食，24：00 后禁水。目前加速康复的理念和相关实践表明，肝胆微创外科手术患者麻醉开始前 2～4h 可进食少量（约 200ml）无渣流质饮食，如能量饮料，可减轻择期手术患者的口渴不适、饥饿感和焦虑感。

三、术前适应性训练

指导患者进行呼吸功能锻炼，如腹式呼吸、缩唇呼吸、呼吸操等，每天 3 次。教会患者有效咳嗽，具体方法为：嘱患者深吸气后屏气，利用腹肌作用用力咳嗽，将痰液充分咳出。指导患者练习在床上使用大便器。男性患者学会在床上使用尿壶，预防尿潴留。在病情允许的情况下，应鼓励患者进行适当活动，如床上翻身或下床活动，以预防深静脉血栓形成。

第二节　手术后护理管理

一、术后病情观察

1.患者术后返回病房常规吸氧（氧流量 2 ～ 3L/min）。

2.生命体征监测：患者术后返回病房，应立即测量血压、脉搏、呼吸、血氧饱和度，向麻醉医师了解术中情况。大手术后患者前 4h 每 15 ～ 30 分钟测量 1 次脉搏、呼吸、血压、血氧饱和度，并观察神志及瞳孔变化，当患者病情稳定后，可改为每小时测量 1 次，24h 后改为每 4 小时测量 1 次。如患者病情危重，应及时给予持续心电、血压、呼吸监测或转入重症病房进行监护。

3.术后患者意识恢复较慢时，应警惕是否存在肝功能损害、低血糖、脑缺氧、休克等导致的意识障碍。

4.注意观察患者有无出血，如患者出现不明原因的心率加快，继而出现血压进行性下降或腹腔引流管引流出血性液体，1h 内引流量＞ 100ml 或 4h 内引流量＞ 400ml，且触摸引流袋有温热感，则怀疑有内出血的可能，应及时报告医师并采取处理措施。做好介入治疗或再次手术的准备，备好各种抢救药品及抢救物品。

二、术后体位管理

1.患者术后返回病房，早期可取半卧位，一般术后 1 ～ 2h 床头可摇高约 20°，术后 2 ～ 4h 床头摇高约 30°，术后 4h 后床头可摇高约 45°。

2.鼓励患者取半卧位，以利于腹腔引流。当患者病情变化时，应根据需要给予合适体位，如患者休克时可给予休克卧位。

3.患者需更换体位时，嘱患者尽量采取患侧卧位，以利于渗血、渗液的引流，防止血肿、脓肿形成和切口感染。

三、伤口及引流管护理

1.伤口护理　术后密切观察切口有无出血、渗血、渗液及红、肿、热、痛等征象；如短时间内有大量渗血，应及时通知医师处理。无菌手术切口，一般无须换药，若切口敷料被血液或渗液渗湿应及时更换，换药时严格无菌操作，以防切口感染。术后 7 ～ 10d 拆线或拆除皮肤缝合器。

2.引流管护理　术后正确连接引流装置，各引流管出皮肤处做好标记并妥善固定,活动、翻身时防止引流管打折、受压、扭曲、脱出等。引流袋位置应保持低于切口水平，定期更换引流袋，更换引流袋时严格无菌操作。保持引流管通畅，按时挤压引流管，避免因引流不畅而造成感染，严密观察各引流管引流液的颜色、性状和量，做好记录。向患者讲解管道的重要性，使患者有主动保护管道的意识。

3. 营养管理　患者肠蠕动功能恢复及肛门排气后，遵循从流质饮食—半流质饮食—软食—普通饮食的过渡原则，嘱患者进食高热量、高维生素、优质蛋白质、低脂饮食。对于禁食、胃肠功能未完全恢复者，给予肠外高营养，以利于切口愈合及身体康复。

4. 术后疼痛管理　术后 1 ～ 2d 患者可出现不同程度的切口疼痛，表现为不愿主动翻身、活动、咳嗽和表情痛苦。护士应给予心理安慰，鼓励患者主动活动，在患者翻身、活动、咳嗽时，协助患者双手按压切口处以减轻疼痛。患者疼痛剧烈时，遵医嘱给予镇痛药物。

5. 重症监护病房术后管理　除常规护理外，有些患者因病情需要术后需进入 ICU 治疗，护理人员应及时做好接收患者准备。患者进入 ICU 后应密切观察病情变化，做好出入量管理，合理补液，做好各种管道维护，防止发生各种感染。做好各项基础护理。同时还应加强患者及家属的心理沟通，防止发生谵妄等。

第三节　加速康复外科术后护理管理

加速康复护理是以循证医学为依据，为围手术期患者提供优质、全面、个性化的护理方案，最大程度减少手术应激反应，减轻机体损伤，促进患者术后康复。

一、术前健康宣教

术前 2 ～ 3d，护理人员应及时向患者及其家属讲解围手术期加速康复护理对于预后的作用，使其充分了解加速康复护理措施每项内容的实施时间及重要性。缓解其焦虑、恐惧及紧张情绪，使患者知晓自己在此计划中所发挥的重要作用，获得患者及其家属的理解、配合。加速康复护理措施包括术前禁烟酒、肠道准备、术后早期进食、早期下床活动等。

1. 术前戒烟、戒酒　吸烟与术后并发症发生率和病死率增加具有相关性，可致组织氧合降低，伤口感染、肺部并发症发生率增加及血栓栓塞等。一项荟萃分析发现，戒烟至少 2 周方可减少术后并发症的发生率。戒酒可缩短住院时间，降低并发症发生率和病死率，改善预后。戒酒时间长短对器官功能的影响不同，戒酒 2 周即可明显改善血小板功能，缩短出血时间，一般推荐术前戒酒 4 周。

2. 术前肠道准备　术前机械性肠道准备对患者来说是应激因素，特别是老年患者，可致脱水及电解质失衡。肝胆胰手术常规无须行机械性肠道准备。

3. 术前饮食管理　术前长时间禁食、禁水可加重手术应激，促进术后炎症因子和相关激素释放，加重术后胰岛素抵抗。肝脏手术患者术前禁食 6h，禁饮 2h，麻醉前 2h 可口服清流质饮食，胰腺手术术前当晚及手术开始前 2 ～ 4h 给予患者碳水化合物饮料。

二、术后健康宣教

1. 术后早期活动和进食　肝胆手术患者术后第 1 天可下床活动，当天可饮水，术后 12h 可进流质饮食。胰十二指肠切除术后饮食管理是 ERAS 的重要环节，提倡早期进食，麻醉结束前即可拔除胃管，术后第 1 天即可给予清淡流质饮食或根据患者意愿进食，逐步过渡到半流质饮食。

2. 术后引流管观察和护理

（1）胃管：肝胆胰手术常规不留置胃管，若有特殊情况须留置胃管，建议在患者麻醉清醒前拔除。

（2）尿管：肝胆胰手术术后尽早拔除导尿管，无须常规膀胱锻炼。

（3）腹腔引流管：肝胆手术术中根据具体情况留置腹腔引流管，术后若无胆瘘、出血等并发症，则尽早拔除。胰十二指肠切除术后应常规留置腹腔引流管，可视引流物性状、流量及淀粉酶浓度早期拔除。

第四节　重症监护有创管路的管理

一、中心静脉置管

中心静脉导管（图 11-1）系指末端位于大的中心静脉的任何静脉导管，由于导管开口于中心静脉，邻近右心房，管口周围的血流量比末梢静脉大，容易输注液体，刺激性的药物对血管壁不会造成伤害，因而在临床得到广泛的应用。

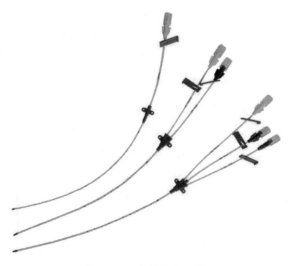

图 11-1　中性静脉导管

1. 适应证

（1）快速液体复苏，如严重创伤休克、急性循环衰竭，需大量快速补液。

（2）监测循环功能，如体外循环下各种心血管手术。

（3）完全静脉内营养，如静脉高营养治疗。

（4）给药，如需长期输注对血管壁有刺激的药液，如某些抗生素、抗癌药物。

（5）经静脉放置起搏器。

（6）静脉空气栓塞的抽吸。

（7）紧急透析。

（8）缺乏外周静脉通道。

2. 中心静脉置管的优点

（1）为危重患者紧急抢救提供快捷的输液通道。

（2）减少多次外周穿刺的痛苦，一次置入可维持1周至1个月。

（3）对躁动不安患者易固定，不易脱管。

（4）避免外周输液局部外渗肿胀和高浓度药液引起的静脉炎。

（5）失血、脱水时，外周静脉塌陷，不易穿刺成功，而中心静脉较易穿刺成功。

3. 中心静脉置管的缺点

（1）穿刺置管技术要求比较高。

（2）对护理要求高，需严密观察，防止各类并发症的发生。

（3）费用较昂贵。

4. 常见置管的部位　标准的中心静脉置管部位包括颈内静脉、锁骨下静脉、股静脉和贵要静脉。中心静脉置管部位的最安全选择取决于以下各种因素：如解剖学、机体重要系统或主要器官的功能以及有无严重的局部问题（水肿、皮肤破损或感染）。

（1）中心置管部位的比较：①颈内静脉置管，并发症较少，易护理，便于观察，可长期留管。但易被痰液、呕吐物污染，气管切开者不宜，形成血肿可压迫气管。②股静脉置管，管腔粗大，位置固定，走行直，周围无重要结构，较易穿刺成功，安全系数大，容易掌握，并发症少，为下肢静脉，远离心房，为正压静脉，穿刺时不会导致空气误入。但易被大小便污染，长期置管有发生下肢静脉血栓形成的可能，不便观察。③锁骨下静脉置管，便于观察和护理，头颈部活动不受限。但穿刺要求高，有发生气胸的风险。

（2）中心静脉置管的深度：右侧颈内静脉，略小于身高的1/10，如身高1.8m，置管16cm，左侧比右侧多2cm；右锁骨下静脉比颈内静脉少2cm；股静脉可置管30～50cm。

5. 并发症及预防

（1）血栓形成或栓塞：长期置管、血液浓缩及高凝状态，在导管上形成微小血栓，栓子脱落进入微循环，造成微小动脉栓塞。

（2）血管阻塞：输注含高价阳离子的肠外营养液时，脂质阳离子复合物遗留导管内所致。

（3）血肿：反复穿刺损伤明显，误入动脉，压力高，喷血不止；操作过程没有有效压迫，在颈内静脉置管时如果血肿不断增大，会压迫气管引起窒息，股静脉血肿可压迫下肢静脉回流，引起深静脉血栓。

处理：可进行局部有效压迫止血，必要时局部冰敷。

（4）气胸、血胸：多见于锁骨下静脉置管。穿刺后护士应注意观察患者的呼吸和血氧饱和度，若出现不明原因的呼吸费力或血氧饱和度下降，要警惕张力性血气胸。

（5）脱管：导管置入深度不够；固定不牢；与外接管衔接不紧密；有意识障碍者自行拔出。

（6）空气栓塞：一般不易发生，但是在插管、拔管、脱管时，剧咳后深吸气时易发生大量气体进入血管，造成心腔和肺动脉系统空气栓塞。患者表现为呼吸困难、头晕、大汗、低血压、心动过速等。可置患者于左侧卧位和头低足高位，使气泡升至心尖部以恢复肺循环；高浓度面罩吸氧并监测血气。

（7）感染：皮肤消毒不彻底，以表皮葡萄球菌和念珠菌多见；使用多腔中心静脉导管；导管材料插入静脉时，机体抵抗异物、纤维蛋白包围导管形成鞘，细菌黏附于鞘上；患者免疫力低下；长期留管；护理时未严格按照操作规程。表现为穿刺部位出现红、肿、热、痛或出现不明原因的发热，血象升高；应考虑到有导管相关性感染的可能，应立即做局部和导管内液细菌培养，并给予抗炎治疗。

预防：尽量减少多腔中心静脉导管的使用；插管前皮肤消毒要彻底，可先用肥皂水清洗，消毒皮肤至少两遍；严格按操作规程插管与护理；缩短中心静脉导管的留置时间；提高穿刺水平，减少组织损伤及血肿的发生，消灭细菌繁殖的场所。

6. 中心静脉置管护理规范

（1）严格交接：要求班班床头交接中心静脉导管的插入长度；中心静脉导管固定情况；中心静脉导管是否通畅；中心静脉周围皮肤有无发红、肿胀、压痛；输注液体的性状、质量、浓度、速度。

（2）加强巡视。

（3）防输空（脱管）：巡视病房时重点检查管道衔接和液体滴注情况；患者更换体位、换床、下床活动时注意管道的位置。

（4）预防管道阻塞：液体匀速滴入，必要时使用输液泵；交接班时冲管 1 ～ 2min，患者血液浓缩时，增加冲管次数；先输注脂类液体，后输注非脂类液体；输注高渗 / 黏附性强液体 / 酸碱性药物之间用生理盐水冲管；封管前若输注黏附性强的液体时，先用 5ml 生理盐水冲管，再行肝素封管。

（5）预防感染：保持病房环境清洁，患者插管部位保持干燥、整洁；须长期置管者少选股静脉；置管部位每日或隔日换药 1 次，局部潮湿或污染随时换药；输液管、三通管每日或隔日更换 1 次，污染时随时更换；减少三通开关的使用和操作；每次推药或换管时均要严格消毒；严禁重新插入不慎被拉出体外的部分导管；经常观察患者的体温、血象及插管部位情况，如有异常，应及时留检和处理。

7. 中心静脉导管的拔除原则

（1）拔管前的护理：患者取仰卧位或垂头仰卧位；拔除导管时使患者屏住呼吸；当患者脱水时避免拔管。

（2）拔管后的护理：夹闭导管腔，将手指压在拔管后的皮肤切口上；不要过度按压或用力摩擦颈动脉；拔管后外涂碘伏或抗生素软膏，密封切口 12h；拔管后患者需静卧 30min。

二、动脉置管

直接动脉压监测法是指在外周动脉内置管进行动脉血压连续监测的一种方法，为有创血压测量，它不仅能及时、准确、可靠、持续地反映血压动态变化，有助于判断体内血容量、心肌收缩力、外周血管阻力及有无心脏堵塞，而且可通过动脉置管采集血标本，避免频繁穿刺给患者带来痛苦及血管壁损伤，是 ICU 内对危重症患者进行循环监测的重要手段。

1. 适应证

（1）严重创伤和多脏器功能衰竭患者。

（2）各类休克（低血容量休克、心源性休克和感染性休克等）患者。

（3）心脏大血管手术患者。

（4）大量出血手术患者。

（5）严重高血压和危重患者。

（6）低温麻醉或控制性降压患者。

（7）急性呼吸衰竭需经常查血气分析者。

（8）嗜铬细胞瘤手术患者。

（9）心肌梗死和心力衰竭患者抢救时。

（10）无法用无创法测量血压的患者。

2. 置管部位　置管动脉有桡动脉、股动脉、足背动脉，其中以左臂桡动脉为首选部位。

在桡动脉处置管有以下优点：桡动脉在腕部的位置表浅、血流丰富，且易触及定位；易做艾伦试验；周围无重要组织，不会引起其他组织损伤；易固定；易于压迫止血；血流丰富，避免置管后并发血栓栓塞而引起手部缺血性损伤。

3. 置管方法　直接动脉压监测置管方法有经皮动脉穿刺置管和直视下动脉穿刺置管两种。

（1）经皮桡动脉穿刺置管法

1）物品准备：动脉穿刺针（成人 18 ～ 20 号，小儿 22 号）（图 11-2），无菌注射器、无菌手套、无菌治疗巾、2% 利多卡因、监护仪、压力传感器、袋装肝素生理盐水（500ml 生理盐水中加肝素 10mg）并置入压力袋中，三通管、无菌纱布、常规消毒盆、小夹板及胶布、小枕（垫）。

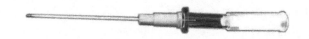

图 11-2　动脉穿刺针

2）患者准备：向患者解释操作目的和意义，以取得其配合。检查尺动脉侧方循环情况，采用艾伦试验进行。前臂与手部常规备皮，备皮范围约 20cm×10cm，应以桡动脉穿刺点为中心。

3）穿刺与置管：具体操作方法见有创动脉血压监测部分桡动脉置管方法。

（2）直视下桡动脉穿刺置管法：在无菌操作下于桡骨茎突的上方做 1cm 长皮肤直切口，显露桡动脉，其下放置 2 根线，远端线作牵引用，近端线作穿刺出血时阻断血流用，用套管针进行穿刺置管，成功后缝皮以固定套管针。

4. 压力监测方法

（1）使压力传感器内充满液体并排尽气体；压力传感器的位置与桡动脉测压点在同一水平线上。

（2）准确校零。

（3）患者体位和传感器的位置不变时，每 4 小时调试零点一次；变换体位时，应相应调整传感器的位置并及时校零。

（4）测压前，无创测压应与有创测压做有效对比，以减小误差。

（5）应用肝素生理盐水持续静脉滴注，压力为 20 ～ 40kPa（150 ～ 300mmHg），流速为 2ml/h，防止血液凝固致管道堵塞，使之出现良好波形。

5. 临床意义　动脉血压与心排血量（CO）和总外周血管阻力有直接关系，反映心脏后负荷心肌耗氧和做功，以及周围组织和气管血流灌注，是判断循环功能的有用指标，但不是唯一指标，因组织器官灌注除取决于血压外，还取决于外周血管阻力。若外周血管收缩，阻力增高，虽血压正常或升高，但组织血流仍不足。因此，不宜单纯追求较高血压。

（1）提供准确、可靠和连续的动脉血压数据。

（2）异常动脉压波形：钝波波幅中等度降低，上升和下降支缓慢，顶峰圆钝，切迹不明显，见于心肌收缩功能下降或血容量不足；不规则波波幅大小不等，早搏波的压力低平，见于心律失常患者；高尖波波幅高耸、上升支陡，舒张压低、脉压宽，见于高血压及主动脉关闭不全患者。主动脉瓣狭窄者，波幅下降缓慢及坡度较大，舒张压偏高。

6. 并发症

（1）血栓形成与动脉栓塞。

（2）空气栓塞。

（3）渗血、出血和血肿。

（4）局部或全身感染。

三、各引流管的共性护理

肝、胆、胰、脾术后是否需要常规留置各种引流管，加速康复理念相关研究表明，留置各引流管并不能减少相应的术后并发症，也不能降低术后重新穿刺置管的发生率，各引流管是否需要常规留置以及拔管时机要结合临床患者病情发展决定，若无各种并发症，建议尽早拔除引流管。管道引流的原则：引流通畅、彻底；对组织损伤或干扰最小；确定病原菌。管道护理的原则：固定、通畅、无菌、观察、记录。

1. *留置引流管患者的心理护理* 患者术后常留置多种引流管，患者易产生各种顾虑。护士应向患者解释说明引流的目的、意义及引流管放置期间注意事项，以取得配合。

2. 引流管的固定

（1）各种引流管外露皮肤处应做好标记并妥善固定。固定可根据引流管类型采用不同的导管固定器加固或用胶布交叉固定，腹部引流管较多时，可根据患者病情需要采用多头腹带保护腹部切口，减少腹部张力，减轻疼痛和防止腹部切口裂开，促进伤口愈合，并定时巡视观察、班班交接引流管固定情况，以防引流管脱出。

（2）将引流袋的一端固定于切口同侧床单上且应低于切口高度，以便引流顺畅及预防逆行感染。患者翻身活动时切勿牵拉引流管，以防脱出。

3. 引流管的护理

（1）做好引流管的标识：注明管道名称、置管日期，标记外露长度。便于医护人员了解各引流管的详情，方便观察及护理。临床常用引流管标识条根据引流管的不同类型分别采用统一标识条，以便医护人员辨别及观察。

（2）密切观察引流液的颜色、性状和量，以及引流是否通畅，并做好24h引流量记录。观察有无并发出血、感染、胆瘘、胰瘘、肠瘘等，发现异常应及时处理。

（3）患者术后病情平稳后宜取半卧位，并经常更换体位，以利于引流。

（4）根据无菌原则，应尽量减少引流管的管口分离，且密切观察切口敷料渗出情况，根据患者病情需要遵医嘱定时更换敷料及引流袋。

（5）熟练掌握各引流管的留置意义，分辨留置引流管前后患者的病情变化是否好转，以达到引流管的留置目的。

（6）拔管指征：术后根据引流液的颜色、性状和量，淀粉酶浓度及细菌培养结果，以及患者病情，遵医嘱尽早予以拔管。

4. 健康宣教

（1）指导患者及其家属（为患者）床上翻身或下床活动时，先将引流管固定于衣角上且低于切口处，不可受压、打折及阻塞引流管等。如有引流管脱出，应立即停止活动并及时报告护士。

（2）向患者及其家属解释说明引流液的颜色及性状，如发生异常，应及时报告医护人员观察判断。

四、胃管

传统路径中，肝、胆、胰、脾外科手术前留置胃管（图11-3），主要用于术中持续负压吸引，保持胃肠道空虚，防止误吸，减轻胃肠道手术患者吻合口张力，减少吻合口瘘的发生。ERAS路径中研究表明，术后不留置胃管并未增加术后并发症发生率和病死率，且会降低术后肺不张及肺炎发生率，缩短排气、进食时间和住院天数。因此ERAS路径中不常规使用胃管，如若使用，在麻醉前留置，可在术后24h内拔除。

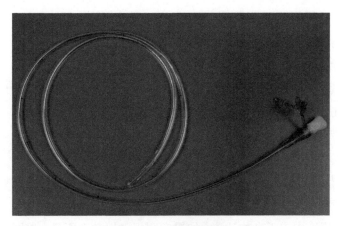

图 11-3 带导丝胃管

1. 胃液性质 胃液为胃内分泌物的总称。包括水、电解质、脂类、蛋白质和多肽激素。纯净胃液为无色透明液体，因含黏蛋白而呈黏稠、乳白色，pH 0.9 ~ 1.5，比重为 1.006 ~ 1.009，每日分泌量为 1.5 ~ 2.5L，含固体物 0.3% ~ 0.5%，无机物主要为 Na^+、K^+、H^+ 和 Cl^-。经 12h 空腹后的胃液量正常时平均为 50ml。近年来强调基础胃液量，是指留置胃管后应用电动负压吸引器（压力为 30 ~ 50mmHg）抽取 1h 所得胃液量。

2. 留置胃管的临床意义

（1）胃肠减压，减轻腹胀。

（2）观察胃液的量、颜色及性状。

（3）观察有无应激性溃疡。

（4）为临床治疗提供途径。

3. 留置胃管的护理

（1）妥善固定，防止胃管脱出、扭曲、打折、受压。

（2）胃管置入深度严格交接班。胃管插入深度，40 ~ 45cm 表示胃管已达贲门，50 ~ 60cm 表示胃管到达胃内，60 ~ 65cm 表示胃管到达幽门。注意胃管的置入及外露长度，防止胃管脱出（固定方法同三腔喂养管固定方法）。鼻贴应每日更换，根据吸引情况定时更换负压吸引瓶。

（3）保持引流通畅：保证持续负压吸引，保持引流通畅，每 4 小时冲洗胃管一次，防止堵塞。

（4）密切观察胃液的颜色、量及性状。正常胃液为墨绿色（混有胆汁），若颜色鲜红，提示有胃内出血；若颜色为褐色或暗红，提示胃内有陈旧性血液。

（5）拔管指征：胃肠不适症状消失，腹胀缓解，肠蠕动恢复或每日胃液量＜ 400ml，胃液颜色清亮，无胆汁反流，遵医嘱可考虑拔管。

（6）经胃管注入药物后应用温开水冲洗胃管后夹闭 1h。

（7）留置胃管者应做好口腔护理，以防感染。

4. 异常胃液 基础胃液量＞ 100ml 为胃液增多，见于：①胃液分泌过多，如十二指肠溃疡、胃泌素瘤；②胃排空障碍，见于胃蠕动功能减退或幽门梗阻。胃液分泌量＜10ml 为胃液减少，见于胃蠕动亢进及萎缩性胃炎。

胃液中有胆汁反流，胃液呈黄色或黄绿色；胃液中有少量红色血丝，常因胃管擦伤咽部黏膜所致；胃液中有咖啡样残渣提示有陈旧性出血，见于胃癌或糜烂性胃炎。胃内新鲜出血，胃液呈鲜红色。

正常胃液略带酸味，消化不良或有明显的胃内容物潴留，有机酸增多时，胃液有发酵味；晚期胃癌时，胃液可有恶臭味；小肠低位梗阻时，胃液可有粪臭味。

慢性胃炎时胃液明显增多，胃液黏稠度加大；咽下的鼻咽部黏液或痰充满气泡浮于胃液表面，黏液一般呈碱性。

空腹12h 后的胃液中应无食物残渣，如果有则提示胃动力不足，常见于胃扩张、胃下垂、胃轻瘫。

五、三腔两囊止血胃管

1. 目的　通过对胃囊和食管囊注气加压，达到对胃底静脉和食管静脉曲张破裂出血的压迫止血目的。

2. 适用范围　门静脉高压并发上消化道出血患者。

3. 操作步骤

（1）物品准备：三腔两囊止血胃管（图 11-4）、纱布数块、棉签、50ml 注射器 1～2 副、止血钳 2 把、治疗碗 1 个、生理盐水 500ml、血压计 1 个、蝶形胶布 1 条、滑轮牵引架 1 个、牵引线 1 根（长约 1m）、0.5kg 重物、液状石蜡 50ml。

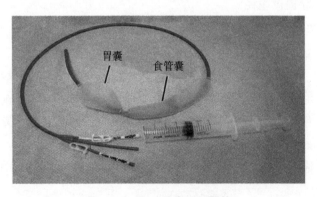

胃囊　食管囊

图 11-4　三腔两囊止血胃管

（2）检查三腔两囊止血胃管的质量：检查 3 个腔的标记是否清楚，气囊是否漏气，管腔是否通畅，注气量是否准确，气囊膨胀是否均匀。检查完毕后抽出注入的气体并将管的前端用液状石蜡润滑。

（3）患者准备：向患者讲明治疗的目的、方法、注意事项及如何配合，并用棉签蘸水将患者准备插管的鼻腔擦净。

（4）协助医师为患者插管，嘱患者做吞咽和深呼吸动作，配合医师向气囊内注气，固定三腔管。

4. 插管后护理

（1）记录三腔两囊止血胃管的深度和胃囊、食管囊注气量及压力。

（2）用生理盐水冲洗胃管直至无新鲜血液。

（3）每 2 小时抽胃液一次，严密观察胃管抽吸物的颜色、量及生命体征，判断有无出血。

（4）观察三腔两囊止血胃管的刻度，判断有无移位，如有移位，应报告医师重新调整位置，防止三腔两囊止血胃管滑出压迫气管造成窒息，若患者发生窒息，应立即抽吸空气囊后拔出三腔两囊止血胃管。

（5）每 4 小时测气囊压力 1 次并抽吸胃液，一般胃囊注气量为 150～200ml，压力为 50～70kPa（510～714cmH$_2$O），食管囊注气量为 80～100ml，压力为 30～40kPa（306～408cmH$_2$O），每次测压后补充气体 5ml，以补充外逸之气体，如压力偏低，注气后仍不升，提示气囊已破，需重新更换三腔两囊止血胃管。

（6）每隔 12～24h 请示医师并经同意后给予放气或缓解牵引 1 次，以免发生压迫性溃疡，每次放气时间为 30min。

（7）应用三腔两囊止血胃管压迫时间一般不超过 72h。

（8）拔管前嘱患者口服液状石蜡 30ml 并抽吸空气囊，以免损伤黏膜。

（9）插管期间为患者做口腔护理，每日 2 次。

（10）遵医嘱进行雾化吸入。

六、腹腔引流管

腹膜腔是人体最大的体腔，是壁腹膜与脏腹膜之间的潜在腔隙。正常情况下腹膜腔内有 75～100ml 的黄色澄清液体，起润滑作用。在病变时，腹膜腔可容纳数千毫升的液体。

1. 留置腹腔引流管的临床意义

（1）避免渗液、血液积聚而发生感染。

（2）观察术后是否有出血和吻合口瘘。

（3）为腹腔感染性疾病提供治疗途径。

（4）为肿瘤患者术后化学治疗提供治疗途径。

2. 留置腹腔引流管的并发症

（1）出血：腹腔引流液突然增多、颜色鲜红、每小时引流量＞100ml，此时触摸引流管时可感觉引流液温热感，考虑活动性出血。

（2）感染：腹腔引流液颜色由清亮的淡红色或黄色变为黄褐色或灰白色黏稠液体，体温＞38.5℃，考虑为腹腔感染。

（3）胆瘘：腹腔引流液颜色由清亮的淡红色或黄色变为黄褐色或灰绿色液体，进食后引流量增加，患者出现右上腹疼痛、发热和腹膜炎体征，引流液中胆汁酸含量与血胆汁酸含量接近，考虑为胆瘘。

（4）胰瘘：引流液体量增加，不含胆汁，患者主诉腹痛、腹胀、发热，自切口流出清亮液体，腐蚀周围皮肤，自引流管引流出乳白色液体且有明显腹膜刺激征，考虑为胰瘘。

（5）肠瘘：引流量相对较小，引出物较黏稠并伴臭味。

七、胰液引流管

胰液是胰腺分泌的经胰导管输送至十二指肠的消化液。胰液具有无色透明、可拉成丝和易于起泡沫的特性，呈碱性。成人每日分泌 1～2L 胰液，胰液渗透压与血浆相等。胰液中主要有胰淀粉酶、胰脂肪酶、胰蛋白酶原和糜蛋白酶原。

1. 胰液引流管的临床意义　胰液引流管是胰十二指肠切除术后，为保持胰管与空肠内引流的连续性而放置的内支撑引流管。胰液引流管的意义：①将胰液引出体外，防止胰液外渗，避免胰瘘和胆瘘等并发症；②观察胰液的量、颜色及性状。

2. 护理要点

（1）保持引流通畅：胰液引流管一般较细，除用缝线将其固定于皮肤外，还应使用胶布加固，并班班交接引流管固定情况，以防脱出。

（2）定期检查引流液中淀粉酶及细菌，如出现引流量减少，患者寒战、高热，应怀疑感染，应及时报告医师并予以妥善处理等。

（3）正常胰液为清亮、无色的碱性液体，应密切观察引流液的颜色，若引流液呈黄绿色等，可能胰管脱落至肠管。

（4）其余引流管护理措施同共性引流管的护理。

八、PTBD 引流管

合并胆道梗阻的患者通常需要进行经皮经肝穿刺胆管置管引流术（PTBD）。如合并发热及胆管炎等感染表现，建议行术前胆道引流以控制感染，提高围手术期安全性。术前减黄常见治疗方法：经皮经肝穿刺胆管置管引流术是经皮经肝穿刺途径放置胆道引流导管，达到胆道引流的作用和胆道梗阻的减黄治疗。

1. 目的　经皮经肝穿刺胆管置管引流术是在 B 型超声引导下经局部麻醉进行的一种微创手术。目的是解除胆道梗阻，缓解或治疗胆道的急性炎症，是晚期恶性梗阻性黄疸患者的辅助治疗手段。

2. 护理

（1）穿刺当天患者应卧床休息，严密观察生命体征、意识、面色、腹部体征。

（2）妥善固定引流管，引流管位置应低于引流口水平，防止逆行感染；避免引流管受压。

（3）避免牵拉，导致引流管在胆道内脱位。

（4）密切观察引流液的颜色、量及性状。

（5）密切观察患者黄疸是否减轻，肝功能是否好转。

（6）定时挤压引流管，防止引流管阻塞。

3. 并发症

（1）出血：常见原因是经皮经肝穿刺胆管时损伤血管所致，可引起肋间动脉损伤出血、肝内动脉损伤出血、肝内静脉或门静脉损伤出血、肝外血管损伤出血、肿瘤组织出血等。梗阻性黄疸患者常出现维生素 K 吸收障碍、肝内合成凝血酶减少，造成凝血功能下降可加重出血。PTBD 穿刺胆道或肿瘤表面出血，表现为术中胆道造影显示胆管内充盈缺损，引流管内血性胆汁或全血，可有血凝块。部分患者出现呕吐咖啡色胃液、黑色柏油样大便。肝外血管损伤可能出现腹痛、血性腹水。

（2）PTBD 管也可能因置入过深而进入肠道，此时引流液与正常胆汁颜色不符，引流液清亮、颜色浅黄且引流液内无沉淀，可见引流液上层有泡沫产生。

（3）无引流液流出：可能因患者活动，PTBD 管前端小钩脱出胆道，此时应与医师联系并做出相应处理，防止胆汁性腹膜炎的发生。

（4）导管堵塞：患者长期置管有发热时，表示导管有淤塞或移位，主因 PTBD 管细长容易扭曲，早期胆汁浓度较高，术后出血形成血凝块等。应避免导管受压和扭曲，注意观察引流液的量和性状，必要时给予管道冲洗。

（5）胆汁渗漏：可见穿刺部位有胆汁样的渗出。可导致胆汁性腹膜炎，出现寒战、高热，穿刺处发红、瘙痒等症状。应及时更换敷料以保护皮肤，保持引流通畅。

九、T 管

胆汁味苦呈金黄色，在胆囊内浓缩而成绿色。正常成人每天分泌胆汁 800 ～ 1000ml。在非消化期间胆汁储存于胆囊内，在消化期间胆汁由肝及胆囊大量排入十二指肠内。

1. T 管的临床意义

（1）引流胆汁，避免胆汁排出受阻、胆总管内压力增高、胆汁外漏引起胆汁性腹膜炎、膈下脓肿等并发症。

（2）经 T 管（图 11-5）引流残余结石，将肝内胆管残余结石排出体外。

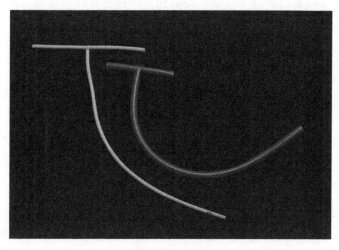

图 11-5 T 管

（3）经 T 管胆道镜取石、造影。

（4）支撑胆道，避免因胆道手术引起胆总管切口瘢痕狭窄、管腔变小、粘连狭窄等。

2. 护理

（1）妥善固定：T 管接引流袋后用胶布将其固定于腹壁皮肤，每天更换胶布，避免因翻身、活动、搬动时牵拉而导致管道脱出。

（2）保持有效引流：患者平卧位时引流管高度应低于腋中线，站立或活动时应低于腹部切口，以防引流液反流。应经常挤压 T 管，防止 T 管受压、扭曲或打折。定时变换体位，防止引流不畅。

（3）观察并记录引流液的量、颜色及性状。正常成人每日分泌胆汁 600～1000ml，胆汁呈黄色，术后 24h 内引流量为 300～500ml，恢复饮食可增至 600～700ml，以后逐渐减少至每日 200ml。术后 1～2d，胆汁呈浑浊的淡红色或淡黄色，以后逐渐加深呈黄色。引流液为血性，考虑胆道出血；胆汁引流突然减少或无胆汁，可能为管道受压、扭曲、打折、阻塞或肝衰竭，引流过多可能为胆总管下端梗阻，胰液、肠液反流等原因引起。

（4）严格无菌操作，预防感染：每日更换引流袋；保持引流袋位置低于切口，防止胆汁反流。

（5）并发症的观察：①黄疸。术后黄疸时间延长可能为引流不畅，也可能是肝功能受损、胆道狭窄或术中胆道损伤。应密切观察血清胆红素浓度；做好皮肤护理，保持皮肤清洁。②出血。术后早期出血多由于止血不彻底或结扎线脱落所致，后期出血可能为 T 管压迫胆总管形成溃疡或局部炎症出血。应密切观察患者出血量，观察患者生命体征。③胆瘘。胆瘘多因胆管损伤、胆总管下端梗阻、T 管脱出所致。应注意观察腹腔引流，如果切口处有黄绿色胆汁样液体流出，提示胆瘘发生。

（6）拔管：①拔管指征。术后 2 周无腹痛、发热，黄疸消退，血常规、血清胆红素水平正常；胆汁引流量每日少于 200ml，引流液颜色清亮；胆道造影显示胆管通畅；夹管试验阴性（饭前、饭后各夹管 1h，逐渐增加至全天夹管，1～2d 无不适）。同时满足以上条件者可考虑拔管。②拔管后护理。拔管后局部伤口以凡士林纱布堵塞，1～2d 可自行封闭。拔管 1 周内观察有无发热、黄疸及腹部症状，防止发生胆汁性腹膜炎。

十、尿管的护理

在腹部外科手术中留置尿管，可使膀胱空虚，不占盆腔空间，不影响手术操作，且能防止术后尿潴留。

1. 妥善固定（图 11-6）　气囊尿管除使用气囊注水固定外，还需在患者大腿内侧使用 3M 胶贴固定尿管，注意固定时要留有足够长度，防止牵拉导致尿管脱出而损伤尿道。尿管不宜压在患者身体下方，而应经大腿上方绕过并将尿袋固定于同侧床单处。

2. 保持引流通畅　防止尿管折叠、扭曲、受压、堵塞。

3. 防止感染　每日消毒尿道口，尿袋低于尿道口，防止尿液回流引起感染；更换尿袋时应严格无菌操作；根据病情鼓励患者多饮水，以自然冲洗尿道；若患者病情允许，应遵医嘱尽早拔除尿管。

4. 观察尿液　正常尿液呈淡黄色，每天 1500～2000ml；多尿，每天尿量＞2500ml；少尿，每天尿量＜400ml。当出现尿量增多、减少、颜色异常或浑浊时，应及时报告。

5. 拔管　术后 24h 内尽早拔除尿管，可显著降低感染的发生率。无须常规膀胱锻炼，拔管时可以随患者排尿时直接将尿管拔出。拔管后观察患者有无自主排尿，尿液是否正常。

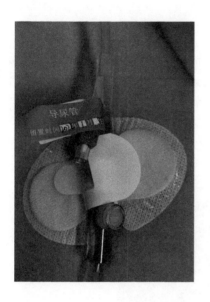
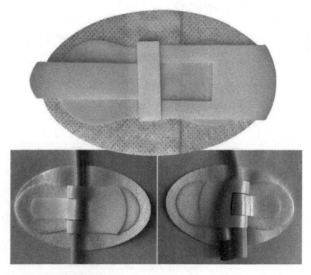

图 11-6　尿管固定

十一、空肠造口管

肝、胆、胰、脾外科手术后的患者，由于疾病自身的代谢变化及消化功能的影响，大多数患者存在不同程度的消化不良且早期无法恢复饮食，通过术中放置空肠造口管（图 11-7），可在术后早期给予患者提供营养支持。

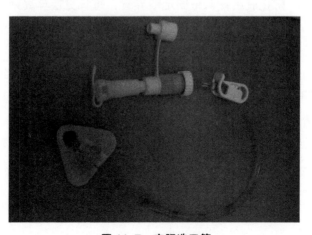

图 11-7　空肠造口管

1. 定时巡视患者, 妥善固定造口管, 保持固定松紧适宜。

2. 保持导管通畅, 每次注入营养液或药物后用 50ml 温开水冲洗导管, 防止营养液黏稠、沉积堵塞导管, 并滋生细菌。

3. 保持置管口皮肤清洁、干燥, 为预防造口感染, 应定时观察局部有无红肿及分泌物, 如有渗出, 应及时更换敷料。

4. 其余引流管护理措施同各引流管的共性护理。

十二、三腔喂养管

功能性胃排空障碍是胃肠道腹部外科手术后比较常见的并发症之一, 胰十二指肠切除术后 10% ~ 25% 的患者发生胃排空延迟, 临床上常通过经鼻放置三腔喂养管（图 11-8）, 为患者胃肠减压和提供术后的肠内营养支持。三腔喂养管是一种头端封闭、侧壁有通孔的管路, 长度约 150cm, 经鼻置入空肠。

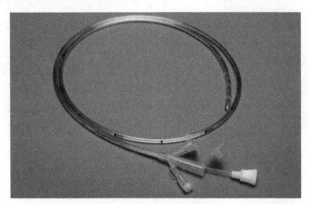

图 11-8 三腔喂养管

1. 根据三腔喂养管的结构和作用, 做好各管腔标识, 测量好外露长度, 做好标记并班班交接。

2. 妥善固定管路, 防止脱出：双重固定喂养管, 每日更换鼻翼处 3M 胶贴, 以防其黏性减小管路脱出及防止皮肤破损。如有管路脱出, 应严密观察病情, 立即请示医师处理, 不应盲目插入, 以免穿破吻合口、胃壁, 造成吻合口瘘、胃瘘。

3. 保持管腔通畅：输注肠内营养液前后用 50ml 生理盐水冲管, 持续输注时应每 4 小时冲管一次。营养液用前需充分摇匀且与药物分别注入, 避免营养液与药物发生反应凝结而堵塞管路（若发生堵管, 采用米曲菌胰酶片碾碎后分次注入）。

4. 防止感染：因患者长期禁食, 应加强口腔护理, 以防口腔内细菌环境改变引起感染、溃疡等。

5. 其余引流管护理措施同各引流管的共性护理。

第五节　肝胆外科患者各种有创治疗护理

一、经内镜下逆行性胰胆管造影

患者取左侧卧位或俯卧位，将导管插入十二指肠乳头，用诊断压力器控制注入造影剂的压力，注入 3 ～ 5ml 造影剂可使胰管显影，胆管显影需注入 10 ～ 20ml 造影剂。胆囊完全显示需造影剂 40 ～ 60ml。术中常需改变体位以排除干扰（如肠胀气、骨结构等）或是显露部位。

1. 适应证

（1）原因不明的阻塞性黄疸疑有肝外胆道梗阻。

（2）疑有先天性胆道异常或胆囊术后症状再发。

（3）胰腺疾病：胰腺肿瘤、慢性胰腺炎等。

2. 禁忌证

（1）严重的心肺或肾功能不全。

（2）急性胰腺炎或慢性胰腺炎急性发作。

（3）严重胆道感染。

（4）对碘造影剂过敏。

3. 术前护理　充分评估患者心理状态，给予不同心理疏导，如向其列举成功病例等。

（1）术前准备：①患者术前 6h 禁食、禁水。②与胃镜检查相同，做碘造影剂过敏试验。③检测血常规、血型、出凝血时间。行心电图、胸部 X 线检查，必要时行心肺功能等检查。

（2）器械准备：十二指肠镜，用 75% 乙醇浸泡消毒 30 ～ 60min，无菌注射器等。

（3）术前用药：术前 30min 肌内注射山莨菪碱 10mg，地西泮 5 ～ 10mg，以达到镇静、松弛平滑肌及减少腺体分泌的作用，少数患者术前肌内注射哌替啶 50mg，准备 60% 泛影葡胺 60ml。

4. 术后处理

（1）造影成功者常规应用抗生素 3d，以防感染。

（2）观察患者有无发热、腹痛、血常规的变化。

（3）胰管造影者术后 4 ～ 6h 及晨起各测血淀粉酶、尿淀粉酶值（0 ～ 900U/L 为正常），升高者每天复查至淀粉酶值正常为止。

（4）饮食护理：胰管未显影者术后常规禁食 2h，显影者术后应暂禁食，待血淀粉酶值正常（0 ～ 150U/L）后方可进清流食，避免摄入粗纤维食物，防止术后十二指肠乳头摩擦导致渗血，1 周后可进普食。

5. 并发症

（1）注入性胰腺炎：术后观察腹痛情况，有无腹膜刺激征，胰管造影者术后 2h 抽血查淀粉酶，第 2 天清晨复查一次，若血淀粉酶＞ 200U/L，同时伴腹痛、发热，应积极按急性胰腺炎处理（禁食、补液及电解质，应用抗生素）。

（2）胆道感染——化脓性胆管炎：可在造影剂中加入广谱抗生素，如庆大霉素，术中无菌操作，必要时行鼻胆管引流术，也可内置支架。术后严密观察体温及血常规变化。

（3）造影剂反应：备好急救药品。

（4）因操作不慎所致的乳头损伤、胰胆管破裂等。

（5）其他少见并发症尚有假性胰腺囊肿破裂、上腹部剧痛、腹部膨胀等。

二、肝动脉内灌注化学治疗及栓塞治疗的护理

肝癌主要是接受肝动脉供血，但门静脉也可单独供血，同时也可有肝动脉和门静脉的双重供血，42.30% 的微小肝癌由肝动脉供血，38.46% 的微小肝癌为肝动脉和门静脉双重供血，19.42% 的微小肝癌为门静脉供血。75.3% 的＞ 3cm 的肝癌有双重供血。

肝动脉内灌注化学治疗及栓塞治疗（TACE）主要用于中、晚期肝癌患者，由于直接将化学治疗药物注入肿瘤供血区域及阻断肿瘤的动脉血供，对癌细胞具有很强的杀灭作用，起效快，疗效好，肝区疼痛等症状减轻或消失，肿块减小明显，可使部分患者重新获得手术切除机会，从而延长生存期。

1. 术前护理

（1）心理护理：了解患者的心理状态，告诉患者其疗效，在治疗过程中可能出现的不适感及应对措施，介绍一些成功病例。

（2）术前准备好各项检查，如肝功能、电解质、心电图、血常规、尿常规、腹部 B 型超声、出凝血时间、甲胎蛋白等。术前一天备皮，行碘过敏试验，术前 6h 禁食、禁水。

（3）准备好药品，介入治疗药物包括碘化油、多柔比星、顺铂、丝裂霉素、氟尿嘧啶、格拉司琼、地塞米松、吗啡、利多卡因等。

2. 术后护理

（1）腹痛的护理：由于肝动脉栓塞后引发肝缺血、水肿及肿瘤坏死，或因胆囊、胰腺动脉栓塞引起胆囊梗死和急性缺血性胰腺炎。术前给予哌替啶 50mg 肌内注射。护士主要观察及鉴别腹痛的性质，大多数患者术后 1 ～ 2d 疼痛缓解，术后 1 ～ 2 周右上腹不适症状逐渐消失。

（2）出血的护理：术后绝对卧床休息 24h，观察同侧足背动脉的搏动。

（3）胃肠道反应的护理：遵医嘱使用胃黏膜保护药，格拉司琼 8mg 静脉滴注，增加输液量以加速造影剂及化学治疗药物的代谢。

（4）发热的护理：体温＜ 38.5℃者暂不处理，发生继发性感染者应用抗生素治疗。

（5）肝功能损害：术后出现腹水、黄疸、高热应及时行保肝、降黄、支持、利尿及 PTBD 引流治疗。

（6）饮食护理：术后禁食 24h，如无特殊反应者可进易消化饮食。

三、经皮肝穿刺胆道引流术的护理

经皮肝穿刺胆道造影，是在 X 线电视或 B 型超声监视下，利用特制穿刺针经皮穿入肝内胆管，再将造影剂直接注入胆道而使肝内胆管迅速显影的一种顺行性胆道直接造影方法，有利于胆道疾病（特别是黄疸）的诊断和鉴别诊断。

1. 适应证

（1）由胆道及其周围组织恶性肿瘤引起的阻塞性黄疸。

（2）由结石、炎症和手术引起的胆道狭窄并阻塞性黄疸。

（3）先天性胆管囊肿和化脓性胆管炎。

2. 禁忌证

（1）有明显出血倾向。

（2）大量腹水。

（3）肝衰竭。

3. 术前护理

（1）心理护理，做好患者及家属心理疏导工作，解释行 PTBD 的目的、意义和方法。

（2）术前掌握患者的情况，针对预见性问题采取护理措施，如肝功能差、存在出血倾向，遵医嘱使用止血药物。做好护肝处理，感染严重者应用抗生素治疗，嘱患者休息。

（3）行碘过敏试验。

4. 术后护理

（1）术后卧床 24h，每 2 小时监测生命体征一次，观察 1d。

（2）妥善固定 PTBD 引流管，观察引流液的颜色、性状、量，保持 PTBD 管引流通畅，防止 PTBD 管受压、脱落，每周更换引流管 2 次，严格无菌操作，防止逆行感染。

（3）遵医嘱使用抗生素、止血药和维生素 K_1，注意维持电解质平衡及营养补充。

（4）饮食护理：术后随着黄疸的消退、肝功逐渐好转、食欲增强，但进食仍需谨慎。应少食多餐，逐步改为半流质饮食和低脂饮食，同时给予优质蛋白及富含维生素、钾、镁、钙的饮食。带 PTBD 管出院的患者，要教会患者及其家属如何护理管道及注意事项，如有不适应立即回医院复查。

5. 并发症　胆痿、出血、胆道感染等。术前应检查凝血功能及肌内注射维生素 K_1 2～3d，必要时应用抗生素治疗。

第六节　各种常见手术并发症的护理

一、胆道出血

胆道出血是胆管结石的并发症之一，出血量差异极大。临床上胆道出血并不少见。我国患者胆道出血的主要原因是胆管结石和感染，仅次于外伤，居发病原因的第二位。

1. 常见临床表现

（1）胆管感染：胆管结石患者并发胆道出血，多在胆管感染的基础上有反复发作的上腹痛、发热、畏寒、黄疸等症状，并且发作多因感染加剧，当病程发展至 1～2 周时，突发上消化道出血，出血后患者感染症状及黄疸有所减轻。

（2）腹痛：出血开始常伴有剧烈腹痛，腹痛的程度与出血的速度和胆管内压力增加有关，若出血速度慢，腹痛较轻或只表现为上腹部不适、腹胀、胸背酸痛、肝区发胀等不典型症状，当胆道血流入肠道后，由于胆道压力下降，腹痛减轻或缓解。

（3）上消化道出血：上腹部疼痛后，患者出血、便血和呕血，周期性出血是本病的特点。呕血、便血一般继发于剧烈腹痛之后。

2. 护理

（1）心理护理：护士应积极主动关心患者，根据其个体情况，解释疾病和手术治疗的重要性和必要性，及时发现引起患者情绪或心理变化的诱因，对症实施心理疏导。

（2）生命体征的观察：密切观察患者的呼吸、体温、脉搏、血压变化，如患者出现呕血、便血或引流管有血性液体流出，每小时达 100ml，连续 3h，且血压进行性下降，提示有活动性出血。

（3）体征：如果患者腹痛加剧并扩散为全腹疼痛，出现腹肌紧张、反跳痛，提示病情加重。

（4）意识状态：患者若出现意识不清、烦躁、淡漠，甚至昏迷，提示休克。

（5）准确记录出入量，提供诊疗依据，如出现尿少，应及时通知医师并采取处理措施。

（6）疼痛的护理：减轻患者对疼痛的敏感性，指导患者卧床休息，根据病情选择舒适的体位。患者血压稳定时，可取半卧位，有利于引流，并可增加肺活量，改善呼吸。

（7）保持呼吸道通畅：昏迷患者去枕平卧，头偏向一侧；无休克患者可取半卧位，有利于增加肺通气量；及时清除口腔及呼吸道分泌物，防止窒息。

（8）建立有效静脉通道，保证药物及时有效地输入。

（9）需手术的患者做好术前准备。

二、胰瘘

胰瘘是指胰液从破裂的胰管中漏出。若漏出的胰液腐蚀胰腺周围的肠壁或胃壁，并导致肠壁或胃壁穿孔，致使胰管与肠道或胃相通，胰液流到肠腔或胃腔中，称为胰内瘘。若漏出的胰液腐蚀胰腺周围的腹壁或胰液沿外伤或引流管引起的窦道经皮肤流到体外，称为胰外瘘。临床上讨论的胰瘘通常是指胰外瘘。

1. 常见原因

（1）胰腺手术：①胰十二指肠切除术。胰十二指肠切除术后发生胰瘘的主要原因是胰–空肠吻合口破裂，有时是胆管–空肠吻合口破裂，胰液经此裂口进入腹腔。②胰腺肿瘤摘除术。胰腺肿瘤摘除术后发生胰瘘的主要原因是手术中损伤胰管，特别是术中伤及胰管但未在术中及时发现。③胰体尾切除术。胰体尾切除术后发生胰瘘的主要原因是胰管断端未予结扎或结扎线脱落。④胰腺囊肿或假性囊肿外引流术。其手术本身就可造成胰瘘。

（2）胰外手术：胰外手术后发生胰瘘的主要原因是手术中对胰腺和胰管的副损伤，或者是处理其他胰腺邻近部位病变时造成胰腺的血供障碍，严重影响胰腺的血供，导致胰腺缺血性坏死。

（3）胰腺创伤：胰腺创伤后发生胰瘘的主要原因是未能及时发现胰管破裂并予以妥善处理，未能彻底清除的失活胰腺组织可能继发感染，感染严重时，造成胰管破裂，形成胰瘘。

（4）胰腺炎症：急性坏死性胰腺炎可造成胰腺和胰周组织坏死并继发感染，感染严重时引起胰管破裂，形成胰瘘。

2. 临床表现　根据每天的胰液引流量，可将胰瘘分为高流量胰瘘和低流量胰瘘，亦可分为轻度胰瘘（＜ 100ml/d）、中度胰瘘（100 ～ 500ml/d）和重度胰瘘（＞ 500ml/d）。轻度胰瘘早期可仅表现为引流液淀粉酶增高而无其他症状，重度胰瘘早期常表现为腹部明显触痛，心动过速，呼吸急促，患者可表现为轻度烦躁不安，合并感染时有腹膜炎表现，引流液淀粉酶常明显增高，但这并非其不可缺少的特点，丢失大量含有水、电解质和蛋白质的胰液，若补充不及时，可引起脱水和电解质紊乱，以及营养物质消化吸收障碍，表现为消瘦和营养不良，丢失过多的碱性胰液可发生代谢性酸中毒，瘘口周围皮肤水肿、糜烂，形成溃疡甚至导致出血，亦可因引流不畅致瘘管周围的皮肤先于胰瘘而愈合，形成假性胰腺囊肿。

3. 护理

（1）做好充分引流：将外漏的胰液及时引出体外，并保持引流通畅是关键。①妥善固定引流管，防止引流管脱出；②进行腹腔冲洗的患者应保持冲洗液和引流液的平衡，防止过多的腹腔冲洗液积聚于腹腔；③密切观察引流液的颜色、量及性状。

（2）遵医嘱进行胃肠减压，防止胰液过多分泌。

（3）遵医嘱使用抑制胰腺分泌的药物。

（4）合理的营养支持。

（5）需手术治疗时做好术前、术后护理工作。

三、胆瘘

胆汁或含有胆汁的液体持续通过非正常途径流出称为胆瘘。胆瘘分为胆外瘘和胆内瘘。任何胆道或胆道邻近脏器的外科手术，均可发生胆瘘。

1. 常见原因

（1）手术中已损伤的胆管未被及时发现，未做处理。

（2）创面断裂的胆管未予结扎或结扎不牢，或结扎线松脱。

（3）创面感染、组织坏死脱落，使已损伤的胆管缺血坏死而致破裂渗漏等。

（4）T 管放置不严密或术后短期内胆道因结石残留梗阻、胆管内压增高所致等。

（5）胆 - 肠吻合口瘘。

（6）副胆管的损伤及胰瘘。

2. 临床表现　胆瘘多发生于术后 5 ～ 10d，表现为发热、右上腹痛、腹肌紧张及腹膜刺激征，T 管引流量突然减少，但可见沿腹腔引流管或腹壁伤口溢出胆汁样液体。

3. 胆瘘的诊断标准

（1）术后连续 3d 腹腔引流管有胆汁引出或单次引流胆汁量 ≥ 100ml/d。

（2）未置腹腔引流管者，术后出现腹膜刺激征，腹腔穿刺抽出胆汁或再次手术发现腹腔内有胆汁聚积。

4. 护理

（1）应保持 T 管引流通畅，做好观察和记录。

（2）做好心理护理，重视患者主诉，稳定其情绪。

（3）做好高热护理，及时给予物理降温或药物降温。

（4）严密观察腹腔引流管引流情况，记录引流液的性状及量。

主要参考文献

白雪莉，梁廷波，2016. 肝胆胰外科术后加速康复专家共识 (2015 版)[J]. 中华消化外科杂志，15（6）：1-6.

北京医学会输血医学分会，北京医师协会输血专业专家委员会，2018. 患者血液管理——术前贫血诊疗专家共识 [J]. 中华医学杂志，98（30）：2386-2392.

陈凛，陈亚进，董海龙，等,2018. 加速康复外科中国专家共识及路径管理指南 (2018 版)[J]. 中国实用外科杂志，（1）：1-20.

陈孝平，汪建平，赵继宗，2018. 外科学 [M]. 9 版 . 北京：人民卫生出版社 .

国家卫生计生委医管中心加速康复外科专家委员会，2018. 中国肝移植围手术期加速康复管理专家共识（2018 版）[J]. 中华普通外科杂志，33(3)：268-272.

黄晓强，黄志强，杨可祯，等，1987. 肝内胆管结石肝脏微血管改变的观察 [J]. 中华外科杂志，25（6）：330-332.

黄晓强，杨可祯，黄志强，等，1987. 阻断胆管后肝微循环改变的实验研究 [J].4（4）：151-153.

黎介寿，2012. "损伤控制" 在非创伤腹部外科患者中的应用 [J]. 中华肝脏外科手术学电子杂志，1（1）：5-7.

黎介寿，2015. 营养支持治疗与加速康复外科 [J]. 肠外与肠内营养，22（2）：65-67.

刘荣，2012. 腹腔镜肝切除术的并发症与防治 [J]. 腹部外科，25（2）：66-67.

刘荣，王悦华，周宇新，等，2002. 腹腔镜左半肝切除术 1 例报告 [J]. 中国实用外科杂志，22（10）：635.

刘荣，尹注增，赵之明，等，2017. 应用机器人手术系统行肝胆胰手术单中心 1000 例报道 [J]. 中国实用外科杂志，37（3）：288-290.

刘荣，赵国栋，尹注增，2017. 达芬奇机器人胰腺癌根治术与技巧 [J]. 中华普外科手术学杂志（电子版），11（1）：13-16.

隋宇航，胡继盛，孙备，2019. 美国临床肿瘤协会《潜在可治愈胰腺癌临床实践指南（2019）》更新解读 [J]. 中国实用外科杂志，39（12）：1254-1256.

田孝东，杨尹默，2018. 理念更新引领行为进步：《加速康复外科中国专家共识及路径管理指南（2018 版）》外科部分解读 [J]. 协和医学杂志，9（6）：485-489.

赵国栋，胡明根，刘荣，2011. 模式化腹腔镜肝左外叶切除术：附 71 例临床应用报道 [J]. 南方医科大学学报，31（4）：737-740.

赵玉沛，张太平，吴文铭，等，2020. 中国胰腺癌新辅助治疗指南 (2020 版)[J]. 协和医学杂志，11（5）：547-558.

中国抗癌协会肝癌专业委员会，2014. 肝切除术围手术期过度炎症反应调控的多学科专家共识 (2014 版)[J]. 中华消化外科杂志，13（10）：751-755.

中国医师协会麻醉学医师分会，2015. 促进术后康复的麻醉管理专家共识 [J]. 中华麻醉学杂志，35（2）：

141-146.

中国医师协会外科医师分会胆道外科医师委员会，2017. 胆道手术加速康复外科专家共识（2016 版）[J]. 中华消化外科杂志，16（1）：6-13.

中华医学会外科学分会肝脏外科学组，2013. 腹腔镜肝切除专家共识与手术操作指南（2013 版）[J]. 中华消化外科杂志，12（3）：161-165.

中华医学会外科学分会肝脏外科学组，2017. 肝切除术围手术期管理专家共识[J]. 中国实用外科杂志，37（5）：525-530.

中华医学会外科学分会外科手术学学组，中国医疗保健国际交流促进会，加速康复外科学分会肝脏外科学组，2017. 肝切除术后加速康复中国专家共识（2017 版）[J/CD]. 中华肝脏外科手术学电子杂志，6（4）：254-260.

中华医学会外科学分会外科手术学学组，中国医疗保健国际交流促进会，加速康复外科学分会肝脏外科学组，2017. 肝切除术后加速康复中国专家共识（2017 版）[J]. 临床肝胆病杂志，33（10）：1876-1882.

中华医学会外科学分会，中华医学会麻醉学分会，2018. 加速康复外科中国专家共识暨路径管理指南（2018 ）[J]. 中华麻醉学杂志，38（1）:8-13.

中华医学会外科学分会，中华医学会麻醉学分会，2018. 加速康复外科中国专家共识暨路径管理指南（2018 ）：肝胆手术部分 [J]. 中华麻醉学杂志，38（1）:17-18.

中华医学会外科学分会，中华医学会麻醉学分会，2018. 加速康复外科中国专家共识暨路径管理指南（2018 ）：胰十二指肠切除术部分 [J]. 中华麻醉学杂志，38（1）：19-23.

《中华胰腺病杂志》编委会，2013. 中国胰腺外分泌功能不全诊治规范（草案）[J]. 中华胰腺病杂志，13（1）：45-48.

ALBO D, FARROW B, BERGER D H, 2008. Translation of recent advances and discoveries in molecular biology and immunology in the diagnosis and treatment of pancreatic cancer[J]. Surg Oncol Clin N Am, 17(2):357–376.

ALMOND M, ROBERTS K J, HODSON J, et al., 2015. Changing indications for a total pancreatectomy: perspectives over a quarter of a century[J]. HPB, 17(5):416-421.

AU K P, CHOK K S H,2018. Minimally invasive donor hepatectomy, are we ready for prime time?[J]. World J Gastroenterol, 24(25):2698-2709.

BAKKER O J, VAN SANTVOORT H C, VAN BRUNSCHOT S, et al., 2012. Endoscopic transgastric vs surgical necrosectomy for infected necrotizing pancreatitis: a randomized trial[J].JAMA, 307(10): 1053-1061.

BANKS P A, BOLLEN T L, DERVENIS C, et al., 2013. Classification of acute pancreatitis-2012: revision of the Atlanta classification and definitions by international consensus [J].Gut, 62(1): 102-111.

BELL B R, BASTIEN P E, DOUKETIS J D, et al., 2015. Prevention of venous thromboembolism in the Enhanced Recovery After Surgery (ERAS) setting: an evidence-based review[J]. Canadian journal of anaesthesia = Journal canadien d'anesthesie, 62(2):194-202.

BOZZETTI F, MARIANI L, 2014. Perioperative nutritional support of patients undergoing pancreatic surgery in the age of ERAS[J]. Nutrition, 30（11-12）:1267-1271.

BRAGANZA J M, LEE S H, MCCLOV R F, et al., 2011. Chronic pancreatitis[J]. The Lancet, 377(9772): 1184-1197.

CHEN W Q, SUN K X, ZHENG R S, et al., 2018. Cancer incidence and mortality in China, 2014[J]. Chin J Cancer Res, 30(1): 1-12.

COLLISSON E A, BAILEY P, CHANG D K, et al., 2019. Molecular subtypes of pancreatic cancer[J]. Nat Rev Gastroenterol Hepatol, 16(4): 207-220.

CONROY T, HAMMEL P, HEBBAR M, et al., 2018.FOLFIRINOX or Gemcitabine as Adjuvant Therapy for Pancreatic Cancer[J]. N Engl J Med, 379(25): 2395-2406.

DELL RG, VETRUGON L, TRIPI G, et al., 2014. Liberal or restricted fluid administration:are we ready for a proposal of a restricted intraoperative approach[J]. BMC Anesthesion, 14(1): 62-69.

DENBO J W, FLEMING J B, 2016. Definition and management of borderline resectable pancreatic cancer[J]. Surg Clin North Am, 96: 1337-1350.

DEVELOPMENT COMMITTEE OF CLINICAL PRACTICE GUIDELINES FOR LAPAROSCOPIC HEPATOPANCREATOBILIARY SURGERY, 2019. Clinical practice guidelines for laparoscopic hepatopancreatobiliary surgery[J].J Clin Hepatol, 35(7):1450-1458.

DOKMAK S, AUSSILHOU B, FTÉRICHE F S, et al., 2016. Robot-assisted minimally invasive distal pancreatectomy is superior to the laparoscopic technique[J]. Ann Surg, 263(3): e48.

DORCARATTO D, HOGAN N M, MUN-OZ E, et al., 2018. Is percutaneous transhepatic biliary drainage better than endoscopic drainage in the management of jaundiced patients awaiting pancreaticoduodenectomy? A systematic review and meta-analysis[J]. Journal of Vascular & Interventional Radiology Jvir, 29(5):676.

EGGER M E, SQUIRES M H, KOOBY D A, et al., 2015. Risk stratification forreadmission after major hepatectomy: development of a readmission risk score[J]. J Am Coll Surg, 220(4):640-648.

EKBERG H, TRANBERG K G, ANDERSSON R, et al., 1986. Major liver resection: perioperative course and management[J]. Surgery, 100(1):1-8.

ESHUIS W J, DE BREE K, SPRANGERS M A, et al., 2015. Gastric emptying and quality of life after pancreatoduodenectomy with retrocolic or antecolic gastroenteric anastomosis[J]. Br J Surg, 102(9): 1123-1132.

FATHI A, CHRISTIANS K K, GEORGE B, et al., 2015. Neoadjuvant therapy for localized pancreatic cancer: guiding principles[J]. J Gastrointest Oncol, 6(4): 418-429.

FENG M Y,XIONG G B, GAO Z, et al., 2017. PD-1/PD-L1 and immunotherapy for pancreatic cancer[J]. Cancer Lett, 407: 57-65.

FORSMARK C E, VEGE S S, WILCOX C M, 2016. Acute Pancreatitis[J]. N Engl J Med, 375(20):1972-1981.

GARRIDO-LAGUNA I, HIDALGO M, 2015. Pancreatic cancer: from state-of-the-art treatments to promising novel therapies[J]. Nat Rev Clin Oncol, 12(6): 319-334.

GEMENETZIS G, GROOT V P, BLAIR A B, et al., 2019. Survival in locally advanced pancreatic cancer after neoadjuvant therapy and surgical resection[J]. Ann Surg, 270: 340-347.

GEORGE VAN BUREN I I, BLOOMSTON M, HUGHES S J, et al., 2014. A randomized prospective multicenter trial of pancreaticoduodenectomy with and without routine intraperitoneal drainage[J]. Annals of surgery, 259(4): 605-612.

GHOLAMI S, BRENNAN M F, 2018. Preoperative stenting for benign and malignant periampullary diseases: unnecessary if not harmful[J]. Surgical Clinics, 98(1): 37-47.

GILLEN S, SCHUSTER T, BÜSCHENFEIDE C M Z, et al., 2010. Preoperative/neoadjuvant therapy in pancreatic cancer:a systematic review and meta-analysis of response and resection percentages[J]. PLoS Med, 7(4):e1000267.

GUSTAFSSON U O, SCOTT M J, SCHWENK W, et al., 2012. Guidelines for perioperative care in elective colonic surgery：Enhanced Recovery After Surgery (ERAS) Society recommendations[J]. Clin Nutr, 31(6)：783-800.

HACKERT T, SACHSENMAIER M, HINA U, et al., 2016. Locally advanced pancreatic cancer: Neoadjuvant therapy with folfi rinox results in resectability in 60% of the patients[J]. Ann Surg, 264(3): 457-463.

HART P A, BELLIN M D, ANDERSEN D K, et al., 2016. Type 3c (pancreatogenic) diabetes mellitus secondary to chronic pancreatitis and pancreatic cancer[J]. The Lancet Gastroenterology & Hepatology, 1(3): 226-237.

HINES O J, PANDOL STEPHEN J, 2019. Management of severe acute pancreatitis [J].BMJ, 367: 16227.

HOLLEMANS R A, BAKKER O J, BOERMEESTER M A, et al., 2019. Superiority of step-up approach vs open necrosectomy in long-term follow-up of patients with necrotizing pancreatitis[J].Gastroenterology, 156: 1016-1026.

HU M G, ZHAO G D, XU D B, et al., 2011. Retroperitoneal laparoscopic hepatectomy: a novel approach[J]. Surg Laparosc Endosc Percutan Tech, 21(5): e245–e248.

HUGHES M J, MCNALLY S, WIGMORE S J, 2014. Enhanced recovery following liver surgery: a systematic review and meta-analysis[J]. HPB(Oxford), 16(8):699-706.

IACONO C, RUZZENENTE A, CAMPAGNARO T, et al., 2013. Role of preoperative biliary drainage in jaundiced patients who are candidates for pancreatoduodenectomy or hepatic resection: highlights and drawbacks [J]. Annals of Surgery, 257(2):191-204.

JANG J Y, HAN Y, LEE H, et al.,2018. Oncological benefits of neoadjuvant chemoradiation with gemcitabine versus upfront surgery in patients with borderline resectable pancreatic cancer: A prospective, randomized, open label, multicenter phase 2/3 trial[J]. Ann Surg, 268(2): 215-222.

JONES C, KELLIHER L, DICKINSON M, et al., 2013. Randomized clinical trial on enhanced recovery versus standard care following open liver resection[J]. Br J Surg, 100(8):1015-1024.

JUAN C RODRÍGUEZ-SANJUÁN, MARCOS GÓMEZ-RUIZ, SOLEDAD TRUGEDA-GARRERA, et al., 2016. Laparoscopic and robot-assisted laparoscopic digestive surgery: Present and future directions[J]. World J Gastroenterol, 22(6):1975-2004.

JUO Y Y, KING J C, 2017. Robotic-assisted spleen preserving distal pancreatectomy: a technical review[J]. J Vis Surg, 3: 139.

KATZ M H, WANG H, FLEMING J B, et al., 2009. Long-term survival after multidisciplinary management of resected pancreatic adenocarcinoma[J]. Ann Surg Oncol, 16(4): 836-847.

KEHLET H, WILMORE D W,2008. Evidence-based surgical care and the evolution of fast-track surgery[J]. Ann Surg, 248(2): 189-198.

LASSEN K, COOLSEN M M, SLIM K, et al.,2012. Guidelines for perioperative care for pancreaticoduodenectomy: Enhanced Recovery After Surgery(ERAS) Society recommendations[J]. Clin Nutr, 31(6): 817-830.

LASSEN K, SOOP M, NYGREN J, et al., 2009. Consensus review of optimal perioperative care in colorectal surgery: Enhanced Recovery After Surgery (ERAS) group recommendations[J]. Arch Surg, 144(10):961-969.

LI H, ZHENG J, CAI J Y, et al., 2017. Laparoscopic VS open hepatectomy for hepatolithiasis: An updated systematic review and meta-analysis[J]. World J Gastroenterol, 23(43):7791-7806.

LIU R, ZHANG T, ZHAO Z M, et al., 2017. The surgical outcomes of robot assisted laparoscopic pancreaticoduodenectomy versus laparoscopic pancreaticoduodenectomy for periampullary neoplasms:a comparative study of a single center[J]. Surg Endosc, 31: 2380–2386.

LOTTE, VOERMANS ROGIER P, BOUWENSE STEFAN A, et al., 2020. Acute pancreatitis [J] .Lancet, 396: 726-734.

LOVICH-SAPOLA J, SMITH C E, BRANDT C P, 2015. Postoperative pain control[J]. Surg Clin N Am, 95 （2）:301-318.

MATTIUCCI G C, IPPOLITO E, D'AGOSTINO G R, et al., 2013. Long-term analysis of gemcitabine-based chemoradiation after surgical resection for pancreatic adenocarcinoma[J]. Ann Surg Oncol, 20: 423-429.

MAYO S C, GILSON M M, HERMAN J M,et al., 2012. Management of patients with pancreatic adenocarcinoma: national trends in patient selection, operative management, and use of adjuvant therapy[J]. J Am Coll Surg, 14(1): 33-45.

MEDEROS M A, REBER H A, GIRGIS M D, 2021. Acute Pancreatitis: A Review [J].JAMA, 325(4): 382-390.

MICHELAKOS T, PERGOLINI I, GASTILLO C F, et al., 2019. Predictors of resectability and survival in patients with borderline and locally advanced pancreatic cancer who underwent neoadjuvant treatment with FOLFIRINOX[J]. Ann Surg, 269(4): 733-740.

MOAVEN O, CLARK C J, RUSSELL G B, et al., 2021. Optimal Adjuvant Treatment Approach After Upfront Resection of Pancreatic Cancer: Revisiting the role of radiation based on pathologic features[J]. Ann Surg, 274(6):1058-1066.

MOKDAD A A, MINTER R M, ZHU H, et al., 2017. Neoadjuvant therapy followed by resection versus upfront resection for resectable pancreatic cancer: A propensity score matched analysis[J]. J Clin Oncol, 35: 515-522.

MOTOI F, KOSUGE T, UENO H, et al., 2019. Randomized phase Ⅱ / Ⅲ trial of neoadjuvant chemotherapy with gemcitabine and S-1 versus upfront surgery for resectable pancreatic cancer (Prep-02/JSAP05)[J]. Jpn J Clin Oncol, 49(2): 190-194.

NAKAGAWA K, TANAKA K, NOJIRI K, et al., 2017. Predictive factors for bile leakage after hepatectomy for hepatic tumors:a retrospective multicenter study with 631 cases at Yokohama Clinical Oncology Group（YCOG）[J]. J Hepatobiliary Pancreat Sci, 24（1）: 33-41.

NAPOLI N, KAUFFMANN E F, PERRONE V G, et al., 2015. The learning curve in robotic distal pancreatectomy[J]. Updates Surg, 67: 257-264.

NEOPTOLEMOS J P, Kleeff J, MICHL P, et al., 2018. Therapeutic developments in pancreatic cancer: current and future perspectives[J]. Nat Rev Gastroenterol Hepatol, 15(6): 333-348.

NEOPTOLEMOS J P, PALMER D H, GHANEH P, et al., 2017. Comparison of adjuvant gemcitabine and capecitabine with gemcitabine monotherapy in patients with resected pancreatic cancer (ESPAC-4): a multicentre, open-label, randomised, phase 3 trial[J]. Lancet, 389(10073): 1011-1024.

NEOPTOLEMOS J P, STOCKEN D D, FRIESS H, et al., 2004. A randomized trial of chemoradiotherapy and chemotherapy after resection of pancreatic cancer[J]. N Engl J Med, 350(12): 1200-1210.

NI C Y, YANG Y, CHANG Y Q, et al., 2013. Fast-track surgery improves postoperative recovery in patients undergoing partial hepatectomy for primary liver cancer: A prospective randomized controlled trial[J]. European journal of surgical oncology: the journal of the European Society of Surgical Oncology and the British Association of Surgical Oncology, 39（6）:542-547.

NICOLÒ P, SARA N, STEFANO P, et al., 2016. Enhanced recovery pathways in pancreatic surgery: State of the art[J]. World J Gastroenterol, 22(28): 6456-6468.

OETTLE H, NEUHAUS P, HOCHHAUS A, et al.,2013. Adjuvant chemotherapy with gemcitabine and long-term outcomes among patients with resected pancreatic cancer: the CONKO-001 randomized trial[J]. JAMA, 310(14):1473-1481.

OHKURA Y, HARUTA S, TANAKA T, et al., 2016. Effectiveness of postoperative elemental diet (Elental®) in elderly patients after gastrectomy[J]. World journal of surgical oncology, 14(1):268.

OKUSAKA T, FURUSE J, 2020. Recent advances in chemotherapy for pancreatic cancer: evidence from Japan and recommendations in guidelines[J]. J Gastroenterol, 55: 369-382.

PAGE A J, GANI F, CROWLEY K T, et al., 2016. Patient outcomes and provider perceptions following implementation of a standardized perioperative care pathway for open liver resection[J]. Br J Surg, 103(5): 564-571.

PARTELLI S, CIROCCHI R, RANDOLPH J, et al., 2016. A systematic review and meta-analysis of spleen-preserving distal pancreatectomy with preservation or ligation of the splenic artery and vein[J]. Surgeon, 14(2): 109-118.

PHILIP P A, LACY J, PORTABLES F, et al., 2020. Nab-paclitaxel plus gemcitabine in patients with locally advanced pancreatic cancer (LAPACT): a multicentre, open-label phase 2 study[J]. Lancet Gastroenterol Hepatol, 5: 285-294.

PETROV M S, SHANBHAG S, CHAKRABORTY M, et al., 2010. Organ failure and infection of pancreatic necrosis as determinants of mortality in patients with acute pancreatitis[J]. Gastroenterology, 139(3):813–820.

PETROV M S, YADAV D, 2019. Global epidemiology and holistic prevention of pancreatitis [J].Nat Rev Gastroenterol Hepatol, 16(3): 175-184.

QIAN D, LU Z, JACKSON R, et al., 2016. Effect of antecolic or retrocolic route of gastroenteric anastomosis on delayed gastric emptying after pancreaticoduodenectomy: A meta-analysis of randomized controlled trials[J]. Pancreatology, 16(1): 142-150.

RAHBARI N N, GARDEN O J, PADBURY R, et al., 2011. Posthepatectomy liver failure：a definition and grading by the International Study Group of Liver Surgery (ISGLS)[J]. Surgery, 149(5): 713-724.

RAJ D, YANG M H, RODGERS D, et al., 2019. Switchable CAR-T cells mediate remission in metastatic pancreatic ductal adenocarcinoma[J]. Gut, 68(6): 1052-1064.

RASHID O M, MULLINAX J E, PIMIENTO J M, et al., 2015. Robotic Whipple procedure for pancreatic cancer:the Moffitt cancer center pathway[J]. Cancer Control, 22: 340-351.

RUTTER C E, PARK H S, CORSO C D, et al., 2015. Addition of radiotherapy to adjuvant chemotherapy is associated with improved overall survival in resected pancreatic adenocarcinoma: An analysis of the National Cancer Data Base. Cancer, 121: 4141-4149.

SAHIN I H, ASKAN G, HU Z I, et al., 2017. Immunotherapy in pancreatic ductal adenocarcinoma: an emerging entity? [J]. Ann Oncol, 28: 2950-2961.

SAHIN U, TURECI O, 2018. Personalized vaccines for cancer immunotherapy[J]. Science, 359(6382):1355-1360.

SCHEPERS N J, HALLENSLEBEN N D L, BESSELINK M G, et al., 2020.Urgent endoscopic retrograde cholangiopancreatography with sphincterotomy versus conservative treatment in predicted severe acute gallstone pancreatitis (APEC): a multicentre randomised controlled trial[J].Lancet, 396: 167-176.

SIEGEL R L, MILLER K D, JEMAL A, 2020. Cancer statistics, 2020[J]. CA Cancer J Clin, 70(1): 7-30.

SINN M, BAHRA M, LIERSCH T, et al., 2017. CONKO-005: Adjuvant chemotherapy with gemcitabine plus erlotinib versus gemcitabine alone in patients after R0 resection of pancreatic cancer: A multicenter randomized phase III trial[J]. J Clin Oncol, 35: 3330-3337.

SMART N J, WHITE P, ALLISON A S, et al., 2012. Deviation and failure of enhanced recovery after surgery following laparoscopic colorectal surgery: early prediction model[J]. Colorectal Dis, 14(10):e727-e734.

TANAKA K, MATSUO K, KAWAGUCHI D, et al., 2015. Randomized clinical trial of peritoneal lavage for preventing surgical site infection in elective liver surgery[J]. J Hepatobiliary Pancreat Sci, 22(6):446-453.

TRAN CAO H S, BALACHANDRAN A, WANG H, et al., 2014. Radiographic tumor-vein interface as a predictor of intraoperative, pathologic, and oncologic outcomes in resectable and borderline resectable pancreatic cancer[J]. J Gastrointest Surg, 18(2): 269-278，discussion 278.

TRIKUDANATHAN G, TAWFIK P, AMATEAU S K, et al., 2018. Early（< 4 weeks) versus standard（ ≥ 4 weeks) endoscopically centered step-up interventions for necrotizing pancreatitis [J]. Am J Gastroenterol, 113: 1550-1558.

TRUTY M J, KENDRICK M L, NAGORNEY D M, et al., 2021. Factors predicting response, perioperative outcomes, and survival following total neoadjuvant therapy for borderline/locally advanced pancreatic cancer[J]. Ann Surg, 273: 341-349.

TZENG C W, TRAN CAO H S, LEE J E, et al., 2014. Treatment sequencing for resectable pancreatic cancer: influence of early metastases and surgical complications on multimodality therapy completion and survival[J]. J Gastrointest Surg, 18: 16-24, discussion 24-15.

UESAKA K, BOKU N, FUKUTOMI A, et al., 2016. Adjuvant chemotherapy of S-1 versus gemcitabine for resected pancreatic cancer: a phase 3, open-label, randomised, non-inferiority trial (JASPAC 01). Lancet, 388(10041): 248-257.

VAN BRUNSCHOT S, VAN GRINSVEN J E, VAN SANTVOORT H C, et al., 2018. Endoscopic or surgical step-up approach for infected necrotising pancreatitis: a multicentre randomised trial[J].Lancet, 391: 51-58.

VAN DIJK S M, HALLENSLEBEN N D L, VAN SANTVOORT H C, et al., 2017. Acute pancreatitis: recent advances through randomised trials [J]. Gut, 66(11): 2024-2032.

VAN GRINSVEN J, VAN SANTVOORT H C, BOERMEESTER M A, et al., 2016. Timing of catheter drainage in infected necrotizing pancreatitis[J].Nat Rev Gastroenterol Hepatol, 13: 306-312.

VAN STIJN M F, KORKICHALILOVIC I, BAKKER M S, et al., 2013. Preoperative nutrition status and postoperative outcome in elderly general surgery patients: a systematic review[J]. Jpen J Parenter Enteral Nutr, 37(1):37-43.

VEN FONG Z, CORREA-GALLEGO C, FERRONE C R, et al., 2015. Early drain removal-the middle ground between the drain versus no drain debate in patients undergoing pancreaticoduodenectomy: a prospective validation study[J]. Ann Surg, 262(2):378-383.

WANG C, ZHENG G, ZHANG W, et al., 2017. Enhanced recovery after surgery programs for liver resection: a meta analysis[J]. J Gastrointest Surg, 21(3):472-486.

YIN Z Z, ZHAO Z M, TANG W B, et al., 2020. Adjuvant nab-paclitaxel plus gemcitabine vs gemcitabine alone for resected pancreatic ductal adenocarcinoma: A single center experience in China[J]. World J Clin Cases, 8(13): 2778-2786.

YIP V S, DUNNE D F, SAMUELS S, et al., 2016. Adherence to early mobilisation: key for successful enhanced recovery after liver resection[J]. Eur J Surg Oncol, 42(10): 1561-1567.

ZELGA P, ALI J M, BRAIS R, et al., 2015. Negative predictive value of drain amylase concentration for development of pancreatic fi stula after pancreaticoduodenectomy[J]. Pancreatology, 15(2):179-184.